MULTIPLE SKLEROSE

MULTIPLE SKLEROSE

VERSTEHEN · SYMPTOME BEHANDELN · MIT DER KRANKHEIT LEBEN

Prof. Dr. med. Thomas Henze (Herausgeber)

ZUCKSCHWERDT

Herausgeber

Prof. Dr. med. Thomas Henze
Neurologische Praxis Dr. Blersch
Günzstraße 1, 93059 Regensburg

Ko-Autoren

Dr. med. Holger Albrecht
Praxis für Neurologie
Truderinger Straße 337, 81825 München

Dr. med. Birgit Basedow-Rajsich
Marianne-Strauß-Klinik
Milchberg 21, 82335 Berg

Prof. Dr. med. Christian Dettmers
Kliniken Schmieder Konstanz
Eichhornstraße 68, 78464 Konstanz

Dr. med. Wolfgang Feneberg
Marianne-Strauß-Klinik
Milchberg 21, 82335 Berg

Prof. Dr med Peter Flachenecker
Neurologisches Rehabilitationszentrum Quellenhof
Kuranlagenallee 2, 75323 Bad Wildbad

Prof. Dr. med. Jutta Gärtner
Klinik für Kinder- und Jugendmedizin
Universitätsmedizin Göttingen
Robert-Koch-Straße 40, 37075 Göttingen

Prof. Dr. med. Michael Haupts
Augustahospital Anholt
Augustastraße 8, 46419 Isselburg-Anholt

Prof. Dr. med. Christoph Heesen
Institut für Neuroimmunologie und Multiple Sklerose
Universitätsklinikum Hamburg-Eppendorf
Martinistraße 52, 20246 Hamburg

Prof. Dr. med. Kerstin Hellwig
St. Josef-Hospital
Klinikum der Ruhr-Universität Bochum
Neurologische Klinik
Gudrunstraße 56, 44791 Bochum

Prof. Dr. med. Ingo Kleiter
Marianne-Strauß-Klinik
Milchberg 21, 82335 Berg

Dipl. Psychologe Herbert König
Theaterstraße 14, 97070 Würzburg

Prof. Dr. med. Sylvia Kotterba
Klinik für Geriatrie
Klinikum Leer
Augustenstraße 35–37, 26789 Leer

Prof. Dr. med. Ralf Linker
Neurologische Universitätsklinik im Bezirksklinikum Regensburg
Universitätsstraße 84, 93053 Regensburg

Dipl. Psychologe Heike Meissner
Neurologisches Rehabilitationszentrum Quellenhof
Kuranlagenallee 2, 75323 Bad Wildbad

Dr. med. David Olmes
Neurologische Universitätsklinik im Bezirksklinikum Regensburg
Universitätsstraße 84, 93053 Regensburg

Dr. med. Walter Pöllmann
Marianne-Strauß-Klinik
Milchberg 21, 82335 Berg

Dr. phil Anne Christin Rahn
Kopf- und Neurozentrum
Klinik und Poliklinik für Neurologie
Universitätsklinikum Hamburg-Eppendorf
Martinistraße 52, 20246 Hamburg

Dr. rer. nat. Stina Schiller
Klinik für Kinder- und Jugendmedizin
Universitätsmedizin Göttingen
Robert-Koch-Straße 40, 37075 Göttingen

Prof. Dr. med. Roger Schmidt
Klinik für Psychosomatik und Konsiliar-psychiatrie, Department Innere Medizin, St. Gallen/Schweiz und Lurija-Institut
Universität Konstanz

Prof. Dr. med. Dietmar Seidel
Gelderse Weg 23, 46399 Bocholt

Dr. med. Michaela Starck
Marianne-Strauß-Klinik
Milchberg 21, 82335 Berg

PD Dr. med. Andreas Steinbrecher
Helios-Klinikum Erfurt
Neurologische Klinik
Nordhäuser 74, 99089 Erfurt

Dr. phil. Alexander Tallner
Department Sportwissenschaft und Sport
Lehrstuhl für Sportwissenschaft
Schwerpunkt Bewegung und Gesundheit
Gebbertstraße 123b, 91058 Erlangen

Dr. med. Sandra Thiel
St. Josef-Hospital
Klinikum der Ruhr-Universität Bochum
Neurologische Klinik
Gudrunstraße 56, 44791 Bochum

Prof. Dr. med. Raymond Voltz
Zentrum für Palliativmedizin
Universitätsklinik Köln, 50924 Köln

INHALT

Geleitwort

Multiple Sklerose (MS) ist noch immer die häufigste entzündliche neurologische Erkrankung, die zu bleibenden Einschränkungen im jungen Erwachsenenalter führen kann und nach wie vor nicht heilbar ist. Der ungewisse Verlauf und die individuell sehr verschieden auftretenden Symptome machen diese Erkrankung für die Menschen, die die Diagnose erhalten, unberechenbar. Die zahlreichen Symptome der Multiplen Sklerose können den Tagesablauf, die sozialen Aktivitäten, das Berufsleben und die Lebensqualität MS-Erkrankter ganz erheblich beeinträchtigen. Zum Unberechenbaren gehört aber auch, dass die Erkrankung über viele Jahre gutartig verlaufen kann und der an Multipler Sklerose erkrankte Mensch die Symptome kaum bemerkt oder nur einige wenige an sich feststellen muss. 1993 gab es mit den Interferonen die ersten der heute verfügbaren immunmodulatorischen Therapien. Inzwischen hat sich das Spektrum der von der Europäischen Medizinagentur (EMA) zugelassenen krankheitsmodifizierenden Therapien deutlich vergrößert.
Menschen, die an Multipler Sklerose erkrankt sind, nehmen ihre Erkrankung über die für sie spürbaren Krankheitszeichen wahr. Darauf baut dieser Patientenratgeber auf, der die wichtigsten Krankheitszeichen verständlich erklärt. Es wird erläutert, wie die Fehlfunktionen entstehen und wie sie sich auf den Menschen und sein Leben auswirken können. Zu jedem Krankheitszeichen wird dargestellt, was vonseiten der Medizin, durch Psychotherapie oder rehabilitative Therapien oder durch den an MS erkrankten Menschen selbst getan werden kann. Viele Symptome können nicht oder nicht vollständig durch gezielte Behandlung zum Verschwinden gebracht werden, da die Ursache der Funktionsstörungen ebenfalls noch nicht gestoppt werden kann. Aber viele der Symptome können so behandelt werden, dass der an MS erkrankte Mensch mit ihnen leben und sich die Lebensqualität entscheidend verbessern kann.
Erlauben Sie mir an dieser Stelle einen wichtigen Hinweis, wenn Ihnen erst vor kurzer Zeit die Diagnose MS mitgeteilt worden ist: Lesen Sie nicht das ganze Buch auf einmal von vorne bis hinten durch. Sie könnten aber zum Beispiel nach der „Einführung und Grundlagen" mit den Kapiteln „Krankheitsbewältigung und Achtsamkeit" oder dem Kapitel „Selbstmanagement und Patientenautonomie in der MS-Therapie" beginnen. Empfehlenswert wären für Sie auch aus meiner Sicht die Abschnitte über „Ernährung und Darm" oder „Sport und physische Aktivität", weil Sie sich damit auseinandersetzen können, was Sie selbst tun können und was Ihnen eventuell in dieser Situation guttut. Zu den Symptombeiträgen sollten Sie als selbst an MS erkrankter Mensch nur greifen, wenn ein Krankheitszeichen bereits bei Ihnen aufgetreten ist. Machen Sie sich nicht verrückt! Dieser Ratgeber möchte möglichst vollständig alles erklären, was durch die Krankheit auftreten

kann. Aber vieles muss bei Ihnen gar nicht erst vorkommen.
Nutzen Sie das Buch als Nachschlagewerk, d. h., schlagen Sie nach dem Gespräch mit Ihrem Arzt oder einem Therapeuten nochmals die Kapitel auf, um sich vertiefend damit zu beschäftigen. Sie können, wenn Sie mit Ihren Behandlern bereits über Symptome gesprochen haben, dann auch vor dem nächsten Termin vorbereitend lesen, um Ihre Fragen besser und gezielter stellen zu können.
Dem vorliegenden Buch aus der Feder vieler namhafter Ärzte und Wissenschaftler, die im Bereich der MS tätig sind, das gegenüber der dritten Auflage um einige bedeutsame Kapitel erweitert und insgesamt aktualisiert worden ist, wünsche ich eine zahlreiche Leserschaft.

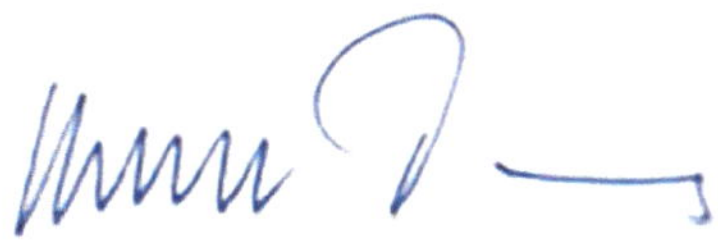

Herbert Temmes
Geschäftsführer der Deutschen Multiple Sklerose Gesellschaft (DMSG), Bundesverband e.V.

Vorwort

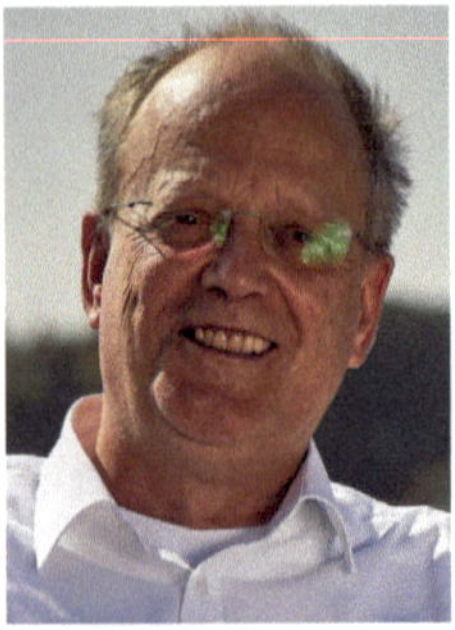

Prof. Dr. med. Thomas Henze

Die Multiple Sklerose oder MS gehört mit etwa 250.000 Betroffenen in Deutschland zu den häufigsten chronischen Erkrankungen des Zentralen Nervensystems im jungen Erwachsenenalter. Ihre Ursachen sind auch heute nur zum Teil geklärt.

„Multiple Sklerose" bedeutete lange Zeit ein nicht aufhaltbares Leiden, das schon junge Menschen in den Rollstuhl zwang und sie rasch von fremder Hilfe und Unterstützung abhängig machte. Diese mittlerweile überholte Einschätzung ist leider immer noch weit verbreitet. Die Realität sieht mittlerweile aber ganz anders aus. Die MS ist nämlich immer besser und wirksamer zu behandeln: Für die Betroffenen gibt es mittlerweile sehr viele Therapien, die den Krankheitsverlauf aufhalten, die vielfältigen Symptome verringern und im täglichen Leben wirksame Hilfen bieten.

Vor allem um diese Symptome und deren Behandlung geht es in diesem Ratgeber. Und dies umso mehr, als aus den regelmäßig erhobenen Daten des Deutschen MS-Registers immer wieder klar wird, dass viele MS-Patienten an ihnen leiden, aber nur eine Minderheit diesbezüglich gezielt behandelt wird (https://www.msregister.de).

In seiner mittlerweile 4. Auflage haben wir alle Kapitel gründlich überarbeitet und die neuesten wissenschaftlichen Erkenntnisse eingefügt. In einigen neuen Kapiteln wollen wir Ihnen aber auch aktuelle Erkenntnisse zu weiteren wichtigen Themen geben. Hierzu gehören (1) die Krankheitsbewältigung, (2) Schwangerschaft und Stillen, (3) die MS bei Kindern und Jugendlichen, (4) mögliche Risikofaktoren für oder (5) die Ernährung bei MS.

In diesem Buch finden Sie damit als Betroffene oder Angehörige umfangreiche und aktuelle Informationen zu vielen Aspekten der MS und die durch sie berührten Lebensbereiche. Von immer größerer Bedeutung sind aber auch die stetig zunehmenden Immuntherapien. Diese ebenfalls ausführlich zu besprechen, hätte den Buchumfang jedoch gesprengt. Zu den Immuntherapien können Sie sich aber umfassend auf der Homepage der Deutschen Multiple Sklerose Gesellschaft (www.dmsg.de) und derjenigen des Krankheitsbezogenen Kompetenznetzes Multiple Sklerose (KKNMS, www.kknms.de) informieren. Dort finden Sie alle notwendigen und regelmäßig aktualisierten Informationen zu Immuntherapien.

Die Autorinnen und Autoren dieses Buches sind sämtlich ausgewiesene Fachleute und seit vielen Jahren in der Betreuung von MS-Betroffenen engagiert: in neurologischen Praxen, in Krankenhäusern und Universitätskliniken sowie Reha-Kliniken. Die meisten von ihnen haben schon an den vorherigen Auflagen mitgearbeitet. Lediglich Prof. Kristoferitsch, der früher die Kapitel „Sprechstörungen" und „Schluck-

störungen" geschrieben hatte, hat sich mittlerweile aus Altersgründen zurückgezogen. In dieser neuen Auflage hat daher Herr Dr. Albrecht dankenswerterweise die Überarbeitung dieser beiden Kapitel übernommen.
Dieses Buch ist ebenso wie die gerade erwähnten Internetadressen allerdings kein Ersatz für Nachfragen bei oder Gespräche mlt Ihrem Arzt über Ihre jeweils beste Behandlung. Nutzen Sie es aber durchaus zur gezielten Vorbereitung.

Wir, Herausgeber, Autoren und Verlag, wünschen Ihnen viel Gewinn beim Lesen!

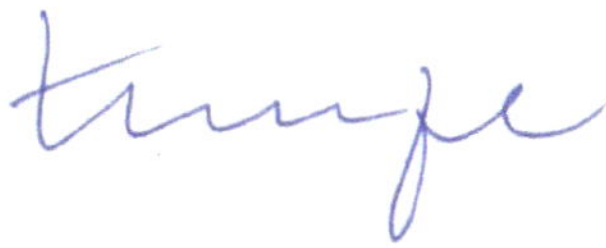

Prof. Dr. med. Thomas Henze

KAPITEL 1

Einführung und Grundlagen (Thomas Henze)

Zuallererst

Auch wenn die Diagnose einer Multiplen Sklerose (MS) bei vielen Betroffenen zunächst große Angst und Unsicherheit auslöst: In den vergangenen 10 Jahren haben sich die Behandlungsmöglichkeiten der MS ganz erheblich verbessert, sodass sie heute zumeist leichter als früher verläuft und viele Betroffene keine oder nur geringe Abstriche an ihrer Lebensplanung vornehmen müssen. Dieses Buch soll Ihnen also Mut machen! Sie werden sehen, dass viele Symptome einer MS, unter denen vielleicht auch Sie leiden, wirksam behandelt werden können. Und die Zahl möglicher Behandlungen nimmt stetig zu. Auch in denjenigen Kapiteln, in denen nicht auf einzelne Symptome, sondern auf spezielle Lebenssituationen und alltägliche Aktivitäten und Herausforderungen eingegangen wird, werden zahlreiche neue Erkenntnisse beschrieben, die das Leben mit dieser Erkrankung einfacher machen können. Hierzu gehören Schwangerschaft und Stillen, MS bei Kindern und Jugendlichen, Ernährung, Risikofaktoren, Krankheitsbewältigung, Selbstmanagement und Patientenautonomie sowie Sport. Auch wenn die MS weiterhin nicht heilbar ist, können doch ihre Auswirkungen auf Sie, auf Familie, Freunde und Beruf oft erheblich verringert werden, sodass sich auch ihre Lebensqualität wieder spürbar verbessert.
Diese Behandlungen erfordern allerdings Ihre Mitarbeit und Ihre Motivation. Daher sollten Sie möglichst viel über diese Erkrankung wissen und sich regelmäßig informieren. Hierzu will dieses Buch beitragen. Das Wissen über die MS wächst beständig und mit großer Geschwindigkeit. Fragen Sie daher immer wieder Ihren Arzt und erkundigen Sie sich bei Selbsthilfegruppen (Deutsche Multiple Sklerose Gesellschaft/ DMSG, www.dmsg.de).
In diesem ersten Teil unseres Buches werden wir Ihnen zunächst einige allgemeine Informationen über die MS geben, die zum besseren Verständnis der folgenden Kapitel notwendig sind.

Was bedeutet „Multiple Sklerose"?

Die MS ist bekanntlich eine Erkrankung des zentralen Nervensystems, also des Gehirns und des Rückenmarks, während die Nerven in den Armen und Beinen sowie im Rumpf (das periphere Nervensystem) nicht betroffen sind. Im Zentralen Nervensystem entwickeln sich entzündliche Herde, die wiederum unterschiedliche Symptome zur Folge haben. Da es sich zumeist um mehrere („multiple") Herde handelt, die nach einiger Zeit eine harte („sklerotische") Konsistenz aufweisen, wird die Erkrankung „Multiple Sklerose" genannt.
Nahezu jeder Bereich des Gehirns und des Rückenmarks steuert bestimmte Körperfunktionen, z. B. die Bewegungsfähigkeit, das Sehen, Hören, Fühlen (auch von Schmerzen), das Riechen, das Sprechen, das Schluckvermögen, die geregelte Entleerung der Blase und des Darms, die sexuellen Funktionen; ebenso aber auch die

kognitiven Leistungen wie Aufmerksamkeit, Gedächtnis, Konzentration, Planen, abstrahierendes Denken, Reaktionen auf Reize. Diese Aufzählung ist aber bei Weitem nicht vollständig.

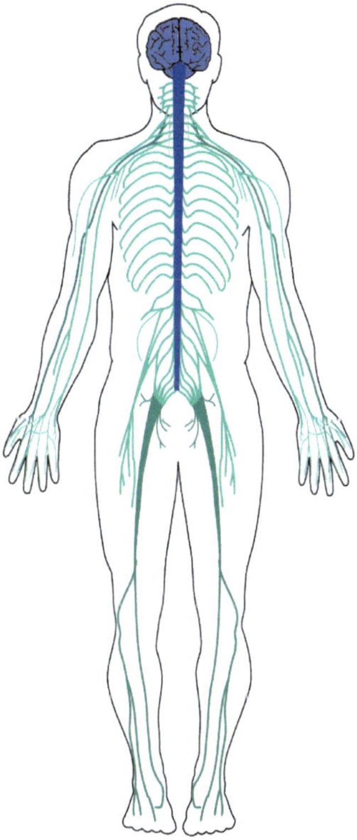

Abb. [1] Zentrales (blau) und peripheres (grün) Nervensystem.

Je nachdem, wo sich die Entzündungen („Herde") entwickeln, treten also entsprechende Symptome auf. So führt ein entzündlicher Herd im Sehnerv bzw. die Entzündung eines Sehnervs („Optikusneuritis") zu einer verringerten Sehkraft und oft auch zu Schmerzen bei Bewegungen des betroffenen Auges.
Ein weiteres Beispiel: Entsteht eine akute Entzündung im unteren Rückenmark, sind die Folgen zumeist eine Muskelschwäche und eine Gefühlsstörung (z. B. Taubheit) eines oder beider Beine sowie eine Störung der Blasenfunktion.
Diese Symptome müssen natürlich behandelt werden, dies ist Aufgabe der *symptomatischen Therapie*. Ebenso aber muss auch die akute Entzündung selbst beendet werden, dies erfolgt mit der *Schubtherapie*. Um künftigen Entzündungen und Schüben vorzubeugen, ist außerdem eine *Immuntherapie* erforderlich.
In diesem Buch werden die Therapie der Symptome und einige wichtige Lebenssituationen im Vordergrund stehen. Zuvor wollen wir Sie aber kurz über einige grundlegende Aspekte der MS informieren:

- Wie entsteht die MS und wie entstehen ihre Symptome?
- Was ist ein Schub?
- Wann beginnt die MS und wie verläuft sie?
- Welches sind die Symptome der MS?
- Wie wird MS diagnostiziert?
- Wie wird MS behandelt?

Wie entsteht die Multiple Sklerose und wie entstehen ihre Symptome?

Leider ist die Entstehung der MS noch immer nicht endgültig geklärt. Es ist jedoch unbestritten, dass das Immunsystem eine wesentliche Rolle spielt. Seine Aufgabe ist es bekanntlich, den menschlichen Organismus vor Krankheitserregern zu schützen. Wenn also Bakterien oder Viren in den Körper eingedrungen sind, wird unser Immunsystem sie unschädlich machen. Das Immunsystem erkennt diese Krankheitserreger nämlich als „fremd", als nicht zum eigenen Körper gehörend. Zum Immunsystem gehören – neben den Lymphknoten,

der Milz, Teilen des Knochenmarks und anderen Organen – vor allem die vielfältigen Arten weißer Blutkörperchen (Leukozyten) und andere Blutzellen sowie einige Botenstoffe, die die Verbindung zwischen diesen immunologisch aktiven Zellen und anderen Organen herstellen bzw. aufrechterhalten.
Unser Immunsystem funktioniert normalerweise sehr zuverlässig, sodass es Infektionskrankheiten fast immer wirksam und rasch überwindet. Es kommt allerdings auch vor, dass es nicht nur Bakterien oder Viren, also von außen eindringende Erreger, als fremd erkennt, sondern auch Zellen, Gewebe oder Organe unseres eigenen Körpers. Dann beginnt das Immunsystem gegen körpereigene Organe zu „kämpfen". Hiervon können prinzipiell alle Organe, z. B. Muskeln, Leber, Niere, Haut und eben auch das Nervensystem mit seinen zahlreichen Bestandteilen, betroffen sein. Erkrankungen, denen solche fehlgesteuerten Immunvorgänge zugrunde liegen, heißen Autoimmunkrankheiten (von altgriechisch: „autó" = selbst), da das Immunsystem gegen das „Selbst", also gegen den eigenen Körper, kämpft.
Bei der MS nun richten sich einige Immunzellen gegen die Hüllsubstanz unserer Nerven, die Markscheiden (oder: Myelin), die wiederum für die ungestörte und rasche Weiterleitung elektrischer Impulse im Nervensystem unabdingbar sind. Dies beschreibt der Fachbegriff Demyelinisierung (siehe Abb. 2). Fehlen diese Markscheiden an einzelnen Stellen im Gehirn oder im Rückenmark, können hier keine geordneten elektrischen Impulse weitergeleitet werden. In dem eingangs erwähnten Beispiel der Sehnerventzündung attackiert unser Immunsystem die Markscheiden des Sehnervs. Folge ist eine verschlechterte Leitung elektrischer Impulse, sodass die Sehfähigkeit abnimmt.
Warum das Immunsystem aber plötzlich „verrücktspielt" und sich gegen Teile des eigenen Körpers richtet, ist bislang nicht vollständig geklärt.
Für das Auftreten der Symptome und den Verlauf einer MS spielt neben der Entmarkung aber noch ein weiterer Vorgang eine wichtige Rolle, die axonale Degeneration. Hiermit ist gemeint, dass im Verlauf einer MS nicht nur die Markscheiden der Nerven geschädigt werden, sondern auch die Nervenfasern (die Axone) selbst „degenerieren", d. h. dünner und kürzer werden und dann sogar absterben können (siehe auch Abb. 2).
Mittlerweile weiß man, dass die axonale Degeneration schon früh im Verlauf einer MS einsetzt, aber erst später zunehmende Bedeutung bekommt. Sie ist wahrscheinlich für einen großen Teil der in späteren MS-Stadien langsam zunehmenden Symptome verantwortlich. Die Mechanismen der axonalen Degeneration sind bislang ebenfalls nicht vollständig geklärt.

Was ist ein Schub?

Als Schub wird das Auftreten eines oder mehrerer neuer neurologischer Symptome innerhalb kurzer Zeit angesehen, die sich nicht rasch wieder zurückbilden, sondern mindestens 24 Stunden bestehen bleiben oder in den folgenden Tagen noch weiter zunehmen. Häufige Auslöser sind Infekte, ausgeprägte seelische oder körperliche Belastungen (Stress) oder Operationen. Sie können aber auch ohne Anlass auftreten. Gelegentlich kommen auch kurze Verschlechterungen bestehender Symptome vor, z. B. nach starker körperlicher Anstrengung, bei großer Hitze oder Fieber

Abb. [2 a–c] Demyelinisierung schematisch. Die Entmarkung (a) führt zu einer Einschränkung der Nervenleitung und zum Einwandern von Immunzellen (b). Im weiteren Verlauf bilden sich Narben (c, oben), Teile der Markscheiden können neu gebildet werden (c, Mitte), es können aber auch Nervenfasern absterben (c, unten).
A = Astrozyt, O = Oligodendrozyt, M = Makrophage, T = T-Lymphozyt, B = B-Lymphozyt

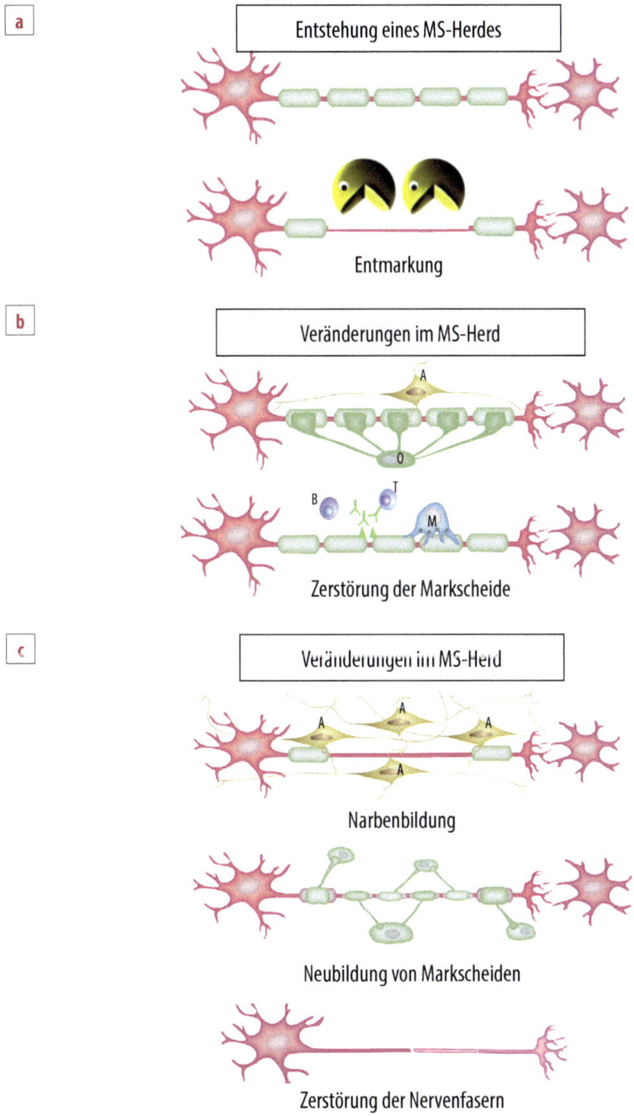

Mit freundlicher Genehmigung von Herrn Prof. Dr. W. Brück, Göttingen

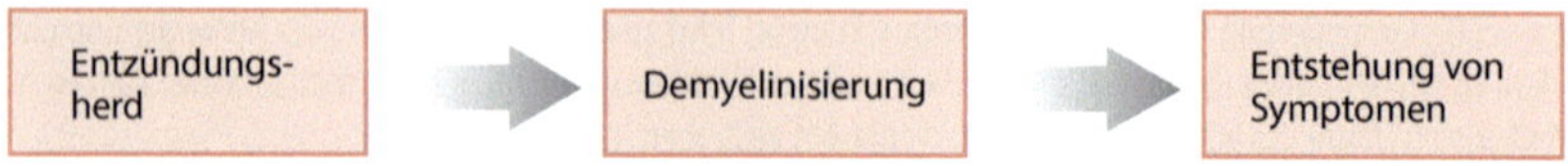

Abb. [3] Entzündungsherd – Demyelinisierung – Symptomentstehung.

(Uhthoff-Phänomen). Sie werden dann aber nicht als MS-Schub eingestuft.

Wann beginnt die MS und wie verläuft sie?

Die Zahl der Menschen mit MS in Deutschland wird derzeit auf mindestens 250.000 geschätzt, weltweit geht man von deutlich mehr als 2 Millionen Betroffenen aus. Am häufigsten beginnt die Erkrankung im frühen Erwachsenenalter, also zwischen dem 20. und 35. Lebensjahr. Aber auch Kinder können an MS erkranken, ebenso wie Menschen in höherem Lebensalter (> 50 Jahre). Frauen sind etwa 2,5-mal so häufig wie Männer betroffen.
Nur selten verläuft die MS ausschließlich in Schüben. Dann ist eine komplette wie auch eine unvollständige Rückbildung der aktuell entstandenen Symptome möglich (schubförmiger Verlauf, Abb. 4a + b). In der überwiegenden Zahl der Fälle treten zunächst Schübe auf; langsam entwickelt sich danach jedoch ein Stadium, in dem die Symptome langsam fortschreiten bzw. schleichend neue Symptome hinzukommen (sekundär chronisch progredient, Abb. 4e + f). Auch in diesem Stadium können noch Schübe auftreten. Lediglich 10 bis 15 % aller MS-Erkrankungen gelten als von Anfang an (primär) chronisch progredient, d. h. sie verlaufen ohne Schübe (primär chronisch progredient, Abb. 4c + d). Bei diesem Verlaufstyp liegt das Alter der Betroffenen bei Erkrankungsbeginn höher und Frauen sind nicht häufiger betroffen als Männer.

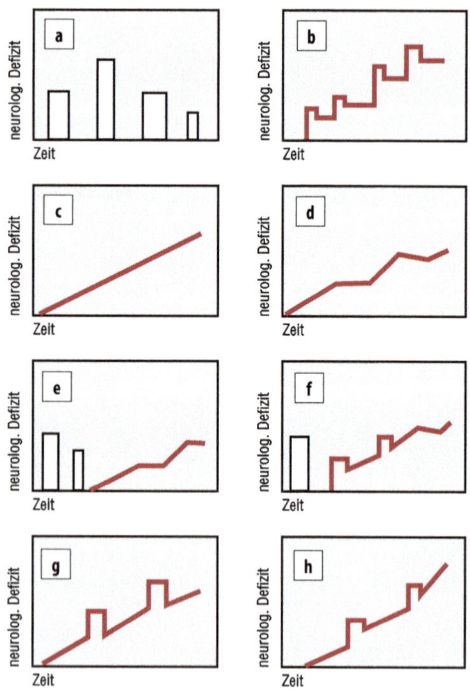

Abb. [4] Verschiedene Verlaufsformen der MS.
4a: schubförmiger Verlauf ohne Restsymptome;
4b: schubförmiger Verlauf mit Restsymptomen;
4c + d: primär chronisch progrediente Verläufe;
4e + f: sekundär chronisch progrediente Verläufe;
4g + h: chronisch progrediente Verläufe mit Schüben.

Wie bereits erwähnt, wird die langsame und stetige Zunahme einzelner Krankheitssymptome in den späteren Krankheitsstadien großenteils der fortschreitenden Nervendegeneration zugeschrieben. Dann vor allem gewinnt die Behandlung dieser Symptome zunehmende Bedeutung, zumal bislang leider keine Medikamente bekannt sind, die die Degeneration selbst wirksam aufhalten könnten.

Welches sind die Symptome der MS?

Entzündliche Veränderungen können praktisch überall in Gehirn und Rückenmark entstehen. Dementsprechend vielfältig sind auch die Symptome der MS (s. Tab. 1) und deshalb wird sie auch als die Erkrankung mit den 1000 Gesichtern bezeichnet. Wie Sie vielleicht selbst schon erlebt haben, schränken ihre Symptome oft die täglichen Aktivitäten, die Mobilität und viele Fähigkeiten erheblich ein, die man für den Alltag benötigt. Das wiederum belastet und beeinträchtigt das Leben in der Familie, in der Partnerschaft und im Freundeskreis. Auch die berufliche Leistungsfähigkeit kann eingeschränkt sein, nicht selten ist die Berufsausübung nicht mehr möglich. Kurz: Lebensqualität und Lebensumstände sind oft erheblich betroffen. Umso wichtiger ist daher die konsequente Behandlung dieser Symptome.

Im Krankheitsverlauf entwickeln sich die Symptome zumeist in unterschiedlicher Kombination, unterschiedlicher Ausprägung und nicht vorhersehbarer zeitlicher Abfolge. Es gibt kein typisches Erstsymptom. Vielmehr kann sich die Erkrankung erstmals sowohl mit einer – häufigen – Optikusneuritis (der schon erwähnten Sehnerventzündung), aber auch mit Blasenfunktionsstörungen, einem Gesichtsschmerz (Trigeminusneuralgie), kurz dauernden Störungen des Sprechens, Muskelschwäche, Gefühlsstörungen, Blasenentleerungsstörungen u. a. zeigen.

Einzelne Symptome bilden sich im weiteren Verlauf spontan zurück, sind nur während eines umschriebenen Krankheitsabschnitts vorhanden oder nehmen mit zunehmender Krankheitsdauer ebenfalls zu. Letzteres gilt insbesondere für Symptome wie Spastik, Muskelschwäche, Störungen der Feinmotorik oder der Blasenfunktion.

Einige Symptome werden erst seit kurzer Zeit intensiver beachtet, nachdem ihr Zusammenhang mit der MS deutlich wurde. Hierzu gehören vor allem die chronische Müdigkeit, die verschiedenen Formen von Schmerzen bei MS und die kognitiven Funktionsstörungen, d. h. Einschränkungen der Gedächtnis-, Aufmerksamkeits-, Konzentrationsleistungen und zahlreicher anderer sogenannter „höherer" Hirnfunktionen. In Tabelle 1 sind zahlreiche MS-Symptome zusammengestellt, sie erhebt jedoch keinen Anspruch auf Vollständigkeit.

Insbesondere Spastik und Muskelschwäche, Schmerzen, Müdigkeit, Blasen- und Darmfunktionsstörungen, Ataxie und kognitive Funktionsstörungen sind häufig und können die Lebensqualität von Menschen mit MS erheblich einschränken.

TABELLE 1. ZUSAMMENSTELLUNG MÖGLICHER SYMPTOME DER MS.	
Störungen der Motorik	Muskelschwäche, Spastik, Probleme beim Stehen, Gehen, Sitzen, Störungen der Feinmotorik und der Koordination, Zittern (Tremor), Bewegungsstörungen
Störungen der Hirnnerven	Eingeschränkte Sehkraft, Doppelbilder durch Schwäche einzelner Augenmuskeln bzw. aufgrund von Bewegungsstörungen von Augenmuskeln kurz dauernde, sich aber wiederholende Gesichtsschmerzen Gesichtslähmung, Schwindel, Augenzittern (Nystagmus), Schwerhörigkeit, eingeschränktes Riechvermögen, Sprechstörungen, Schluckstörungen
Störungen des vegetativen Nervensystems	Blasen- und Darmfunktionsstörungen sexuelle Funktionsstörungen Kreislaufstörungen, Herzrhythmusstörungen, erniedrigte Körpertemperatur, Störungen des Schwitzens
Kognition, psychiatrische Symptome, Hirnwerkzeugstörungen	Störungen der gezielten oder der geteilten Aufmerksamkeit, des Gedächtnisses, der Konzentration, des Planens und Entscheidens u. a. Depression, Halluzinationen, Manie Sprachstörungen, Lesestörungen, Einschränkungen des Gesichtsfeldes u. a.
Schmerzen	primäre Schmerzen: bei Sehnerventzündung, entzündlichen Herden im Hirnstamm oder Halsmark. sekundäre Schmerzen: z. B. Gelenk- oder Muskelschmerzen bei Fehlhaltungen, Spastik, Wundliegen, Blasenentzündung, Darmträgheit, Osteoporose, u. a. Schmerzen durch schlecht angepasste Hilfsmittel Schmerzen im Rahmen der medikamentösen Therapie
Weitere	Müdigkeitssyndrom („Fatigue"), Schlafstörungen, epileptische Anfälle

Die Beeinträchtigungen durch die MS, d. h. die Ausprägung der Symptome mit ihren Folgen, werden üblicherweise durch eine vor Jahrzehnten von dem amerikanischen Neurologen J. F. Kurtzke veröffentlichte Skala festgestellt, die Expanded Disability Status Scale oder EDSS. Sie reicht von 0 (keine Symptome) bis 10 (Tod durch MS) und beurteilt insbesondere die Mobilität bzw. Gehfähigkeit, weniger andere Symptome wie Störungen der Hirnnerven, der sensiblen Nerven, des Sehens, der Blase oder der kognitiven Fähigkeiten. Schmerzen und Fatigue und einige andere Symptome fehlen gänzlich. Eine bessere Skala konnte bislang aber nicht entwickelt werden.

Wie wird die MS diagnostiziert?

Bislang gibt es keinen einzigen Test, der die Diagnose einer MS rasch und eindeutig sichern kann. Vielmehr benötigt der Neurologe zahlreiche Befunde, um eine MS sicher feststellen zu können. Die „Verdachtsdiagnose" liegt dann nahe, wenn sich Symptome entwickeln, die auf eine Störung im zentralen Nervensystem, also in Gehirn oder Rückenmark, zurückzuführen sind. Dies kann die schon erwähnte Sehnervenentzündung sein. Aber auch Gefühlsstörungen in den Armen oder Beinen, eine Muskelschwäche, die zunehmende Ungeschicklichkeit einer Hand, eine

Abb. [5 a–f] Typische Kernspintomogramme: periventrikuläre Herde (Abb. 5a), Herde im Bereich des Balkens (Abb. 5b), infratentoriell (Abb. 5c) sowie spinal (Abb. 5d); nach Kontrastmittelgabe (Abb. 5e), alte Herde („black holes" (Abb. 5f).

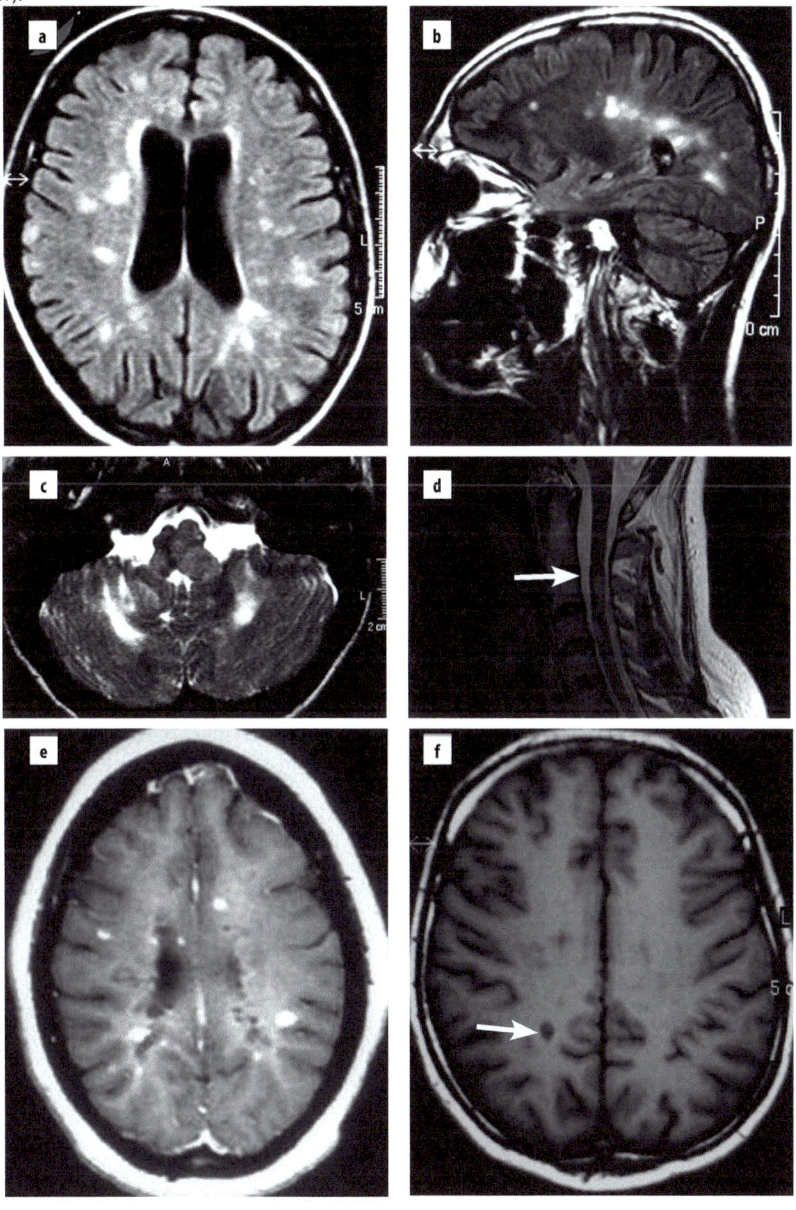

Störung der Blasenentleerung und viele mehr kommen vor (s. Tab. 1).
Diese Symptome stellt der Neurologe bei einer sorgfältigen körperlichen Untersuchung fest. Vermutet er danach eine MS, wird er weitere Untersuchungen veranlassen. Hierzu gehören die Kernspintomographie, die Liquoruntersuchung (Lumbalpunktion) und die Messung der evozierten Potenziale. Auch müssen zahlreiche andere Erkrankungen, die zu ähnlichen Krankheitsbildern bzw. Symptomen führen können, durch eine ergänzende Blutuntersuchung ausgeschlossen werden.
Die Ergebnisse dieser Untersuchungen gehen in ein diagnostisches Schema ein, die sog. McDonald-Kriterien, die im Abstand weniger Jahre immer wieder überarbeitet werden, zuletzt Ende 2017. Mit diesem Schema kann eindeutig festgelegt werden, ob bei Ihnen eine MS vorliegt oder nicht.

Kernspintomographie

Die heutzutage wohl wichtigste technische Untersuchungsmethode ist dabei die Kernspintomographie oder MRT (= Magnetresonanztomographie, Abb. 6). Mit dem MRT kann man Entzündungsherde, eine Verminderung von Hirn- und/oder Rückenmarkgewebe, ggf. auch weitere Veränderungen erkennen (Abb. 5). Für die Diagnose einer MS ist vor allem von Bedeutung, wie viele dieser Herde nachweisbar sind und wo sie liegen. Wichtig ist auch die Information, ob es sich bei diesen Herden um frische, d. h. neue Veränderungen handelt oder ob sie eventuell schon längere Zeit bestehen. Um dies zu klären, wird im Verlauf der MRT Kontrastmittel in eine Vene gespritzt. Herde, die durch dieses Kontrastmittel deutlich „aufleuchten", sind zumeist neu, also 4 – 6 Wochen alt (Abb. 5e).

Abb. [6] Kernspintomographie-Gerät

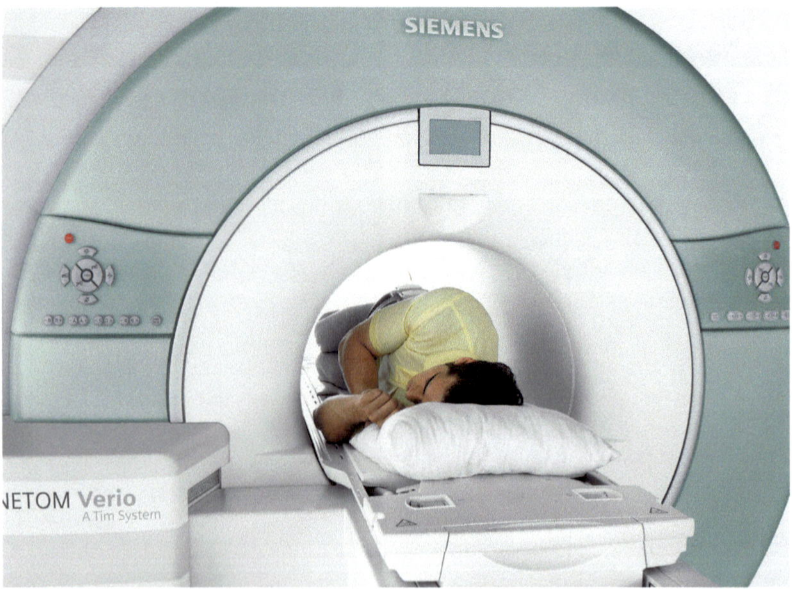

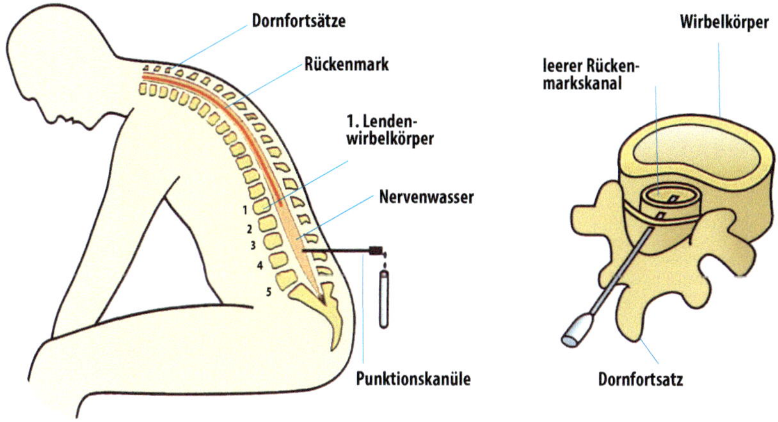

Abb. [7] Technik der Lumbalpunktion

Die Kernspintomographie kommt ohne Röntgenstrahlen aus und kann daher häufiger eingesetzt werden. Menschen, die einen Herzschrittmacher oder andere elektronische Systeme im Körper tragen, dürfen allerdings ebenso wie schwangere Frauen mit dieser Methode nicht untersucht werden.

Liquor

Auch die Untersuchung des Liquors („Nervenwasser") ist ein wichtiger Baustein der Diagnose. Mit Hilfe dieser Untersuchung kann der Neurologe weitere Hinweise auf das Vorliegen einer MS gewinnen. Die Lumbalpunktion, wie die Untersuchung auch genannt wird (lumbal = die Lendengegend betreffend), ist heute im Vergleich zu früher viel weniger unangenehm, wird sie doch mit einer speziell geschliffenen, sehr dünnen Nadel durchgeführt (Abb. 7). Schmerzen bei der Punktion sind selten. Auch andere Nebenwirkungen, vor allem anschließende Kopfschmerzen, treten nur noch vereinzelt auf.

Der wichtigste Befund, der auf eine MS hindeutet, ist der Nachweis oligoklonaler IgG-Banden im Liquor. Hierbei handelt es sich um spezielle Antikörper, die bei der MS nur im Liquor, nicht jedoch im Blut (genauer: im Serum) nachweisbar sind. Es wird daher bei jeder Lumbalpunktion auch eine Blutprobe aus einer Armvene entnommen. Die oligoklonalen IgG-Banden werden bei bis zu 98 % aller MS-Betroffenen nachgewiesen.

Blutuntersuchungen

Zusätzlich zur Liquordiagnostik sind einige Blutuntersuchungen erforderlich, um weitere Erkrankungen des Gehirns oder des Rückenmarks, z. B. eine andere Autoimmunkrankheit mit Beteiligung von Hirn und/oder Rückenmark, eine Neuroborreliose oder eine Neurosyphilis, auszuschließen.

Evozierte Potenziale

Eine gute Ergänzung der Diagnose einer MS sind die evozierten Potenziale. Hierbei handelt es sich um Untersuchungen, bei

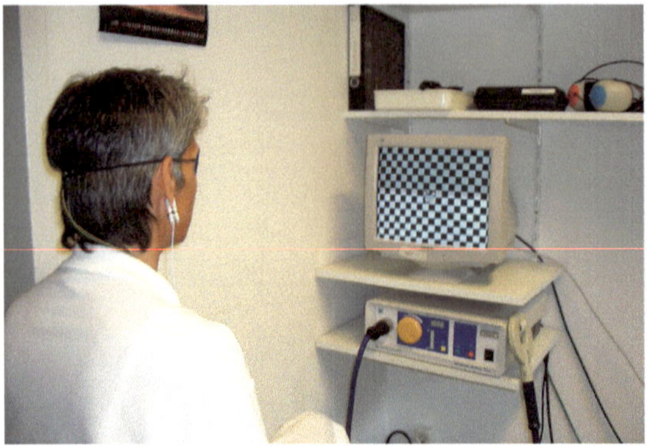

Abb. [8] Ableitung der VEP.

denen ein Sinnesorgan, z. B. ein Auge, mit einem festgelegten Reiz stimuliert wird. Dabei wird die Zeit gemessen, in der dieser Reiz über den Sehnerv in die Sehrinde im Gehirn geleitet wird. Bei einer Entmarkung des Sehnervs, z. B. nach einer Sehnerv-entzündung, ist die Weiterleitung von Sehreizen deutlich verzögert. Dies kann mit den visuell evozierten Potenzialen gemessen werden (Abb. 8). Mit weiteren Untersuchungen lassen sich auch Entmarkungsherde in den sensorischen sowie den motorischen Bahnen feststellen.
Diese Untersuchungen sind praktisch schmerzlos und können im Verlauf der Erkrankung ebenfalls wiederholt werden. Komplikationen oder Nebenwirkungen sind nicht zu erwarten.

Eindeutige Diagnose

Entsprechend den schon genannten McDonald-Kriterien kann die Diagnose einer MS dann gestellt werden, wenn – nach einem ersten Krankheitsschub – ein zweiter Schub auftritt oder die Symptome länger als 6 Monate andauern. Diese Symptome müssen durch eine Entzündung in Hirn und/oder Rückenmark verursacht sein. Die Diagnose ist auch dann möglich, wenn beim erstmaligen Auftreten eines Symptoms entsprechende MRT-Befunde bestehen und bei einer weiteren MRT nach etwa 3 Monaten eine weitere Läsion, auch ohne neues Symptom, sichtbar ist.
Damit kann die Diagnose heute rasch gestellt werden. Dies ist für die Betroffenen einerseits zwar oft hart, ermöglicht andererseits aber auch den frühen Beginn einer Immuntherapie (siehe unten).
Zu erwähnen ist noch, dass in jüngerer Zeit einige Erkrankungen genauer definiert wurden, die der MS ähnlich sind, aber andere diagnostische Befunde, oft auch andere Symptome und einen anderen Verlauf aufweisen und z. T. auch anders behandelt werden. Hierzu gehören z. B. die Neuromyelitis optica und die MOG-Antikörper-Enzephalomyelitis. Diese Erkrankungen wird Ihr Neurologe aber in seine diagnostischen Überlegungen einbeziehen.

Wie wird die MS behandelt?

Es war ja schon davon die Rede, dass die MS einerseits auf fehlerhaften Abläufen in unserem Immunsystem beruht, die zu Entzündungen in Hirn und Rückenmark führen. Die Symptome der MS hängen

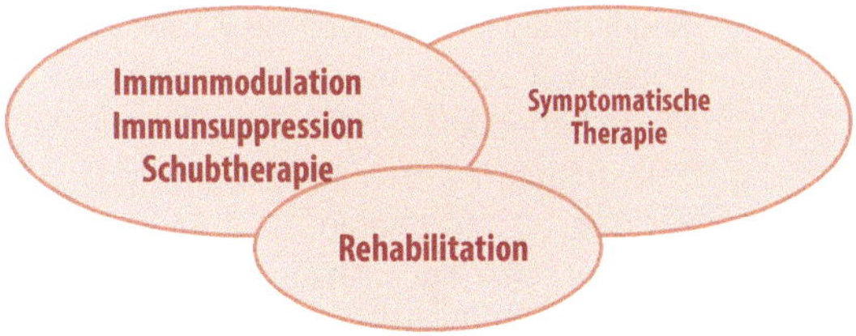

Abb. [9] Die verschiedenen Bestandteile der MS-Therapie

andererseits von der genauen Lokalisation der Entzündungen ab. Die Behandlung der MS besteht daher aus mehreren sich ergänzenden Bausteinen (Abb. 9). Tritt ein neues Symptom im Rahmen eines Schubes auf, erfolgt möglichst rasch eine Schubtherapie (s. unten). Die eigentliche Immuntherapie hat zum Ziel, neue Entzündungsherde und Schübe möglichst zu verhindern (Immuntherapie), während die Auswirkungen einzelner MS-Symptome mithilfe der symptomatischen Therapie verringert werden sollen.

Therapie des MS-Schubes

Die Behandlung eines MS-Schubes erfolgt mit intravenös verabreichten Kortikosteroiden („Kortison-Infusionen") in hoher Dosis über 3 – 5 Tage (jeweils 500 oder 1000 mg Methylprednisolon täglich). Auch eine hoch dosierte Therapie mit Tabletten ist möglich. Unter dieser Therapie bilden sich die neu aufgetretenen Symptome meist bald zurück. Ist die Wirkung der Infusionen jedoch nur mäßig und führt das neue Symptom zu einer deutlichen Beeinträchtigung, kann die Therapie mit einer noch höheren Dosis – ebenfalls über 3 bis 5 Tage – wiederholt werden (jeweils 2000 mg täglich). Auch die Behandlung mit einem Blutwäsche-Verfahren (Plasmapherese, Immunadsorption) kann dann erwogen werden, jedoch nur in enger Kooperation mit einem MS-Zentrum. Sehr leichte Schübe dagegen müssen nicht unbedingt behandelt werden.

Die in früheren Jahren oft durchgeführte Therapie eines MS-Schubes mit niedrig dosierten Kortison-Tabletten ist ebenso wie eine Dauertherapie mit Kortison abzulehnen, da eine ausreichende Wirksamkeit nicht erwiesen ist und – bei der Dauertherapie – langfristig zahlreiche Nebenwirkungen und Komplikationen auftreten können.

Immuntherapie

Wie bereits erwähnt, soll mit der Immuntherapie das Immunsystem mit dem Ziel beeinflusst werden, die Zahl neuer entzündlicher Herde und weiterer Schübe zu verringern und damit neue Symptome zu verhindern. Aktuell stehen hierfür 13 verschiedene Medikamente zur Verfügung (Tab. 2), weitere sind in der Entwicklung. Sie sind ganz überwiegend zur Behandlung der schubförmigen MS zugelassen.

Seit Kurzem steht jedoch mit Ocrelizumab (Ocrevus®) auch ein Medikament zur Behandlung der primär progredienten MS zur Verfügung. Mit der Zulassung seit 2020 ist mit Siponimod (Mayzent®) ein neues Arzneimittel zur Behandlung der sekundär progredienten MS zugelassen. Davor waren für diese Verlaufsform nur einige Beta-Interferone sowie Mitoxantron zugelassen. Letzteres wird heute auf Grund seiner potenziellen Nebenwirkungen allenfalls

als Reservemedikament eingesetzt und ist daher in Tab. 2 nicht erwähnt.
Die Medikamente zur Immuntherapie müssen regelmäßig und längerfristig genommen werden. Sie können die Zahl neuer Entzündungen und Schübe zumeist deutlich und über längere Zeiträume verringern, diese aber nicht ganz verhindern. Auch ist eine Heilung der MS durch diese Medikamente weiterhin nicht möglich, bei konsequenter Therapie aber bei vielen Betroffenen eine deutliche Verbesserung des langfristigen Krankheitsverlaufs. Zu einer konsequenten Behandlung gehören regelmäßige körperliche Untersuchungen und Bluttests beim Neurologen, ebenso regelmäßige MRT-Untersuchungen. Deren Häufigkeit richtet sich nach dem individuellen Verlauf der MS und den Untersuchungsbefunden.
Bei der schubförmigen MS wird heute eine milde/mäßig aktive Verlaufsform einerseits und eine aktive/hochaktive Verlaufsform andererseits unterschieden. Für die erstere stehen die langjährig bewährten Beta-Interferone und Glatiramer sowie Dimethylfumarat (Tecfidera®) und Terifluomid (Aubagio®) zur Verfügung. Für die aktive/hochaktive Form sind es Fingolimod (Gilenya®), Cladribin (Mavenclad®), Natalizumab (Tysabri®), Ocrelizumab (Ocrevus®) und Alemtuzumab (Lemtrada®). In der folgenden Tabelle 2 finden Sie hierzu eine kurze Zusammenstellung. Die genauen Details wird Ihr Neurologe mit Ihnen besprechen. Weitere wissenschaftlich gesicherte Informationen können Sie in den Patientenhandbüchern des Krankheitsbezogenen Kompetenznetzes Multiple Sklerose (KKN-MS, http://www.kompetenznetze-medizin.de/Netzwerke/NeurologischeErkrankungen/MultipleSklerose.aspx) nachlesen.
Jede dieser Therapien sollte von erfahrenen Neurologen durchgeführt werden. Regelmäßig werden weitere Medikamente entwickelt, sodass es ratsam ist, sich bei Ihrem behandelnden Neurologen oder bei Selbsthilfegruppen (z. B. www.dmsg.de) hierüber zu informieren.
Erwähnt seien hier auch die Stammzelltransplantationen, über die immer wieder – vor allem in Sensationsmeldungen – berichtet wird. Diese Therapie kommt am ehesten bei sehr schwerem Krankheitsverlauf in Betracht. Sie ist jedoch bislang wissenschaftlich in Bezug auf ihre Indikationen und die Art der Durchführung bei Weitem nicht gesichert und birgt vor allem bei Anwendung durch wenig erfahrene Ärzte sehr große Risiken. Sie sollte daher ausnahmslos im Rahmen wissenschaftlicher Studien und nur in Zusammenarbeit mit MS-Zentren erfolgen!

Therapie der Symptome

Die Behandlung der vielfältigen Symptome ist ein weiterer wesentlicher Bestandteil der MS-Therapie. Sie soll Beeinträchtigungen im Alltag, im sozialen Leben, in Freizeit und Beruf verhindern. Kurz: Sie als Betroffene sollen in der Lage sein, Ihr gewohntes Leben zu leben. Ihre Lebensplanung und Ihre Lebensqualität sollen möglichst unverändert bleiben.
Um die einzelnen Symptome der MS zu behandeln, stehen zahlreiche Therapien zur Verfügung: Medikamente, Physiotherapie (Krankengymnastik), Ergotherapie, Sprachtherapie, Neuropsychologie sowie die Rehabilitation. Auch regelmäßige körperliche Aktivität und Sport spielen eine große Rolle, da hierdurch nicht nur Ihre Lebensqualität, sondern auch einzelne Symptome gebessert werden können.
Diesen Behandlungsmöglichkeiten sind die meisten Kapitel dieses Buches gewidmet. Einzelheiten der hier genannten Therapien wurden zuletzt in einer umfassenden Be-

TABELLE 2: MEDIKAMENTE ZUR IMMUNTHERAPIE DER SCHUBFÖRMIGEN MS.

	Handelsname	Anwendung*	Dosis
Milde/mäßig aktive MS			
Beta-Interferon-1a	Avonex®	im.	30 µg; 1 x/Woche
	Plegridy®	sc.	125 µg; 1 x/2 Wochen
	Rebif®	sc.	22 µg oder 44 µg; 3 x/Woche
Beta-Interferon-1b	Betaferon®, Extavia®	sc.	250 µg; jeden 2. Tag 250 µg; jeden 2. Tag
Glatiramer	Copaxone®	sc.	20 mg täglich; 40 mg 3 x/Woche
	Clift®	sc.	20 mg täglich
Dimethylfumarat	Tecfidera®	Tablette	2 x 240 mg täglich
Teriflunomid	Aubagio®	Tablette	1 x 14 mg täglich
Aktive/hochaktive MS			
Fingolimod	Gilenya®	Tablette	0,5 mg täglich
Cladribin	Mavenclad®	Tablette	1 Behandlungsphase pro Jahr mit je 1 Behandlungswoche in den Monaten 1 und 2; Tabletteneinnahme jeweils 4 – 5 Tage pro Behandlungswoche (10 mg oder 20 mg, nach Körpergewicht)
Natalizumab	Tysabri®	Infusion	300 mg alle 4 Wochen
Ocrelizumab	Ocrevus®	Infusion	Zu Beginn 2 x 300 mg in 2-wöchigem Abstand, dann 1 x 600 mg alle 6 Monate
Alemtuzumab	Lemtrada®	Infusion	Jahr 1 (1. Behandlungsphase): 12 mg/Tag an 5 aufeinander folgenden Tagen (60 mg Gesamtdosis), 12 Monate später: Jahr 2 (2. Behandlungsphase: 12 mg/Tag an 3 aufeinander folgenden Tagen (36 mg Gesamtdosis). Ggf. bis zu 2 zusätzliche Behandlungsphasen.

* im.: intramuskulär = in den Muskel gespritzt; sc.: subcutan = unter die Haut gespritzt.

handlungsleitlinie der Deutschen Gesellschaft für Neurologie zusammengestellt und veröffentlicht (https://www.dgn.org/images/red_leitlinien/LL_2012/pdf/030–050l_S2e_Multiple_Sklerose_Diagnostik_Therapie_2014–08_verlaengert.pdf).

Komplementärmedizin

Viele von MS betroffene Menschen wenden sich immer wieder auch der Komplementärmedizin (früher: Alternativmedizin) zu. Hierzu gehören spezielle Diäten, die Homöopathie, die Traditionelle Chinesische

Medizin, die indische Ayurveda-Medizin, Entspannungsmethoden, die Bachblütentherapie und viele andere. Die Kosten für diese Behandlungen müssen ganz überwiegend von den Betroffenen selbst getragen werden, da ihre Wirkung wissenschaftlich zumeist nicht belegt ist und sie daher von den meisten Krankenkassen nicht übernommen werden. Neben einigen möglicherweise wirksamen bzw. zumindest nicht schädigenden Methoden werden allerdings auch immer wieder Behandlungen angeboten, die direkt schädlich sein können oder sehr teuer sind. Sie können die in diesem Buch vorgestellten „schulmedizinischen" Behandlungen nicht ersetzen, haben ggf. aber einen unterstützenden Stellenwert. Dies sollten Sie jedoch mit Ihrem Neurologen zuvor besprechen.

Behandlungskonzept bei Multipler Sklerose

Ergänzend zu Immuntherapie, Schubbehandlung und symptomatischer Therapie beinhaltet eine umfassende Betreuung von Menschen mit MS auch sozialrechtliche, berufliche und Maßnahmen der Pflege (s. Tab. 3).

TABELLE 3: UMFASSENDES THERAPIEKONZEPT DER MS.

Behandlungsart	Was soll erreicht werden?	Womit?
Immuntherapie	Verhinderung neuer Entzündungen und Schübe	Medikamente, s. Tab. 2
Behandlung einzelner Schübe	Rückbildung schubbedingter Symptome	Kortikosteroide; Plasmapherese oder Immunadsorption („Blutwäsche")
Symptomatische Therapie	▪ Behandlung einzelner Symptome, ▪ Verbesserung funktioneller Fähigkeiten, Verhinderung späterer Komplikationen	Medikamente; Physio-, Ergo-, Sprachtherapie etc., Versorgung mit Hilfsmitteln
Rehabilitation	▪ intensive Behandlung ausgeprägter Symptome oder von Symptomkombinationen, ▪ Verbesserung funktioneller Fähigkeiten, ▪ Verhinderung späterer Komplikationen	▪ ambulant oder stationär ▪ multimodale hochfrequente funktionelle Therapie ▪ zusätzlich medikamentöse Therapie ▪ Versorgung mit Hilfsmitteln
Sport und körperliche Aktivität	▪ Verbesserung der Lebensqualität, ▪ Behandlung einzelner Symptome	„Eigenregie"
Sozial-medizinische Maßnahmen	▪ Erschließung und Sicherung finanzieller Ansprüche, ▪ berufliche Rehabilitation, ▪ soziale Hilfen: ambulante, teilstationäre und stationäre Angebote, betreutes Wohnen, Wohnungsanpassung, ▪ Psychosoziale Beratung, Erholungsmaßnahmen	▪ Zusammenarbeit mit sozialen Leistungsträgern (Krankenkassen, Rentenversicherungsträger, Arbeitsamt), Familie, Hausarzt, Arbeitgeber ▪ Klärung der häuslichen und beruflichen Situation ▪ Beratung bei sozialrechtlichen Ansprüchen
Pflege und palliative Therapie	▪ Unterstützung und Entlastung von Betroffenen und Angehörigen, insbesondere bei stark erhöhtem Pflegebedarf, ▪ Erleichterung bei ausgeprägten Beschwerden und Bettlägerigkeit	▪ unterstützende/aktivierende Pflege, Beratung von Angehörigen ▪ Schmerztherapie ▪ psychologische, soziale und geistliche Betreuung ▪ Betreuung der Angehörigen

Die hier genannten Teilbereiche ergänzen sich gegenseitig. Viele Personen und Institutionen sind beteiligt, die eng zusammenarbeiten sollten: Neurologe, Hausarzt, Klinik mit Spezialambulanz, Pflegekräfte, Physio- und andere Therapeuten, Selbsthilfegruppen, Kostenträger (Kranken-, Renten- und Pflegeversicherung) und gegebenenfalls der Betriebsarzt.

Literatur

- Patientenhandbücher des Krankheitsbezogenen Kompetenznetzes Multiple Sklerose (KKNMS). http://www.kompetenznetze-medizin.de/Netzwerke/NeurologischeErkrankungen/MultipleSklerose.aspx; aufgerufen am 8.12.2019

KAPITEL 2

Spastik und eingeschränkte Mobilität (Thomas Henze)

Was bedeutet „Spastik", was bedeutet „eingeschränkte Mobilität"?

Mit „Spastik" ist eine erhöhte Muskelspannung gemeint. Meist sind mehrere Muskeln eines Armes oder Beines oder auch einer Körperhälfte betroffen. Die Spastik wird umso stärker, je schneller z. B. ein Bein passiv bewegt wird oder Sie es aktiv bewegen. Häufig ist mit der Spastik auch eine verringerte Kraftentwicklung der betroffenen Muskeln verbunden (Muskelschwäche, Lähmung, Parese). Sie können sich sicher vorstellen, dass hierdurch vor allem Ihre Mobilität und Ihre feinmotorischen Fähigkeiten eingeschränkt werden.

Spastik und Muskelschwäche sind Folge einer Schädigung der sogenannten Pyramidenbahnen, die vom Gehirn zum Rückenmark ziehen, dort weitergeschaltet werden und in ihrem weiteren Verlauf zu ihrem eigentlichen Ziel, den vielen Willkürmuskeln der Arme und Beine, aber auch des Rumpfes gelangen (Abb. 10).

Neben der erhöhten Muskelspannung und der verringerten Muskelkraft ist zumeist die motorische Geschicklichkeit eingeschränkt. Außerdem sind die Reflexe (genauer: die Muskeleigenreflexe) oft sehr lebhaft. Ist die Spastik ausgeprägt, kann sich vor allem bei Aufregung, aber auch bei Fieber, Schmerzen oder Erschöpfung ein Klonus entwickeln, ein unwillkürliches Zucken eines Armes oder Beines, das oft nur durch entspannendes Umlagern beendet wird. Gelegentlich kommt es zum Taschenmesserphänomen, bei dem bei passiver Dehnung eines Beines die Muskelspannung plötzlich nachgibt und man den Halt verlieren kann und hinstürzt. Schließlich ist die Spastik nicht selten auch mit heftigen Schmerzen verbunden, die im Tagesverlauf wechseln und sehr heftig und quälend in ein Bein oder einen Arm „einschießen" können. Einige dieser Symptome können sich auf Ihre Mobilität auswirken, also auf Ihre Gehfähigkeit. Hierzu mehr im folgenden Abschnitt.

Abb. [10] Pyramidenbahn – Verlauf

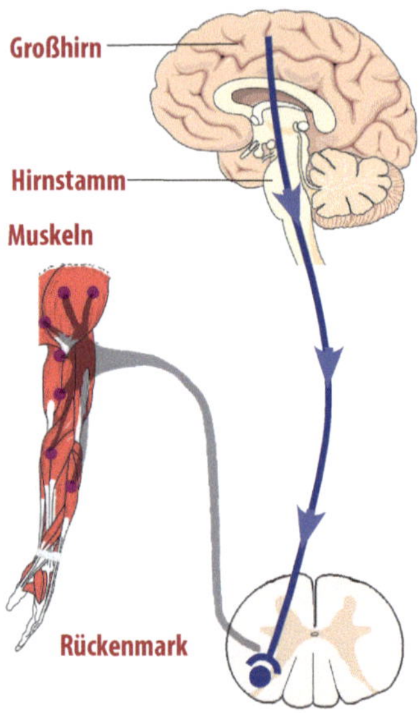

SYMPTOME, DIE ZUR SPASTIK DAZUGEHÖREN

- erhöhte Muskelspannung
- Muskelschwäche, die oft mit einer Ermüdung der Muskeln verbunden ist
- Verlangsamung einzelner Bewegungen und Verringerung der Geschicklichkeit
- lebhafte Reflexe („Muskeleigenreflexe"), gelegentlich auch Klonus (siehe oben)
- „Taschenmesserphänomen" (eher selten)
- gleichzeitig mit der Spastik „einschießende" Schmerzen (bei der sogenannten phasischen Spastik)

Spastik und Muskelschwäche können durchaus einmal erstes Symptom einer MS sein. Im weiteren Verlauf der Erkrankung werden sie zumeist häufiger und treten bei bis zu zwei Dritteln aller Menschen mit MS auf. Die Spastik ist dabei sehr unterschiedlich ausgeprägt. Sie reicht von „zwar vorhanden – aber nicht beeinträchtigend" über „gelegentliche" oder „häufige" Beeinträchtigungen im täglichen Leben bis zu „Änderungen bei den täglichen Aktivitäten erforderlich" oder sogar „Verhinderung der erforderlichen täglichen Aktivitäten".

Wie wirken sich Spastik und eingeschränkte Mobilität aus?

Die Beine sind häufiger betroffen als die Arme oder die Muskeln des Rumpfs. Je nachdem, wo die entzündlichen Herde in Gehirn und Rückenmark lokalisiert sind, entwickelt sich die Spastik in den verschiedenen Extremitäten. Die Erhöhung der Muskelspannung, des Tonus, kann sowohl dauerhaft sein (tonische Spastik) als auch plötzlich in die betroffenen Muskeln „einschießen" (phasische Spastik). Beide Formen der Spastik kommen gelegentlich auch nebeneinander vor. Nicht selten bemerkt man die Spastik erst bei zunehmender Belastung der Muskeln. So kann z. B. bei einem längeren Spaziergang die Muskulatur eines Beines zunächst noch locker sein, „verkrampft" dann aber umso stärker, je weiter man geht.

Die Ausprägung einer Spastik kann sich auch unabhängig von Belastungen im Tagesverlauf verändern. In ausgeprägten Fällen lösen bereits Veränderungen der Körperhaltung, z. B. nachts im Bett, eine Zunahme der Spastik, gelegentlich auch ein „Einschießen" der Spastik aus. Selbst in völliger körperlicher Ruhe sind Veränderungen der Muskelspannung möglich.

Vor allem bei der im Rückenmark ausgelösten Spastik treten immer wieder sogenannte Automatismen auf, z. B. das plötzliche Heranziehen der Beine an den Rumpf oder auch das unwillkürliche Strecken eines oder beider Beine. Diese Symptome werden oft durch Angst oder seelische Anspannung, durch Schmerzen, Fieber (z. B. bei einer Blasenentzündung), aber auch durch einfache Berührung ausgelöst. Verstärkt sich eine Spastik beim Gehen oder Stehen ganz plötzlich, kann sogar ein Sturz drohen. Die einschießende Spastik wird oft von teilweise heftigen Schmerzen begleitet, dies ganz besonders in den Nacht- oder den frühen Morgenstunden.

Spastik beeinträchtigt also zumeist die Bewegungsfähigkeit und die Geschicklichkeit der betroffenen Muskelgruppe(n). Die Ausdauer der Muskeln ist eingeschränkt, feine und zielgerichtete Bewegungen sind nicht mehr so sicher durchführbar wie zuvor. Kraft und Ausdauer der betroffenen Muskeln sind ebenfalls geringer. Die Spastik kann damit die Aktivitäten des täglichen

Lebens, also Körperpflege, An- und Auskleiden, die Einnahme von Mahlzeiten ebenso wie Hausarbeiten und die Beteiligung am sozialen und beruflichen Leben, erheblich beeinträchtigen.
Wie erwähnt, wirken sich Spastik und Muskelschwäche oft auch auf Ihre Mobilität aus. Sie bemerken es z. B. durch eine Verringerung der Gehstrecke und/oder der Gehgeschwindigkeit, vermehrte Gangunsicherheit mit der Gefahr von Stürzen, mühseligeres Einsteigen in ein Kfz. usw. Das wiederum hat, je nach Ausmaß, Auswirkungen auf Ihre sportlichen Aktivitäten, auf Urlaubspläne, die notwendigen Wege zum Einkaufen, zu Ämtern, zu Freunden und kulturellen Veranstaltungen, zu Ihrer beruflichen Tätigkeit, eventuell sogar auf Ihre Bewegungsfreiheit in der eigenen Wohnung.
Wird Spastik nicht konsequent behandelt, drohen zudem einige Komplikationen. Hierzu gehören Sehnenverkürzungen an den Gelenken (Kontrakturen) oder Fehlbelastungen und Fehlhaltungen der Wirbelsäule, die später zu einer weiteren Abnutzung von Knochen, Gelenken oder Bandscheiben führen. In sehr ausgeprägten Fällen droht sogar eine Behinderung der Körperpflege – z. B. wenn durch eine zu starke Spastik die Oberschenkelmuskeln zu sehr nach innen gezogen werden und dadurch Intimhygiene oder Blasenentleerung beeinträchtigt sind. Bei schwer betroffenen Menschen mit MS kann Spastik auch zur Bettlägerigkeit führen.
Neben all diesen negativen Aspekten kann Spastik gelegentlich aber auch hilfreich sein. Dies ist vor allem dann der Fall, wenn geschwächte Muskeln eines Beins (mit dem man aufgrund der Schwäche einknicken würde) durch die Spastik so „versteift" werden, dass dieses Einknicken vermieden wird.

EINIGE KENNZEICHEN DER SPASTIK

- wechselnde Ausprägung
- die Beine sind häufiger als Arme oder Rumpf betroffen
- nachts oft stärker als tagsüber vorhanden
- Schmerzen, vor allem bei einschießender Spastik
- unwillkürliche Muskelbewegungen

Wie kann man Spastik und eine eingeschränkte Mobilität messen?

Wie bereits erwähnt, kann sich die Ausprägung einer Spastik sowohl im Tagesverlauf als auch im längerfristigen Verlauf der MS verändern. Ihr Ausmaß ist abhängig von Ihrer aktuellen körperlichen Belastung, Ihrem Trainingszustand, Ihrem seelischen Befinden, zusätzlichen Erkrankungen, Schmerzen, einer Ataxie (siehe Kapitel 3) oder selbst einer Darmverstopfung. Darüber hinaus sind die einzelnen Extremitäten oft in unterschiedlichem Maß betroffen. Spastik ist also kein statisches, sondern oft ein höchst dynamisches Symptom. Der Versuch, Spastik zu messen, zeigt daher immer nur eine Momentaufnahme. Um das Ausmaß einer Spastik genau beurteilen zu können, sind demnach immer mehrere Messungen erforderlich, möglichst auch in verschiedenen Situationen von Belastung und Ruhe. Nur so kann später auch die richtige Therapie gefunden werden.
Es besteht eine weitere Schwierigkeit: Einige der heute zur Verfügung stehenden Messmethoden sind zwar einfach durchzuführen, allerdings auch sehr subjektiv und oft ungenau. Andere Methoden erfordern komplizierte biomechanische Geräte, die weder

in der Praxis Ihres Neurologen oder auch in einer Klinik vorgehalten werden können. Eine natürlich subjektive, trotzdem aber aussagefähige und wenig aufwendige Methode ist dagegen die Spastikskala, die Sie selbst ausfüllen können (Werte zwischen 0 und 10; 0 bedeutet „keine Spastik“, 10 bedeutet „maximal vorstellbare Spastik“). Die Spastik wird außerdem anhand einer neurologischen Untersuchung oder bei der Physiotherapie (Krankengymnastik) beurteilt, also ebenfalls subjektiv. Sie selbst sollten Ihrem Neurologen Auskunft sowohl über Ausprägung, Tagesverlauf und auslösende Situationen geben können als auch über die Häufigkeit, mit der eine plötzliche und dann oft mit Schmerzen einhergehende Spastik einsetzt.
Auch Mobilität kann man messen; hierfür stehen zahlreiche Tests zur Verfügung, die allerdings nicht die gesamte Bandbreite von Mobilität abdecken können. Am häufigsten werden von Ihrem Neurologen oder Physiotherapeuten die Zeit, in der Sie 7,6 m zurücklegen können (englisch: Timed 25 Foot Walk), oder die Gehstrecke, die Sie in 2 oder in 6 Minuten schaffen, herangezogen (2 min. oder 6 min. Gehtest).

Therapieziele

- Verbesserung der Beweglichkeit von Beinen und Armen durch Verringerung der Spastik sowie durch verbesserte Kraft und Ausdauer der Muskeln
- Erreichen bestmöglicher Bewegungsmuster
- Verringerung Spastik-bedingter Schmerzen
- Erleichterung pflegerischer Maßnahmen
- Vermeidung von Komplikationen wie Sehnenverkürzungen, Gelenkversteifungen, Fehlstellungen von Gelenken sowie des Wundliegens (Dekubitus)
- Verbesserung der Lebensqualität

Behandlung

Allgemeines

Eine Behandlung sollte immer dann begonnen werden, wenn die Spastik Ihre Bewegungsfähigkeit einschränkt, wenn also die Aktivitäten des täglichen Lebens wie Waschen oder Ankleiden, ebenso aber auch Tätigkeiten im Haushalt, im Beruf oder in der Freizeit beeinträchtigt sind oder wenn die Gefahr von Folgeschäden durch die Spastik besteht.
Die Behandlung ist jedoch oft schwierig, da die Spastik – wie erwähnt – oftmals sehr wechselnd ist, unterschiedliche Körperpartien betrifft und von vielen äußeren Faktoren abhängig ist. Das gilt auch für die Therapie einer Muskelschwäche, vor allem dann, wenn mehrere Extremitäten betroffen sind oder die Schwäche erheblich ist. Immer ist es bei der Behandlung der Spastik erforderlich, dass Sie als Betroffene eng mit Ihrem Physiotherapeuten, Ihrem Arzt und gegebenenfalls auch mit Pflegekräften zusammenarbeiten. Mit Ihrem Neurologen und Ihrem Physiotherapeuten sollten Sie genaue Therapieziele festlegen. Eventuell sollten auch Ihre Angehörigen hierzu gefragt werden, wenn diese sich an Ihrer Betreuung beteiligen. Die Ziele sollten immer realitätsnah sein, um Enttäuschungen zu vermeiden. Wesentlichste Voraussetzung für eine erfolgreiche Behandlung ist allerdings, dass Sie selbst möglichst aktiv an der Therapie teilnehmen.

Was sind die ersten Schritte?

Zahlreiche Faktoren können zur Verstärkung einer Spastik beitragen oder diese überhaupt erst auslösen. Hierzu rechnet man Blasenentzündungen, andere Fieberzustände, Störungen der Darmfunktion (vor allem Obstipation = Verstopfung),

Schmerzen, unbequeme Kleidung und/oder zu enge Schuhe, nicht ausreichend angepasste Hilfsmittel. Diese Faktoren sollte man möglichst konsequent ausschalten, verringern und – wenn möglich – vermeiden. Da auch bestimmte Bewegungen oder Körperhaltungen die Spastik verstärken können, sollten Sie großen Wert auf das Erlernen von Bewegungen legen, mit denen man Spastik vermeiden kann. Hierbei werden Sie Ihr Neurologe und der Physiotherapeut unterstützen.
Mindestens ebenso wichtig ist die Physiotherapie. Diese wird nach unterschiedlichen Methoden durchgeführt (s. unten). Ergänzend kommen die Behandlung mit Kälte bzw. Eis sowie – bei ausgeprägter Spastik – auch Schienensysteme zur Anwendung.
Nicht immer allerdings reicht die Physiotherapie aus, um eine starke Spastik zu verringern. Dann ist die Behandlung mit Medikamenten erforderlich, die zumeist als Tabletten, Dragees oder als Spray eingenommen, in speziellen Situationen aber auch auf anderem Wege, z. B. durch Injektionen, verabreicht werden können (Abb. 11). Komplementärmedizinische Behandlungen (Alternativmedizin) der Spastik wurden bislang kaum untersucht. Hierauf soll aber am Ende dieses Kapitels ebenfalls eingegangen werden.

DIE WICHTIGSTEN BEHANDLUNGSMASSNAHMEN BEI SPASTIK

- Kooperation im Team: Patient, Angehörige, Physiotherapeut, Arzt, gegebenenfalls Pflegekräfte sowie Hilfsmittel-Versorger
- Ausschaltung, Verminderung oder Vermeidung von Spastik auslösenden oder verstärkenden Faktoren
- Physiotherapie
- medikamentöse Therapie
- Hilfsmittel, z. B. Geländer, Gehstock, Rollator, Rollstuhl, Begleitperson, wenn erforderlich.

Abb. [11] Einzelne Therapieschritte

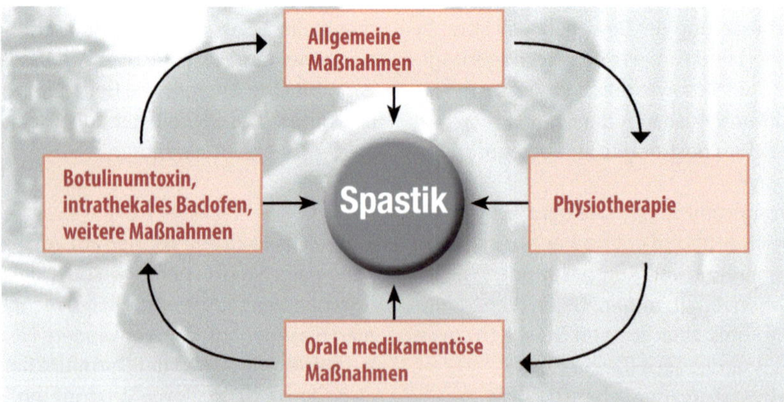

Physiotherapie

Die Physiotherapie ist die wichtigste Behandlungsmaßnahme, um eine bestehende Spastik zu verringern. Sie sollte möglichst 2-mal pro Woche erfolgen, bei ausgeprägter Spastik auch häufiger. Da die Spastik zumeist ein dauerhaftes Symptom ist, soll die Behandlung langfristig angelegt sein.

Neben den schon lang bekannten und eingesetzten Techniken nach Bobath (Abb. 12), nach Vojta sowie der propriozeptiven neuromuskulären Fazilitation (PNF) gibt es heute zahlreiche neuere Therapiemethoden, die mithilfe der wachsenden Kenntnisse über Hirnfunktionen und deren Neuorganisation (s. Kapitel 21 Rehabilitation) und mittels speziellen Trainings und – immer mehr – unter Zuhilfenahme von Geräten entwickelt werden; Beispiele hierzu sind in Abb. 13 und 14 dargestellt. Diese neueren Methoden werden auch ganz überwiegend in wissenschaftlichen Studien auf ihre Wirksamkeit hin untersucht.

So kann man mit dem sogenannten *repetitiven Training* – mithilfe Aufgaben-spezifischer Übungen – manchmal erhebliche Verbesserungen einzelner Arm- und Handfunktionen sowie auch eine Verringerung der spastischen Muskelspannung erzielen.

Mithilfe der *Laufbandtherapie* kann ein spastisches Gangbild ebenfalls verbessert werden. Der Patient übt hierbei auf einem Laufband unter aktiver Anleitung der Physiotherapeutin das gleichmäßige Gehen. Bei höhergradiger Muskelschwäche der Beine kann mithilfe eines Hüft- und Beckengurts eine gleichzeitige Körpergewichtsentlastung erfolgen (Abb. 13).

Motorgetriebene Fahrräder (Abb. 14) zur Durchführung aktiver und passiver Tretbewegungen bewirken oftmals nicht nur eine Zunahme von Kraft und Ausdauer, sondern auch eine Verringerung der Spastik.

Bei *Behandlungen im Wasser (Wassertherapie)* muss sehr auf die Wassertemperatur geachtet werden, da eine zu hohe Tem-

Abb. [12] Krankengymnastik nach Bobath

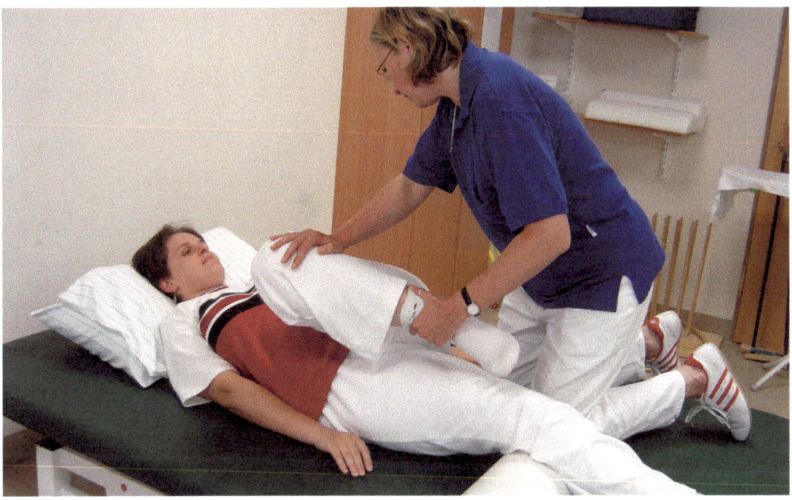

peratur auch zu einer anschließenden Verstärkung der Spastik oder vermehrter Muskelschwäche und Müdigkeit führen kann (siehe Kapitel 4).

Therapeutisches Reiten (Hippotherapie) (Abb. 15): Therapeutisches Reiten wird seit vielen Jahren immer wieder auch bei MS-Patienten angewandt. Die Bewegungen des Pferdes sollen u. a. die erhöhte Muskelspannung lockern. Obwohl es zunehmende Hinweise auf die Wirksamkeit der Hippotherapie in der Behandlung von MS-Betroffenen gibt, werden die Kosten von den Krankenkassen zumeist nicht erstattet.

Die Hippotherapie kann nicht bei allen Patienten eingesetzt werden. Am sinnvollsten ist sie sicher für diejenigen, die trotz intensiver „konventioneller" Physiotherapie und medikamentöser Behandlung weiter unter einer spastischen Parese der Beine, gegebenenfalls auch in Verbindung mit einer Rumpfataxie (Ataxie = gestörte Koordination von Bewegungsabläufen, s. Kapitel 3), leiden. Die Behandlung darf nur durch speziell ausgebildete Physiotherapeuten erfolgen (Deutsches Kuratorium für Therapeutisches Reiten, DKThR). Die Patienten müssen in der Lage sein, bei langsamer Gangart frei auf dem Pferd zu sitzen. Die Hippotherapie darf bei Osteoporose (Knochenerweichung), Bandscheibenschäden, Anfallsleiden und einigen weiteren Erkrankungen nicht durchgeführt werden.

Kühlung/Kältetherapie

Dass Kälte zu einer Verringerung von Spastik beitragen kann, ist seit Langem bekannt und daher auch immer wieder Bestandteil der Behandlung einer ausgeprägten Spastik. Einige wissenschaftliche Studien belegen die Wirkung dieser Therapie. Hierbei werden vor allem Eistauchbäder (Abb. 16) oder großflächige Eisabreibungen an Armen oder Beinen eingesetzt. Diese Eistherapien sind natürlich gewöhnungsbedürftig, andererseits für viele Patienten

Abb. [13] Laufbandtherapie mit Körpergewichtsentlastung

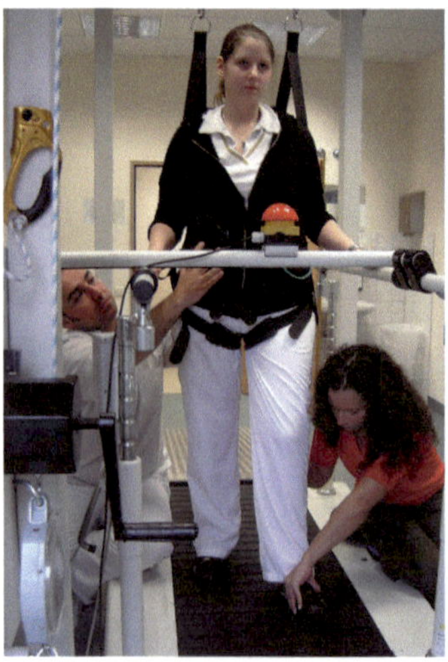

Abb. [14] Motorgetriebenes Fahrrad

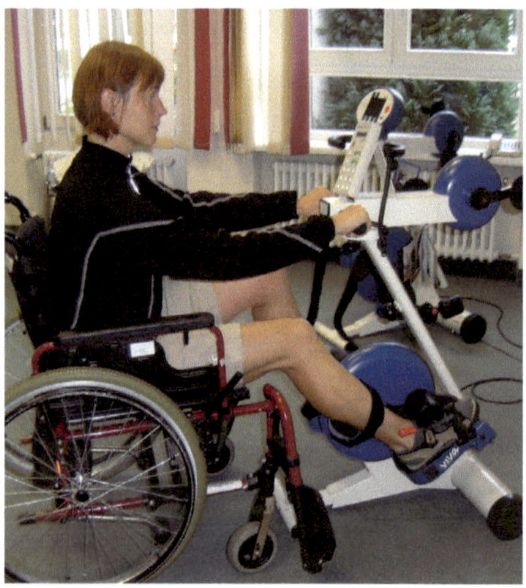

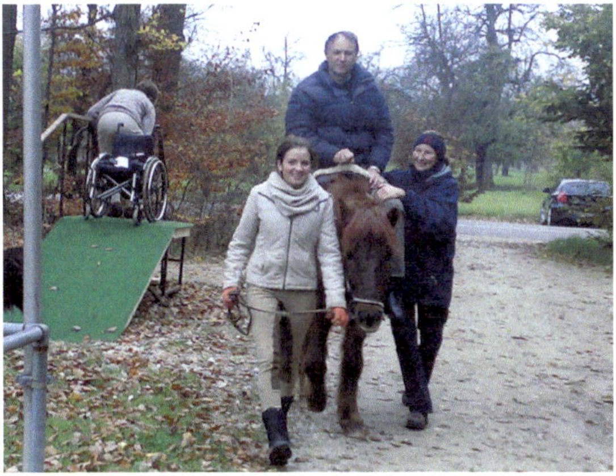

Abb. [15] Hippotherapie. Mit freundlicher Genehmigung von S. Lamprecht, Kirchheim

aber auch eine gute Hilfe, zumindest für einige Stunden eine geringere Ausprägung ihrer Spastik zu erreichen.

Orale medikamentöse Therapien

Nicht immer reicht Physiotherapie aus, um eine bestehende Spastik ausreichend zu verringern. Dann sind zusätzlich Medikamente erforderlich. Dabei muss immer bedacht werden, dass sich das eingenommene Medikament im ganzen Körper verteilt und damit auch auf *alle* Muskeln des Körpers einwirken kann, nicht nur auf diejenigen mit Spastik. Und da kann sich ein besonderes Problem ergeben: Bei Menschen mit MS sind oft mehrere Muskeln nicht mehr so stark wie zuvor, vor allem Muskeln der Beine. Trotzdem aber ist

Abb. [16] Kühltherapie

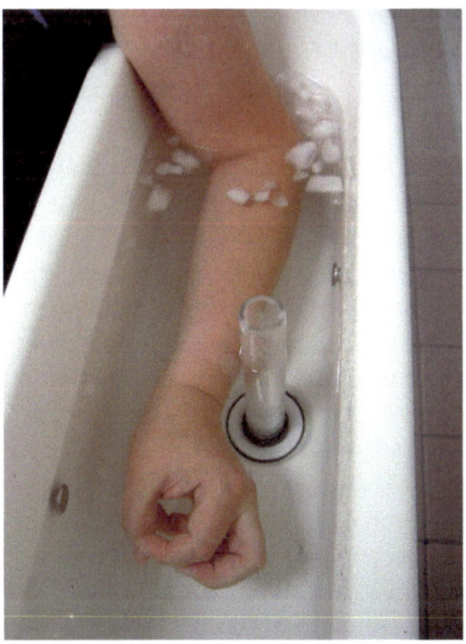

PHYSIOTHERAPIE BEI SPASTIK

- am häufigsten werden die Krankengymnastik, z. B. nach Bobath oder Vojta, oder auch die PNF eingesetzt. Andere Behandlungen wie das repetitive Training, die Laufbandtherapie oder motorgetriebene Fahrräder sowie weitere Geräte-gestützte Methoden bekommen aber einen zunehmenden Stellenwert. Wichtig ist ihre regelmäßige Anwendung.
- kühlende Maßnahmen können die Wirkung der Physiotherapie oftmals unterstützen.

das Gehvermögen oft erhalten, besonders wenn eine gleichzeitig bestehende Spastik die Schwäche der Beinmuskeln „ausgleicht". Wirkt dann das gegen die Spastik eingesetzte Medikament auch in diesen – Halt gebenden – Muskeln, kann gegebenenfalls der in diesem Fall eher günstige Effekt der Spastik aufgehoben werden und damit das Gehvermögen eingeschränkt sein. Hier müssen Sie mit Ihrem Neurologen besprechen, wie die Behandlung so optimal wie möglich durchgeführt werden kann.

Es gibt heute zahlreiche Medikamente, die gegen die Spastik eingesetzt werden können („Antispastika") und deren Wirksamkeit ausreichend belegt ist. Die richtige Auswahl wird von der Stärke der Spastik, von Begleitsymptomen (z. B. Schmerzen), der Art der Spastik (dauernd vorhanden oder phasenweise auftretend) und natürlich auch von der Verträglichkeit abhängen, die von Patient zu Patient unterschiedlich sein kann.

Generell gilt, dass die Einnahme eines solchen Medikamentes, eines Antispastikums, individuell geplant und durchgeführt werden sollte. Eine starre „3-mal tägliche" Gabe ist meist nicht hilfreich. Sowohl die Dosis als auch die Zeitpunkte der Einnahme müssen einzeln abgestimmt werden. Man beginnt mit einer niedrigen Dosis und steigert diese dann allmählich, bis die beste Wirkung erzielt wird und gleichzeitig keine oder allenfalls sehr geringe Nebenwirkungen auftreten. Diese dürfen dann die Beweglichkeit der Muskeln und auch die allgemeine Leistungsfähigkeit nicht negativ beeinflussen.

Gelegentlich ist es hilfreich, die erste Dosis bereits 30–45 Minuten vor dem Aufstehen einzunehmen, vor allem dann, wenn morgens die Spastik so erheblich ist, dass sie beim Aufstehen, Waschen und Ankleiden behindert. Manchmal ist es auch besser, 4 bis 5 Einnahmezeitpunkte vorzusehen und dabei jeweils eine etwas geringere Dosis einzunehmen. Ist die Spastik vor allem nachts störend, kann das Medikament noch einmal kurz vor dem Schlafengehen genommen werden. Bei einigen Patienten empfiehlt es sich, eine zusätzliche Dosis für die Nacht bereitzustellen, im Sinne einer „Bedarfsmedikation", um so die Nachtruhe zu erleichtern.

Auf jeden Fall sollte ein abruptes Absetzen des antispastischen Medikamentes ebenso wie ein wiederholtes Auslassen vermieden werden.

ALLGEMEINES ZUR BEHANDLUNG MIT ANTISPASTISCHEN MEDIKAMENTEN

- langsames Aufdosieren
- individuelle Dosierung, kein starres Einnahme-Schema
- Anpassung an Schwankungen der Spastik im Tagesverlauf
- Beachtung einer eventuellen „Haltefunktion" der Spastik

Die wichtigsten oral einzunehmenden Antispastika sind Baclofen (z. B. Lioresal®) und Tizanidin (z. B. Sirdalud®). Beide Substanzen werden seit mehreren Jahrzehnten eingesetzt, sodass auch viel Erfahrung mit deren Anwendung besteht. Seit einigen Jahren wird auch das Medikament Gabapentin (z. B. Neurontin®) eingesetzt, da einige wissenschaftliche Untersuchungen dessen Wert belegen. Bei unzureichendem Effekt von Baclofen und/oder Tizanidin ist eine Behandlung mit Nabiximols (Sativex®), welches 2 Cannabinoide (Cannabis-Inhaltsstoffe) enthält, möglich.

Medikamente wie Dantrolen (z. B. Dantamacrin®) oder Benzodiazepine werden heute üblicherweise nicht mehr verschrieben, Tolperison (z. B. Viveo®, Mydocalm®) ist zur Behandlung der Spastik bei MS nicht mehr zugelassen.

ORALE ANTISPASTISCH WIRKENDE MEDIKAMENTE

- Baclofen (z. B. Lioresal®)
- Tizanidin (z. B. Sirdalud®)
- Gabapentin (z. B. Neurontin®)
- Nabiximols (Sativex®)

Im Folgenden soll auf die genannten Medikamente kurz eingegangen werden. Einzelheiten sollten Sie allerdings mit Ihrem Neurologen besprechen oder auch im Beipackzettel nachlesen.

Baclofen (z. B. Lioresal®) wird nach wie vor am häufigsten eingesetzt. Es verringert die Häufigkeit von Muskelspasmen, außerdem die Spastik-bedingten Schmerzen und verbessert die Gelenkbeweglichkeit. Das Gehvermögen wird leider zumeist nicht nachhaltig positiv beeinflusst. Die Aufdosierung sollte langsam erfolgen, um Nebenwirkungen zu vermeiden. Man beginnt zumeist mit 2- bis 3-mal 5 mg täglich. Die für einzelne Patienten verträgliche und erforderliche Einzel- und Gesamtdosis ist sehr unterschiedlich. Die Tagesdosis beträgt zumeist zwischen 20 und 75 mg; 100 bis 120 mg sollten nicht überschritten werden. Relativ häufige Nebenwirkungen sind Müdigkeit, Schwindel und Übelkeit, deutlich seltener treten Probleme mit Konzentrationsfähigkeit, Gedächtnis und Aufmerksamkeit, Kopfschmerzen, epileptische Anfälle, Doppelbilder, Schwierigkeiten beim Sprechen oder eine Muskelschwäche auf, die Ihr Gehvermögen dann negativ beeinflussen kann.

Tizanidin (z. B. Sirdalud®) verringert ebenfalls die Spastik, führt – im Gegensatz zu Baclofen – aber zumeist nicht zur Zunahme einer vorbestehenden Muskelschwäche. Man beginnt die Behandlung mit einer Dosis von 2 mg, mit anschließend langsamer Steigerung je nach Wirkung und Verträglichkeit. Wie bei Baclofen sind auch bei Tizanidin ganz unterschiedliche Dosierungen möglich, zumeist zwischen 6 und 24 mg pro Tag. Die obere Grenze liegt bei 36 mg pro Tag. Tizanidin wird ebenfalls auf mehrere Einnahmezeitpunkte, über den Tag verteilt, verordnet. Häufigste unerwünschte Wirkungen sind Müdigkeit, Mundtrockenheit, Schwindel, niedriger Blutdruck; seltener sind Halluzinationen und vorübergehende Einschränkungen der Leberfunktion zu beobachten. Auch die Kombination mit anderen antispastisch wirkenden Medikamenten ist möglich.

Gabapentin (z. B. Neurontin®) ist ein Medikament, das eigentlich zur Verhinderung epileptischer Anfälle und zur Behandlung neuropathischer Schmerzen (= Nervenschmerzen) eingesetzt wird. Aus wissenschaftlichen Studien weiß man, dass es auch bei einschießender, schmerzhafter Spastik hilfreich ist. Die Behandlung beginnt zumeist mit 300 mg, vorzugsweise abends. Die Dosis wird dann langsam, je nach Wirkung, bis maximal 3600 mg pro Tag erhöht. Meist sind aber geringere Dosierungen, z. B. 1800 mg täglich, ausreichend. Gabapentin wird überwiegend gut vertragen, die häufigsten Nebenwirkungen sind Müdigkeit, Schwindel oder Übelkeit. Treten diese Nebenwirkungen auf, genügt zumeist eine Verringerung der Dosis bzw. ein etwas langsameres Aufdosieren. Ein Abbruch der Therapie ist in der Regel nicht

erforderlich. Manchmal können zusätzlich verordnete Antispastika unter Gabapentin-Therapie langsam reduziert werden.
Cannabis bzw. Cannabinoide zur Linderung der MS-bedingten Spastik sind seit einigen Jahren in Form eines Sprays zugelassen (Nabiximols, Handelsname Sativex®). Dieses enthält die beiden Cannabis-Wirkstoffe Tetrahydrocannabinol und Cannabidiol in exakt gleichen Mengen pro Sprühstoß. Es wird in den Mund gesprüht und dort über die Mundschleimhaut rasch aufgenommen. Es kann verordnet werden, wenn Ihre Spastik durch die bereits genannten antispastischen Medikamente nicht ausreichend zu beeinflussen ist. Sie können bis zu 12 Hübe (= Sprühstöße) im Abstand von mindestens 15 Minuten, über den Tag verteilt, nehmen. Fast immer ist jedoch eine geringere Zahl der Hübe ausreichend. Nabiximols führt zu einer Verringerung der Spastik bei nahezu jedem 2. Patienten, ist – andersherum ausgedrückt – damit aber auch nur bei jedem 2. Patienten wirksam. Ob es bei Ihnen wirksam ist, zeigt sich in den ersten 4 Wochen der Therapie. Geht die Spastik in diesem Zeitraum nicht zurück, kann Nabiximols wieder abgesetzt werden. Nabiximols ist unter allen antispastisch wirksamen Medikamenten das wissenschaftlich am besten untersuchte Cannabis-Medikament.
Es ist zumeist gut verträglich; häufigste Nebenwirkungen zu Beginn der Therapie sind Müdigkeit und Schwindel, die im Verlauf aber abklingen und durch ein sehr langsames Aufdosieren weitgehend vermieden werden können. Seltener können Angstzustände, Stimmungsschwankungen, paranoide Vorstellungen, noch seltener Desorientiertheit oder Halluzinationen auftreten. All diese Nebenwirkungen bilden sich nach dem Absetzen des Medikaments wieder zurück. Sehr selten klagen Patienten über Geschmacksstörungen oder Zungenschmerzen. Auch in diesem Fall sollten Sie Ihren Neurologen informieren.
Da es sich um ein zugelassenes Medikament handelt, werden die Kosten von Ihrer Krankenkasse übernommen. Nabiximols gehört zu den Betäubungsmitteln und wird Ihnen daher auf einem besonderen Rezept verordnet. Sie dürfen während einer Behandlung also kein Kraftfahrzeug führen und nicht an gefährlichen Maschinen arbeiten. Ihr Neurologe kann Ihnen das aber erlauben, wenn Sie das Medikament schon längere Zeit einnehmen, Sie die Dosis nicht erhöhen und er keine negativen Auswirkungen auf Ihre geistige Leistungs- und Reaktionsfähigkeit feststellt. Auf jeden Fall müssen zusätzliche Beruhigungsmittel oder Alkohol vermieden werden. Vorsichtshalber sollten Sie immer eine ärztliche Bescheinigung bei sich haben, aus der hervor geht, dass Sie dieses Medikament medizinisch benötigen. Die Gefahr, dass sich mit der Einnahme von Nabiximols eine Cannabis-Abhängigkeit entwickelt, ist nach den bisherigen Erfahrungen sehr gering. Nach dem Absetzen von Nabiximols sind keine Entzugssymptome zu erwarten.
Andere Cannabis-haltige Medikamente sind hinsichtlich ihrer Wirkung auf die Spastik wissenschaftlich kaum oder gar nicht untersucht. Das gilt noch mehr für die seit März 2017 verschreibungsfähigen Cannabisblüten, bei denen nicht einmal die Inhaltsstoffe und ihre Konzentrationen ausreichend standardisiert sind.
Kombinationen von Medikamenten:
Wenn ein einziges Medikament keine ausreichende Wirkung gegen die Spastik erbringt, wird Ihr Neurologe gegebenenfalls versuchen, dieses mit einem weiteren Medikament zu kombinieren. Das ist bei

allen hier genannten Medikamenten auch möglich. Wie bereits erwähnt, ist das Cannabinoid-Spray Nabiximols (Sativex®) speziell für diese Situation zugelassen.

ANTISPASTISCH WIRKENDE MEDIKAMENTE

- Baclofen und Tizanidin sind die am häufigsten eingesetzten Substanzen
- Gabapentin kann insbesondere bei der einschießenden und dabei oft schmerzhaften Spastik hilfreich sein.
- Wenn die genannten Medikamente keine ausreichende Wirkung entfalten, kann das Cannabinoid-Spray Nabiximols eingesetzt werden.

Fampridin (Fampyra®): An dieser Stelle soll auch Fampridin (Fampyra®) erwähnt werden, welches zwar nicht zur Behandlung von Spastik, aber zur Verbesserung der Gehfähigkeit von MS-Betroffenen eingesetzt wird. Dessen Wirksubstanz 4-Aminopyridin ist in der Behandlung der MS schon seit Langem bekannt und liegt bei Fampridin in einer retardierten Form vor, also mit längerer Wirkdauer. Es ist zur Verbesserung der Mobilität bei MS zugelassen und hat – etwa bei jedem 2. Patienten – positive Auswirkungen auf die Gehgeschwindigkeit, die Gangsicherheit und die Wegstrecke. Die Dosis liegt bei 2 Tabletten pro Tag. Ob das Medikament bei Ihnen wirkt, wird während einer zwei- bis dreiwöchigen Tabletteneinnahme klar. Verbessert sich vor allem die Gehgeschwindigkeit nicht, sollte Fampridin wieder abgesetzt werden. Als Nebenwirkungen können Schwindel, Kopfschmerzen oder Gleichgewichtsstörungen auftreten. Auch Müdigkeit oder deren Gegenteil, nämlich Schlafstörungen, sind möglich. Die gefährlichste, allerdings sehr seltene Nebenwirkung sind epileptische Anfälle. MS-Betroffene, die gleichzeitig an epileptischen Anfällen leiden, sollten Fampridin daher nicht einnehmen.

Weitere Behandlungsmöglichkeiten der Spastik

Gelegentlich ist die Spastik so ausgeprägt, dass weder Physiotherapie noch Tabletten die erhoffte Besserung bringen. Auch in diesen Fällen gibt es noch einige Behandlungsmöglichkeiten, die dann allerdings eingreifender sind. Dies gilt z. B. für die eng umschriebene (fokale) Spastik, die nur einen Arm oder ein Bein und dort auch nur wenige Muskeln betrifft. In diese Muskeln kann man ein Medikament, das Botulinumtoxin A, spritzen, das die Spastik dann deutlich verringert. Bei einer sehr ausgeprägten Spastik beider Beine besteht die Möglichkeit, das Baclofen (siehe oben) über einen dünnen Katheter direkt an das Rückenmark zu geben. In beiden Fällen kommt es jedoch bei zumeist guter Wirkung zu keinen den ganzen Körper betreffenden Nebenwirkungen, vor allem werden die funktionierenden Muskeln nicht geschwächt.
Ist die Spastik aber selbst mit diesen Maßnahmen nicht ausreichend zu überwinden – was allerdings sehr selten ist –, kann sogar einmal eine Operation erforderlich werden. Diese Möglichkeiten werden unten ausgeführt.

- Botulinumtoxin A
- intrathekales Baclofen
- intrathekales Triamcinolon-Acetonid (TCA)
- Operationen (Rhizotomien, Chordotomien/Chordektomien, Sehnen-Operationen)

Botulinumtoxin A wird seit vielen Jahren bei Erkrankungen eingesetzt, bei denen Verkrampfungen und Fehlfunktionen einzelner Muskeln eine wichtige Rolle spielen, z. B. beim kindlichen Schielen, beim Schiefhals, bei spastischen Schließmuskeln der Harnblase oder des Enddarms (siehe Kapitel 12 und 13). Mit Botulinumtoxin (z. B. Botox®, Dysport®, Xeomin®) hat man mittlerweile aber auch gute Erfahrungen bei der Behandlung der umschriebenen Spastik bei MS gemacht.
Insbesondere bei der Adduktorenspastik – also der Spastik großer Oberschenkelmuskeln („Adduktoren"), die die Beine einwärts ziehen – wurde Botulinumtoxin erfolgreich eingesetzt, ebenso bei einer Spastik von Unterschenkel- und Fußmuskeln sowie von Armmuskeln. Die Verringerung der Spastik gelingt umso besser, je höher die Behandlungsdosis gewählt wird. Gleichzeitig nimmt aber auch die Kraftentwicklung der behandelten Muskeln ab, sodass immer die individuell beste Dosis ermittelt werden muss. Durch Botulinumtoxin wird übrigens oft auch der begleitende Schmerz verringert.
Aufgrund der Wirkungsweise von Botulinumtoxin müssen die Injektionen etwa alle 8 bis 12 Wochen wiederholt werden. Die Behandlung selbst sollte von einem in dieser Therapie erfahrenen Neurologen vorgenommen werden, sie ist nahezu schmerzfrei und kann ambulant erfolgen. Die Wirkung setzt meist nach 3 bis 5 Tagen ein. Wichtig ist dann, die langsam lockerer werdenden Muskeln parallel dazu intensiv physiotherapeutisch zu behandeln.
Nebenwirkungen sind selten. Wenn die Dosis des Botulinumtoxins zu hoch gewählt wird, kann der Muskel zu schwach und damit weniger einsetzbar sein. Diese Schwäche ist aber zeitlich befristet, da die Wirkung des Medikamentes nach einigen Wochen wieder nachlässt. In außerordentlich seltenen Fällen können aufgrund der Wirkungsweise des Botulinumtoxins Störungen des vegetativen Nervensystems, z. B. verringerte Speichelproduktion („trockener Mund"), verringerte Tränenflüssigkeit (brennende Augen), Störungen der Blasen- oder Darmfunktion oder eine allgemeine Muskelschwäche auftreten. Selbstverständlich verschwinden auch diese Symptome im Verlauf einiger Wochen wieder.

BOTULINUMTOXIN

- wirksam bei der Behandlung einer ausgeprägten umschriebenen (fokalen) Spastik.
- Injektionen müssen regelmäßig wiederholt werden (ca. alle 3 Monate).
- die Therapie sollte nur von in der Methode erfahrenen Ärzten durchgeführt werden.

Intrathekales Baclofen: Mit einer intrathekalen Verabreichung kann man Medikamente direkt in den Liquorraum um das Rückenmark geben; diese können dann dort die gewünschte Wirkung entfalten. Baclofen ist – wie bereits beschrieben – eines der am häufigsten eingesetzten antispastischen Medikamente. Verabreicht man Baclofen in Rückenmarksnähe, ist seine Wirkung viel direkter im Vergleich zur Tablette, da es nicht erst über Magen, Darm und Blutkreislauf an seinen Wirkort gelangt. Damit sind auch viel niedrigere Medikamentenmengen möglich. Die intrathekale Behandlung mit Baclofen führt zu einer deutlichen Verringerung der Muskelspannung sowie der Häufigkeit spontaner, oft schmerzhafter Muskelkrämpfe. Sie ist

vor allem dann sinnvoll, wenn eine massive Spastik beider Beine besteht und damit das Sitzen oder sogar das Liegen im Bett beeinträchtigt wird.
Bei dieser Behandlungsmethode wird das Baclofen, welches in einer kleinen Pumpe gespeichert ist, von dort über einen dünnen Plastikkatheter direkt zum Rückenmark geleitet. Die Pumpe wird im Rahmen einer kleinen Operation von einem Neurochirurgen unter die Bauchhaut eingesetzt. In der gleichen Operation wird der Katheter von der Pumpe unter der Haut hindurch zum Rückenmark gelegt. Anschließend muss die individuell beste Dosierung ermittelt werden. Diese wird von außen eingestellt bzw. verändert. Die Pumpe kann, sobald das Baclofen verbraucht ist, wieder von außen – also durch die Bauchhaut – gefüllt werden. Die Batterie der Pumpe hat eine Lebensdauer von mehreren Jahren und wird, sobald ihre elektrische Energie verbraucht ist, von einem Neurochirurgen ausgetauscht.
Die Therapie mit der Baclofen-Pumpe kann zu einigen Komplikationen führen. Hierzu gehören wie bei der Einnahme von Baclofen-Tabletten vor allem Müdigkeit, Schwindel, Übelkeit oder Kopfschmerzen. Auch sind Komplikationen vonseiten des Pumpsystems, z. B. eine Liquorleckage, Lageänderungen oder Abknicken des Katheters sowie Infektionen zu bedenken. Diese Komplikationen sind allerdings relativ selten und erfordern in aller Regel keinen Therapieabbruch. Es ist aber auf jeden Fall erforderlich, dass diese Therapie von einem erfahrenen Neurologen oder Neurochirurgen überwacht wird.

INTRATHEKALES BACLOFEN

- Erreichen hoher Wirkspiegel am Rückenmark.
- insbesondere bei sehr ausgeprägter Paraspastik der Beine, gegebenenfalls bei partiell erhaltener Muskelkraft in den Beinen, häufig einschießender (schmerzhafter) Spastik.
- die Überprüfung der Wirksamkeit durch Injektion einer zunächst einmaligen Dosis mit anschließender Dosisfindung muss stationär erfolgen.
- Nebenwirkungen durch Baclofen sowie Komplikationen seitens der Pumpe sind möglich, regelmäßige Überwachung ist daher erforderlich.

Intrathekale Gabe von Triamcinolon-Acetonid (TCA) Kristallsuspension:
Bei Triamcinolon handelt es sich um ein spezielles Kortison, welches mittels einer Lumbalpunktion in den Rückenmarkraum gespritzt wird. Diese Behandlung kann dann sinnvoll sein, wenn Gehfähigkeit bzw. Gehstrecke durch die Spastik immer weiter beeinträchtigt werden.
Diese Therapie wird nicht überall durchgeführt und es gibt hierzu wenige wissenschaftliche Untersuchungen. Ihr Stellenwert ist daher umstritten. Viele Patienten berichten nach dieser Behandlung jedoch von einer deutlichen Besserung ihrer Mobilität, die dann in der Regel einige Wochen oder Monate anhält. Die Häufigkeit der Injektionen und selbst die jeweils eingebrachte Menge des Triamcinolons sind bislang nicht einheitlich geregelt. Ein verbreitetes Behandlungsschema ist, dass in 3-tägigen Abständen jeweils 6 TCA-

Injektionen à 40 mg appliziert werden. Wesentliche Nebenwirkungen sind nicht zu befürchten.
Chirurgische Behandlungsmöglichkeiten, Operationen: Dass mit allen bisher genannten Behandlungen keine zufriedenstellende Verringerung einer Spastik eintritt, ist außerordentlich selten. In einer solchen Situation kann eventuell noch der Neurochirurg mithilfe spezieller Operationstechniken eine Besserung erzielen. Bei diesen Operationen handelt es sich um Verfahren, bei denen Nerven, die an den sogenannten Hinterwurzeln in das Rückenmark eintreten, dort durchtrennt werden und damit bestimmte Impulse – u. a. auch Schmerzen – von einem spastischen Arm oder spastischen Bein nicht mehr ins Rückenmark und anschließend ins Gehirn weiterleiten können. Diese Operationen sind in aller Regel sehr wirksam, führen allerdings auch zu bleibenden Nervenschädigungen und können nicht rückgängig gemacht werden. Daher sollten sie erst dann erwogen werden, wenn sämtliche konservativen Maßnahmen ausgeschöpft sind.
Bei einer therapieresistenten umschriebenen Spastik kann dann, wenn vorzugsweise nur ein Muskel von der Spastik betroffen ist, eine Neurotomie, also die Durchtrennung des diesen Muskel versorgenden Nervs, eine Linderung der Spastik bewirken. Bestehen ausgeprägte Spastik-bedingte Muskelkontrakturen, ist gegebenenfalls auch eine operative Verlängerung zugehöriger Sehnen möglich.

Alternative/komplementäre Therapien

Die Alternativmedizin bietet nur wenige und in ihrer Wirkung wissenschaftlich nicht gesicherte Behandlungsmaßnahmen. Lediglich die Fußreflexzonenmassage und mit Einschränkungen die Elektroakupunktur scheinen sich positiv auf eine bestehende Spastik auszuwirken. Mit der Feldenkrais-Methode, deren Inhalt unter anderem das Erlernen anderer Bewegungsgewohnheiten ist („Bewegung durch Bewusstsein"), sollen die Teilnehmer in die Lage versetzt werden, ihren erhöhten Muskeltonus besser zu steuern und dadurch eine bestehende Spastik zu dämpfen. Die Wirksamkeit dieser Methode konnte wissenschaftlich bisher jedoch ebenfalls nicht bestätigt werden.

ALLES WICHTIGE AUF EINEN BLICK

- Die Behandlung der Spastik beginnt mit der Vermeidung Spastik auslösender Situationen. Wichtigste Maßnahme danach ist die intensive und regelmäßige Physiotherapie. Ist diese jedoch nicht ausreichend wirksam, ist eine medikamentöse Therapie erforderlich, für die mehrere Medikamente in Form von Tabletten oder als Mundspray zur Verfügung stehen, vor allem Baclofen, Tizanidin, Gabapentin und Nabiximols.
- In speziellen Situationen können außerdem Botulinumtoxin direkt in die spastischen Muskeln gespritzt oder Baclofen von einer Pumpe über einen Plastikkatheter direkt zum Rückenmark gebracht werden.
- Chirurgische Maßnahmen sind möglich, sollten aber nur nach Ausschöpfen aller anderen Therapiemöglichkeiten erwogen werden.

KAPITEL 3

Ataktische Bewegungsstörungen und Tremor (Holger Albrecht)

Was sind „ataktische Bewegungsstörungen" und „Tremor"?

Ataxie ist das Fehlen eines geordneten Zusammenspiels von Muskeln bzw. Muskelgruppen. Arm- und/oder Beinbewegungen können nicht exakt koordiniert werden. Ataktische Bewegungsstörungen kommen vor allem an den Extremitäten vor, können aber auch den Rumpf betreffen. Bewegungen, die früher problemlos möglich waren, können dadurch oft nur noch mit Schwierigkeiten oder gar nicht mehr ausgeführt werden. Tremor bedeutet Zittern eines Körperteils oder des gesamten Körpers.

Wie äußern sich ataktische Bewegungsstörungen und Tremor?

So ist z. B. das zielgenaue Erfassen einer Tasse oder eines Glases mit der Hand unsicher, man greift daneben, wirft eventuell das Glas sogar um. Auch das Führen des Glases zum Mund ist problematisch, man verschüttet nicht selten einen Teil des Inhalts. Insgesamt sind feinmotorische und zielgerichtete Bewegungen, die man im Tagesverlauf benötigt, sehr eingeschränkt. Die Ataxie ist hinderlich beim Waschen, Zähneputzen, Kämmen, Ankleiden, bei den Mahlzeiten, bei Hausarbeiten oder im Beruf.

Abb. [17] Ataxie

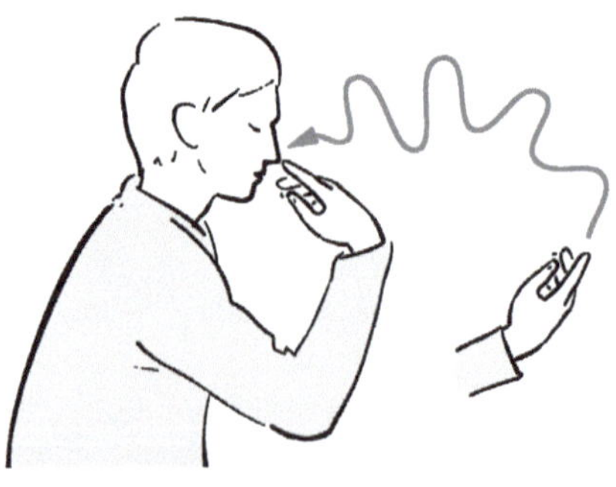

Sind die Beine betroffen, werden Gehen und Stehen unsicher, man stolpert leichter. Der Gang wird breitbasiger („Seemannsgang"), um einen Sturz zu vermeiden.
Die Geschwindigkeit beim Gehen wird unwillkürlich erhöht, um die Wirkung der Gangunsicherheit zu verringern. Für andere erweckt man nicht selten sogar den Eindruck, betrunken zu sein. Eine Ataxie der Beine kommt oft in Verbindung mit einer Spastik vor, wodurch das Gehen zusätzlich beeinträchtigt ist. Die Muskelkraft wird durch eine Ataxie allerdings nicht vermindert. Ist vor allem der Rumpf von der Ataxie betroffen, kann neben dem Stehen und Gehen auch das Sitzen unsicherer werden. Eine Stand- und Gangataxie entwickelt sich auch bei gestörter (Tiefen-)Sensibilität in Armen und Beinen dadurch, dass das Gefühl für die Stellung der Extremitäten und des Rumpfs im Raum, das Lageempfinden, verringert ist oder fehlt. Mittels visueller Kontrolle, also durch das Verfolgen der Bewegungen mit den Augen, kann man diese Sensibilitätsstörungen aber zumindest teilweise ausgleichen. Dazu ist allerdings eine erhebliche Konzentration erforderlich.

Man sollte sich also in solchen Situationen nicht ablenken lassen und auch möglichst ausgeruht sein, da Ablenkung und Ermüdung die Konzentrationsfähigkeit verringern. Die visuelle Kontrolle wird außerdem durch eine eingeschränkte Sehkraft, durch Doppelbilder oder eine dunkle Umgebung gestört. Daher sollten Sie also immer für genügend Licht sorgen, z.B. beim nächtlichen Gang zur Toilette.
Der Tremor ist durch ein meist gleichförmiges Zittern, manchmal auch „Wackeln" des Kopfes oder Rumpfes (sogenannte Titubationen) gekennzeichnet, welches bei Ruhe und Entspannung eher gering ausgeprägt ist, bei Anspannung, Nervosität, Angst oder Schmerzen jedoch an Stärke zunimmt. Das Zittern betrifft bei Menschen mit MS in der Regel den Kopf und/oder die Arme.
Wie stark ataktische Symptome und der Tremor ausgeprägt sind, hängt oft von der aktuellen Verfassung – der körperlichen wie auch der seelischen – ab. Schon die Angst, von anderen beobachtet zu werden, führt oft zu innerer Anspannung und damit zu einer Verstärkung des Symptoms. Hat man einmal solch unangenehme Erfahrungen gemacht, vermeidet man diese dadurch, dass man sich zurückzieht und abkapselt. Das aber sollten Sie unbedingt vermeiden.

Lassen sich die Symptome kontrollieren?

Die ataktischen Bewegungsstörungen sind in der Regel schwer zu kontrollieren. Umso mehr versucht man, sie durch andere Bewegungsmuster zu verringern, also zu kompensieren. Viele Betroffene entwickeln dann Körperhaltungen, die zu einer Verkrampfung von Muskeln führen. Sie pressen z.B. den Oberarm an den Brustkorb, wenn sie ein Glas aufnehmen wollen, und beugen dann den Kopf so weit wie möglich nach unten, um diese Fixierung des Arms aufrechtzuerhalten. Diese eigentlich wirksame Kompensation führt aber zu einer zunehmenden Verspannung vieler anderer Muskeln des Arms, der Schulter und des Nackens, die wiederum für andere Bewegungsabläufe ungünstig ist.

Wie häufig sind diese Symptome?

Ataktische Bewegungsstörungen sind nicht selten. Sie können sogar bereits als Erstsymptom einer MS auftreten und werden im Verlauf der Erkrankung immer häufiger. Insbesondere ein Tremor muss aber nicht in jedem Fall durch eine MS bedingt sein. Auch eine Überfunktion der Schilddrüse oder einige Medikamente können einen Tremor auslösen oder verstärken. Dies sollten Sie mit Ihrem Neurologen besprechen.

FOLGEN ATAKTISCHER BEWEGUNGSSTÖRUNGEN

- eingeschränkte Mobilität durch Gefährdung bzw. Verlust der Fähigkeit, frei und sicher zu gehen
- Gefährdung der Selbstständigkeit bei alltäglichen Verrichtungen wie Körperpflege, Ankleiden, Essen, Trinken
- Kompensationsmechanismen mit der Gefahr, einige Muskeln (z. B. des Arms) zu stark zu fixieren und damit die Gebrauchsfähigkeit weiter einzuschränken
- Unsicherheit und Depression, die durch falsche Reaktionen anderer noch verstärkt werden können
- eingeschränkte Lebensqualität

Therapieziele

- Besserung bzw. Erhalt der Selbstständigkeit bei den Aktivitäten des täglichen Lebens und möglichst auch im Beruf
- Erhalt der Gehfähigkeit

Behandlung

Basis der Behandlung ist eine spezifische Physio- und Ergotherapie, die am besten in Kombination eingesetzt werden sollten. Reicht eine solche Therapie nicht aus, kann zumindest zur Behandlung des Tremors auch eine medikamentöse Therapie ergänzt werden. Die Wirksamkeit der eingesetzten Medikamente ist allerdings ebenfalls begrenzt. Vor allem bei sehr ausgeprägtem und behinderndem Tremor kommt zusätzlich eine Operation in Betracht, bei der eine Stimulationssonde direkt an einen bestimmten Teil des Gehirns gelegt wird und dort durch sehr geringe elektrische Ströme zu einer deutlichen Unterdrückung des Tremors beiträgt.

Physio- und Ergotherapie

Ziel von Physiotherapie und Ergotherapie ist es, kompensatorische Muskelanspannungen – den zumeist erhöhten Muskeltonus der Arme, der Beine und zum Teil des Rumpfes – zu verringern sowie Stütz- und Zielbewegungen und die Tiefensensibilität zu verbessern. Wenn die Rumpfmuskulatur keinen erhöhten, sondern vielmehr einen verminderten Tonus aufweist, ist die Behandlung erschwert.
Gut geeignet sind hier beispielsweise Übungen mit einem Pezziball (Abb. 18). Auch das Einüben von Bewegungen, die die ataktischen Störungen hemmen, ist wichtig, vor allem im Bereich der Arme. Bei diesem Training werden alltägliche Bewegungen in kleine Teile „zerlegt“ und diese dann einzeln geübt, z. B. das Führen einer Tasse zum Mund.

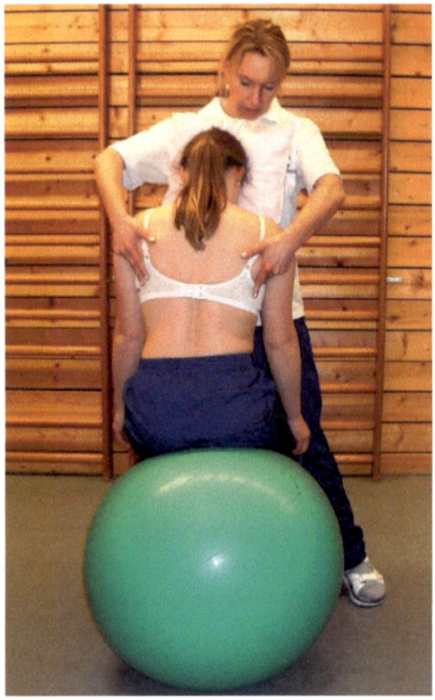

Abb. [18] Patientin, die Übungen auf einem Pezziball macht

Bei der Stand- und Gangataxie führen die kompensatorischen Muskelverspannungen zu einer aktiven Versteifung der Beinmuskeln, oft verbunden mit Zehenkrallen, sodass die statischen Balancereaktionen eingeschränkt sind. Wie bereits bei der Behandlung der Arme ist auch hier eine Senkung des Muskeltonus und die Kräftigung der Rumpfmuskeln im Rahmen der Physiotherapie von großer Bedeutung. Physiotherapeuten und Ergotherapeuten wenden bei der Behandlung verschiedene Methoden an, z. B. die Bobath-Technik, die propriozeptive neuromuskuläre Fazilitation (PNF) und andere. Ergänzend sollten Sie eine Entspannungstechnik wie das

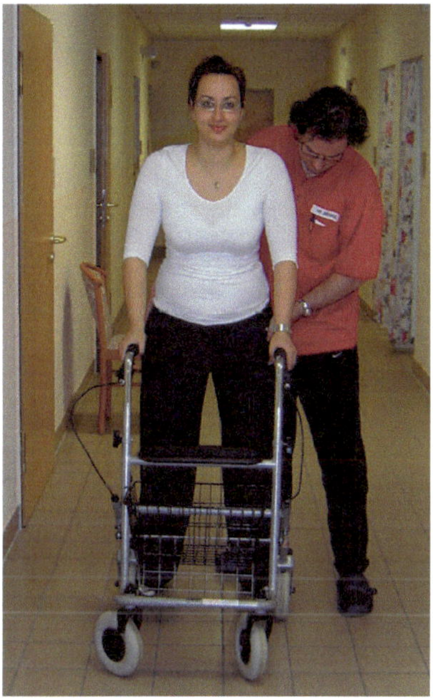

Abb. [19] Rollator

autogene Training oder die progressive Muskelrelaxation nach Jacobson erlernen.

Einsatz von Hilfsmitteln

Von großer Bedeutung ist oft der Einsatz von Hilfsmitteln. Hierzu gehören Bestecke mit verdicktem Griff, Einhänder-Brettchen usw. Gehhilfen wie z. B. ein Rollator (Abb. 19) verbessern die Gangsicherheit und können damit die Gehstrecke verlängern.
Da auch Gefühlsstörungen wie ein Taubheitsgefühl an Armen oder Beinen die ataktischen Bewegungsstörungen verstärken können (s.o.), wird die Oberflächensensibilität durch Stimulation mit verschiedenen Stoffen oder Materialien und die Tiefensensibilität durch Übungen zur Verbesserung der Wahrnehmung von Bewegungen trainiert.

Bei diesen Behandlungen müssen Sie konzentriert mitarbeiten, da es sich meist um sehr komplexe Übungen handelt, die zudem ja noch in den Alltag umgesetzt werden müssen.
Die Anwendung von Kühlung (Eis) kann hilfreich sein und ist einfach durchzuführen. Hierbei wird lediglich der betroffene Arm für ca. 1 Minute in ein Eisbad getaucht. Die Zielgenauigkeit von Bewegungen kann durch diese Maßnahme für bis zu 45 Minuten oder sogar länger verbessert werden. Dieser Effekt kann z. B. zum Einnehmen einer Mahlzeit, Schreiben eines Briefes, Arbeiten am Computer oder auch beim Selbstkatheterismus genutzt werden.
Das Tragen von Gewichtsmanschetten an den Unterarmen wurde zumeist früher empfohlen, um damit die Bewegungsausschläge der Arme zu verringern. Dieses Vorgehen fördert aber die Tonuserhöhung bzw. Fixierung der Muskeln, sodass wir eher davon abraten. Zudem sind im Behandlungsverlauf auch immer größere Gewichte erforderlich, um den gewünschten Effekt zu erzielen.

Medikamentöse Behandlung

Die medikamentöse Behandlung der ataktischen Bewegungsstörungen ist meist nicht sehr erfolgreich. Mit den Beta-Blockern und den Antikonvulsiva stehen zwar einige Substanzen zur Verfügung. Ihre Wirkung tritt jedoch oft erst bei höheren Dosierungen ein, die dann zu unangenehmen Nebenwirkungen führen und daher ungern eingenommen werden. Auch kann praktisch nur der Tremor gebessert werden, nicht aber andere Bewegungsstörungen.
Aus der Gruppe der Beta-Blocker, also Medikamenten, die üblicherweise zur Senkung eines erhöhten Blutdrucks verwendet werden, wird Propranolol am häufigsten

eingesetzt. Unerwünschte Nebenwirkungen können ein verlangsamter Puls, eine (geringe) Blutdrucksenkung, Müdigkeit und gelegentlich auch eine Depression sein. Bei den Antikonvulsiva, die zur Behandlung von Epilepsien entwickelt wurden, werden vor allem Carbamazepin und Primidon verwendet, in den letzten Jahren auch Gabapentin oder Topiramat. Überzeugende Belege für ihre Wirksamkeit bei MS-bedingtem Tremor fehlen jedoch weiterhin. Auch die Verträglichkeit ist nicht immer gut, da in der erforderlichen Dosierung zumindest bei Carbamazepin und Primidon vor allem mit Müdigkeit und Übelkeit gerechnet werden muss.

Operative Behandlungsmöglichkeiten

Wie Sie sicherlich wissen, kommt auch bei Menschen mit der Parkinson-Krankheit häufig ein erheblicher Tremor vor. Dieses Zittern beeinträchtigt die Betroffenen oftmals sehr stark und die Behandlung mit Medikamenten ist nicht immer erfolgreich. Deshalb wird in einem solchen Fall eine Operation durchgeführt, bei der eine sehr dünne Sonde an eine genau definierte Stelle im Gehirn vorgeschoben wird. Gleich-

ALLES WICHTIGE AUF EINEN BLICK

- Ataktische Bewegungsstörungen und Tremor sind oftmals sehr behindernde Symptome, die die Selbstständigkeit von Menschen mit MS erheblich einschränken können.
- Erste und wichtigste Therapien sind Physio- und Ergotherapie, oftmals verbunden mit Kälteanwendungen (Eisbad).
- Medikamente sind zumeist in nur geringem Maße (und dann ausschließlich gegen den Tremor!) wirksam und sollten nur dann versucht werden, wenn Physio- und Ergotherapie keinen ausreichenden Effekt bieten.
- Bei sehr ausgeprägtem und behinderndem Tremor, wenn also die Selbstständigkeit im Alltag bedroht oder trotz intensiver funktioneller Therapie eingeschränkt ist, besteht die zusätzliche Möglichkeit einer operativen Behandlung, die allerdings nur in enger Zusammenarbeit mit Spezialisten eine gute Wirkung verspricht.

zeitig wird ein kleiner „Hirnschrittmacher" (so groß wie ein Herzschrittmacher) unter der Haut unterhalb des Schlüsselbeins eingesetzt und mit der Sonde verbunden. Von diesem Schrittmacher aus kann über die Sonde ein sehr schwacher elektrischer Strom verabreicht werden, der das Zittern schlagartig verringert oder gar beendet. Diese Wirkung hält so lange an, wie der Schrittmacher eingeschaltet ist. Die Operation hört sich zunächst sehr gewagt an, sie ist aber sehr wirkungsvoll und wurde bei Parkinson-Patienten weltweit bereits viele zehntausend Male durchgeführt. Sie sollte jedoch nur von ausgewiesenen Spezialisten eingesetzt werden.
Auch wenn der Tremor bei der Multiplen Sklerose nicht die gleiche Ursache hat, wurde diese Operation in abgewandelter Form auch bei MS-Betroffenen schon viele Male durchgeführt. Die Erfolge sind allerdings nicht ganz so gut wie bei der Parkinson-Krankheit, wohl aufgrund der Tatsache, dass bei der MS oft verschiedene Arten von Tremor gleichzeitig vorliegen. Die Sonde wird in diesem Fall in ein umschriebenes Gebiet des Thalamus, eines wichtigen Kerngebietes des Gehirns, platziert. Nebenwirkungen oder Komplikationen durch die Operation, z. B. kleine Einblutungen im Bereich der Sonde oder eine Infektion, sind selten. Der Tremor aber kann bei den meisten Betroffenen deutlich verringert werden, sodass auch feinere und gezieltere Bewegungen wieder möglich werden oder auch die Eigenständigkeit im Alltag wieder zunimmt. Sollte die Wirkung der Stimulation nach längerer Zeit nachlassen, ist es möglich, die Einstellung des Schrittmachers mithilfe eines speziellen Gerätes von außen, d. h. ohne erneute Operation, zu verändern und damit die Wirkung der Sonde wieder zu erhöhen.
Die Operation sollte allerdings erst dann durchgeführt werden, wenn der Tremor schon einige Monate in gleichbleibender Stärke vorhanden ist und der betroffene Arm keine wesentliche Muskelschwäche aufweist. Somit erscheint dieses operative Verfahren nur für einen Teil der MS-Betroffenen mit ataktischen Bewegungsstörungen und nur nach Versagen der anderen Therapieverfahren sinnvoll.

KAPITEL 4

Fatigue (Peter Flachenecker)

Was bedeutet „Fatigue"?

Neben den offensichtlichen Symptomen der MS wie Lähmungen oder Gleichgewichtsstörungen gibt es bei der MS auch Beschwerden, die auf den ersten Blick nicht sichtbar, für die Betroffenen aber dennoch von erheblicher Bedeutung sind. Dazu gehört – neben den in den folgenden Kapiteln beschriebenen kognitiven Einschränkungen, der Depression und den neuropsychiatrischen Symptomen – vor allem das „Fatigue-Syndrom". Mit diesem Begriff wird ein Symptomkomplex beschrieben, der am ehesten mit „abnormer Ermüdbarkeit" oder „erhöhter Erschöpfbarkeit" übersetzt werden kann und mittlerweile zunehmende Beachtung findet. Da in unserer schnelllebigen, oftmals von hohem Arbeitstempo bestimmten Zeit viele Menschen über Müdigkeit oder Erschöpfung klagen, auch ohne dass eine Erkrankung zugrunde liegt, erscheint die Abgrenzung der MS-bedingten „Fatigue" zur „normalen Müdigkeit" auf den ersten Blick schwierig.

Abb. [20] Fatigue bei MS.

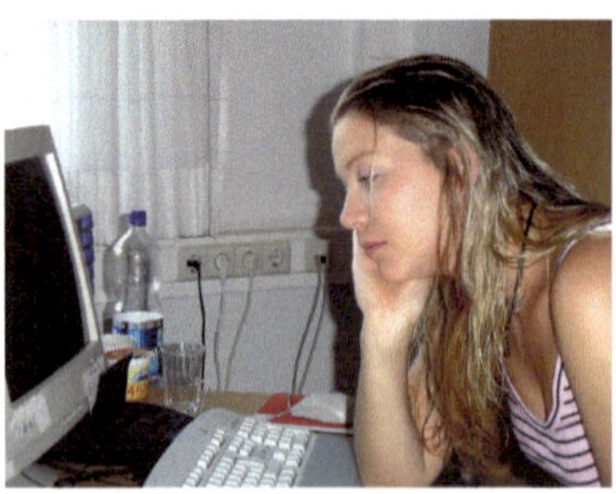

Bei genauerer Betrachtung aber unterscheidet sich die Fatigue bei der MS doch deutlich von der Müdigkeit, die gesunde Menschen angeben und die die MS-Betroffenen selbst vor Ausbruch der Erkrankung erlebt haben. Die Betroffenen geben eine zunehmende Schwäche und Mattigkeit an, die belastungsabhängig ist oder im Tagesverlauf stärker wird. Sie beklagen einen Antriebs- und Energiemangel sowie ein dauerhaft vorhandenes Müdigkeitsgefühl, das sich sowohl auf die geistige als auch die körperliche Leistungsfähigkeit auswirken kann. Häufig kommt es zu einer Verschlechterung bei erhöhter Umgebungs- oder Körpertemperatur, die durch Wärme, Fieber oder körperliche Anstrengung bedingt sein kann („Uhthoff-Phänomen").
Viele Patienten leiden täglich oder nahezu täglich unter Fatigue. Damit ist gemeint, dass die Fatigue üblicherweise sechs Stunden und mehr am Tag vorhanden ist und gegen Abend stärker wird. Nicht selten werden dadurch sowohl die Lebensqualität als auch die Arbeits- und Erwerbsfähigkeit so stark beeinträchtigt, dass eine vorzeitige Berentung nötig wird und die Betroffenen sich immer mehr von sozialen Aktivitäten zurückziehen.

Fallbeispiel

Der heute 32-jährige Herr W. bemerkte die ersten Symptome seiner MS vor sechs Jahren, als eine Halbseitenschwäche links und eine Sehnerventzündung aufgetreten waren. Diese bildeten sich in der Folge komplett zurück. Im Verlauf war es zu zwei weiteren Schüben mit milden Symptomen und jeweils kompletter

Rückbildung gekommen. Momentan ist die Erkrankung stabil, die Gehstrecke unbeschränkt und die geistige Leistungsfähigkeit nicht beeinträchtigt. Auch die sonst bei der MS häufig vorkommenden Blasenstörungen sind nicht vorhanden, die Stimmungslage ist optimistisch und ausgeglichen. Allerdings leidet Herr W. seit Krankheitsbeginn an einer außergewöhnlich starken Müdigkeit, die er in dieser Form bisher nicht kannte und für die er lange Zeit keine Erklärung hatte. Erst sein MS-Spezialist wies ihn darauf hin, dass die „Fatigue" (so hat der Experte diese Müdigkeit genannt) ein typisches Symptom der MS ist. Diese „Fatigue" ist bereits am Morgen vorhanden, sodass Herr W. – sofern möglich – bereits nach dem Frühstück das Bedürfnis hat, sich hinzulegen und auszuruhen. Im Tagesverlauf wird die Müdigkeit immer stärker, weshalb er immer häufigere Ruhepausen benötigt, ohne sich dadurch wesentlich zu erholen. Seine berufliche Tätigkeit als Bürokaufmann fällt Herrn W. immer schwerer, trotz häufiger Pausen kann er sich kaum noch acht Stunden lang konzentrieren. Die Freizeitaktivitäten mit der Familie hat er immer mehr eingeschränkt, da er am Abend müde und abgespannt nach Hause kommt und er sich auch am Wochenende müdigkeitsbedingt kaum noch zu irgendetwas aufraffen kann. Obwohl er seinen Beruf gerne ausübt und andere funktionelle Einschränkungen nicht vorhanden sind, denkt Herr W. nun verstärkt darüber nach, nur noch halbtags zu arbeiten und zumindest eine Teilzeitrente zu beantragen. Nach seinen stärksten Einschränkungen durch die MS befragt, gibt er an, dass das die Müdigkeit sei und dass dieses Symptom seine Lebensqualität erheblich einschränke.

Wie häufig ist Fatigue?

In mehr oder weniger starker Ausprägung kommt die Fatigue bei bis zu 90 % der MS-Betroffenen vor. Damit gehört dieser Beschwerdekomplex zu den häufigsten behindernden Symptomen der MS, häufiger noch als die Symptome, die für gewöhnlich mit der MS in Verbindung gebracht werden, wie Lähmungen, Gleichgewichts- oder Gefühlsstörungen. Bei etwa einem Viertel aller Patienten ist Fatigue das Symptom, das sie am meisten beeinträchtigt. Nicht selten tritt die Fatigue bereits frühzeitig im Verlauf der MS auf und stellt ein Hauptsymptom dieser Erkrankung dar, auch ohne dass schwerwiegende körperliche Einschränkungen vorliegen.

Wie wird die Fatigue diagnostiziert und gemessen?

Die Fatigue kann zwar im ärztlichen Gespräch erfasst werden, in der Praxis ergeben sich aber immer wieder Schwierigkeiten bei der Abgrenzung zur normalen Müdigkeit. Oftmals ist es hilfreich, die Definition einer amerikanischen Forschergruppe zugrunde zu legen, die „einen subjektiv erlebten Antriebs- und Energiemangel mit Beeinträchtigung der üblichen oder erwünschten Aktivitäten im täglichen Leben" beschreibt. Detailliertere und möglicherweise zuverlässigere Ergebnisse erhält man durch die Verwendung standardisierter Fragebögen wie die „Fatigue Severity Scale (FSS)", die „Modified Fatigue Impact Scale (MFIS)", die „Fatigue Skala für Motorik und Kognition (FSMC)" oder das von uns entwickelte „Würzburger Erschöpfungsinventar bei MS (WEIMuS)", das sowohl die körperliche als auch die kognitive Erschöpfbarkeit berücksichtigt. Der Fragebogen enthält verhältnismäßig wenige Fragen, ist damit schnell auszufüllen und kann zuverlässig die beiden wesentlichen Aspekte der Fatigue erfassen.

TABELLE 4. WEIMUS-SKALA ZUR ERFASSUNG DES FATIGUE-SYNDROMS.

Während der letzten 14 Tage ...

gehörte die Erschöpfung zu den drei mich am meisten behindernden Beschwerden
war ich aufgrund meiner Erschöpfung nicht in der Lage, klar zu denken
hatte ich aufgrund meiner Erschöpfung Schwierigkeiten, meine Gedanken zu Hause oder bei der Arbeit zusammenzuhalten
behinderte die Erschöpfung körperliche Betätigung
hatte ich aufgrund meiner Erschöpfung Schwierigkeiten, mich zu konzentrieren
führte körperliche Betätigung zu vermehrter Erschöpfung
war ich aufgrund meiner Erschöpfung vergesslich
hinderte mich die Erschöpfung bei der Ausführung bestimmter Aufgaben und Pflichten
hatte ich aufgrund meiner Erschöpfung Schwierigkeiten, Sachen zu beenden, bei denen ich mich konzentrieren musste
war ich aufgrund meiner Erschöpfung wenig motiviert, Sachen zu tun, bei denen ich mich konzentrieren musste
hatte die Erschöpfung Einfluss auf meine Arbeit oder meine Familie oder mein soziales Leben
verursachte die Erschöpfung häufig Probleme für mich
war ich aufgrund meiner Erschöpfung weniger aufmerksam
war aufgrund meiner Erschöpfung mein Denken verlangsamt
hatte ich aufgrund meiner Erschöpfung Schwierigkeiten, über längere Zeit Dinge zu verfolgen
beeinflusste die Erschöpfung meine körperliche Belastbarkeit
war ich schnell erschöpft

Jede Aussage wird auf einer Skala von „0" (nie) bis „4" (fast immer) bewertet.

Neben diesen subjektiven, auf der Beurteilung durch die Betroffenen selbst beruhenden Messmethoden stehen auch objektive Verfahren zur Verfügung, die das mangelnde Durchhaltevermögen im körperlichen (z. B. bei einer anhaltenden Muskelarbeit) oder im geistigen Bereich (z. B. mit neuropsychologischen Testverfahren wie solchen zur Aufmerksamkeit) untersuchen (Abb. 21 und 22). Insbesondere die Aufmerksamkeitstestung hat sich in der letzten Zeit anhand mehrerer Untersuchungen als sehr geeignet erwiesen, die Fatigue-Symptomatik zu objektivieren, und ist mittlerweile eine etablierte Methode, um das Vorliegen und das Ausmaß der Fatigue nachzuweisen.

Welches sind die Ursachen der Fatigue?

Trotz der enormen Bedeutung für den einzelnen Patienten sind die Ursachen der Fatigue nur unzureichend geklärt.

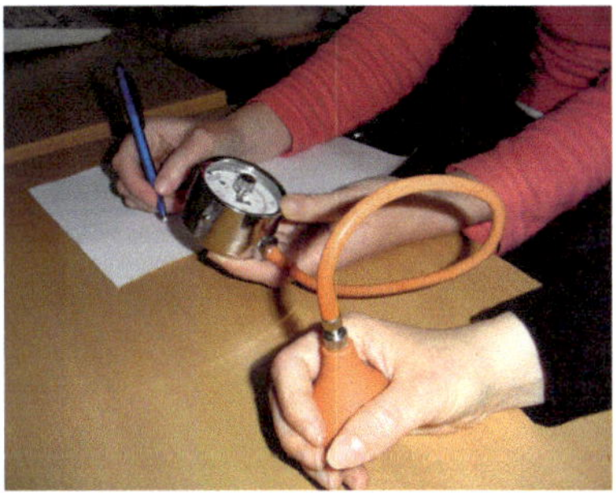

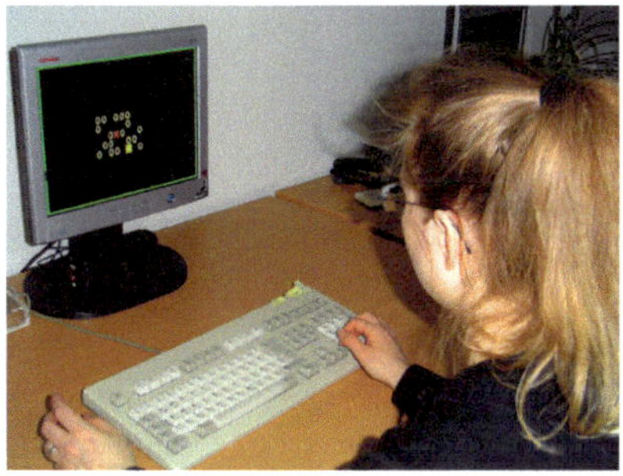

Abb. [21–22] Objektive Untersuchungsmethoden der Fatigue.

Ein Zusammenhang zwischen erhöhter Ermüdbarkeit und Behinderungsgrad, Krankheitsdauer oder Verlaufstyp der MS ließ sich nicht herstellen. Die Fatigue kann also auch bei körperlich weniger stark Betroffenen auftreten, sogar bei Patienten ohne jegliche körperliche Einschränkung. Sie kann frühzeitig im Krankheitsverlauf, manchmal sogar schon vor dem Einsetzen der ersten körperlichen Symptome vorhanden sein. Neben dem Fatigue-Syndrom im engeren Sinn gibt es selbstverständlich eine ganze Reihe anderer Zustände, die ebenfalls mit einer erhöhten Müdigkeit einhergehen können. Hier sind in erster Linie Nebenwirkungen von Medikamenten (Antispastika, blutdrucksenkende Medikamente wie vor allem Beta-Blocker und die sogenannten „klassischen" Antidepressiva wie Amitryptilin, ebenso auch Benzodiazepine) zu nennen. Auch ein gestörter Nachtschlaf durch einschießende Spasmen, gehäuften Harndrang, periodische Beinbewegungen und ein Schlaf-Apnoe-Syndrom kann zu erhöhter Tagesmüdigkeit führen.

Verschiedene Theorien sind zur Entstehung des Fatigue-Syndroms im engeren Sinn (sog. „primäre Fatigue") erwogen worden, z. B. eine Beeinträchtigung von Muskelfunktionen oder der neuromuskulären Übertragung ähnlich der Myasthenie, eine verlangsamte bzw. unterbrochene Erregungsleitung in teilweise entmarkten (demyelinisierten) Leitungsbahnen, eine lokale Schädigung in aktivierenden Zentren des Hirnstammes, die zu Störungen im Schlaf-Wach-Rhythmus und damit zu vermehrter Müdigkeit führen soll, ein verminderter Energiestoffwechsel in dem Bereich des Frontalhirns, der für Planung und Koordination zuständig ist, oder eine Funktionsstörung im Gehirn (genauer: in den Basalganglien) und dem dortigen Dopaminstoffwechsel, der u. a. für Belohnung und Motivation zuständig ist. Immer wieder wird diskutiert, ob die Fatigue nicht Ausdruck einer Depression ist. Wenngleich einige der Symptome der Fatigue auch bei einer Depression vorkommen können, bestehen doch deutliche Unterschiede zwischen beiden Beschwerdebildern, sodass es sich bei der Fatigue um einen eigenständigen Symptomkomplex handelt.

Da vegetative Störungen („Kreislaufschwäche") häufig bei der MS vorkommen und diese auch mit Müdigkeit vergesellschaftet sind, wurde der Zusammenhang zwischen autonomer (vegetativer) Funktionsstörung und Fatigue untersucht. Dabei fanden sich

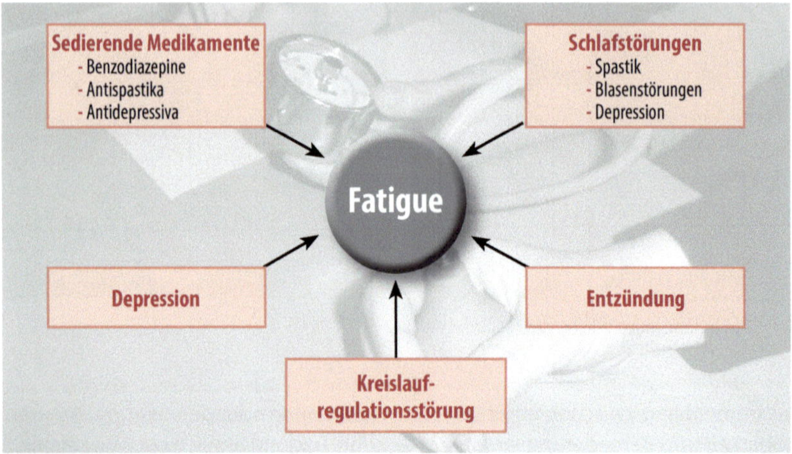

Abb. [23] Ursachen der Fatigue.

bei Fatigue-Patienten tatsächlich Auffälligkeiten, die denen ähnelten, die auch bei Kreislaufbeschwerden infolge einer Funktionsstörung des autonomen Nervensystems vorkommen. Allerdings war der Zusammenhang nur mittelmäßig ausgeprägt, was bedeutet, dass autonome Funktionsstörungen nur zu einem Teil für die Fatigue verantwortlich gemacht werden können. Die Tatsache, dass Patienten mit fieberhaften Infekten über Abgeschlagenheit und Mattigkeit klagen, die der MS-bedingten Fatigue ähnelt, lässt daran denken, dass auch entzündungsvermittelnde Botenstoffe für die Müdigkeit bei der MS verantwortlich sein könnten. Dass einer dieser Botenstoffe (der Tumor-Nekrose-Faktor) in den Blutzellen bei MS-Patienten mit Fatigue tatsächlich deutlich höher ist als bei MS-Patienten ohne abnorme Ermüdbarkeit, bestätigte sich in einer entsprechenden Untersuchung.
Insgesamt scheint es sich also bei der MS-assoziierten Fatigue um ein vielschichtiges Syndrom zu handeln, das weitere Untersuchungen erfordert, um die zugrunde liegenden Ursachen aufzudecken und gegebenenfalls auf den einzelnen Patienten zugeschnittene Behandlungskonzepte zu entwickeln (Abb. 23).

THERAPIEZIELE

- Minderung der subjektiven und objektiven Einschränkungen und Behinderungen, damit
- Verbesserung der Teilhabe am Alltags- und Berufsleben

Therapie

Nicht-medikamentöse Maßnahmen

Da die medikamentöse Therapie der Fatigue in der Regel nicht sonderlich erfolgreich ist, stehen nicht-medikamentöse Maßnahmen im Vordergrund der Behandlung. Von besonderer Bedeutung dabei ist es zunächst, die Fatigue als solche zu erkennen und die Patienten und deren

Angehörige darüber aufzuklären, dass die erhöhte Ermüdbarkeit ein Symptom der MS und eben nicht durch z. B. fehlende Anstrengungsbereitschaft bedingt ist. Meist führt diese Aufklärung zu einer besseren Akzeptanz der Beschwerden und damit dazu, dass die Patienten die Fatigue als weniger belastend erleben. Da Flüssigkeitsmangel die Fatigue-Symptomatik verstärken kann, ist auf eine ausreichende Flüssigkeitszufuhr zu achten. Angestrebt werden sollte eine Trinkmenge von 2–3 l pro Tag, bei hohen Umgebungstemperaturen entsprechend mehr. Dies ist vor allem für diejenigen MS-Betroffenen bedeutsam, die aufgrund ihrer Blasenstörung zu wenig trinken, um häufige Toilettengänge zu vermeiden.

NICHT-MEDIKAMENTÖSE THERAPIEMÖGLICHKEITEN

- Aufklärung der Betroffenen (Fatigue ist ein Symptom der Erkrankung)
- ausreichende Flüssigkeitszufuhr (2–3 l pro Tag)
- Kühlung (kalte Getränke, Kühlweste, Klimaanlage)
- Energie-Management mit Priorisierung, Tagesstrukturierung und ausreichenden Ruhepausen
- Psychotherapie wie kognitive Verhaltenstherapie oder achtsamkeitsbasierte Psychotherapie
- körperliche Betätigung (Ausdauertraining), z. B. Fahrrad-Ergometrie oder Nordic Walking
- spezifisches Training der Aufmerksamkeitsintensität

Selbstverständlich müssen andere, zur erhöhten Müdigkeit führende Ursachen wie Nebenwirkungen von Medikamenten (insbesondere solche zur Verringerung der spastischen Tonuserhöhung), akute Infektionen, eine Depression, eine Schilddrüsenunterfunktion oder Schlafstörungen ausgeschlossen bzw. adäquat behandelt werden. Viele Patienten kommen gut damit zurecht, eine oder mehrere Ruhepausen am Tag einzulegen, im Einzelfall ist dies sogar am Arbeitsplatz möglich und hilft, die Arbeitsfähigkeit langfristig zu erhalten.

Kühlung

Vor allem bei Betroffenen mit erhöhter Wärmeempfindlichkeit können die Senkung der Körpertemperatur und die Vermeidung von Hitze erfolgreich sein. Die Kühlung des Körpers kann entweder durch Kühlelemente, die mittlerweile in verschiedenen Bekleidungsstücken wie Kühlwesten, Stirnbändern, Nackentüchern, Kühlhauben oder Kühlstrümpfen zur Verfügung stehen (Abb. 24–27), durch kalte Bäder oder durch den Einsatz von Klimaanlagen in Haus oder Auto erfolgen. Der Vorteil dieser Maßnahmen liegt in der leichten Handhabung auch als Eigentherapie und in der nebenwirkungsarmen Anwendung.
Die Kühlelemente (Weste, Stirnband und Nackenumschlag) werden für 15–20 Minuten in kaltem Wasser eingeweicht. Die in die Taschen eingenähten Kristalle entwickeln sich zu einem Gel („Aktivierung"). Anschließend werden die Produkte im Kühl- oder Gefrierschrank gekühlt und können dann die Körpertemperatur für 2–3 Stunden (je nach Umgebungstemperatur) reduzieren. Andere Kühlelemente beruhen auf dem Prinzip der Verdunstungskälte oder der Luftkühlung.

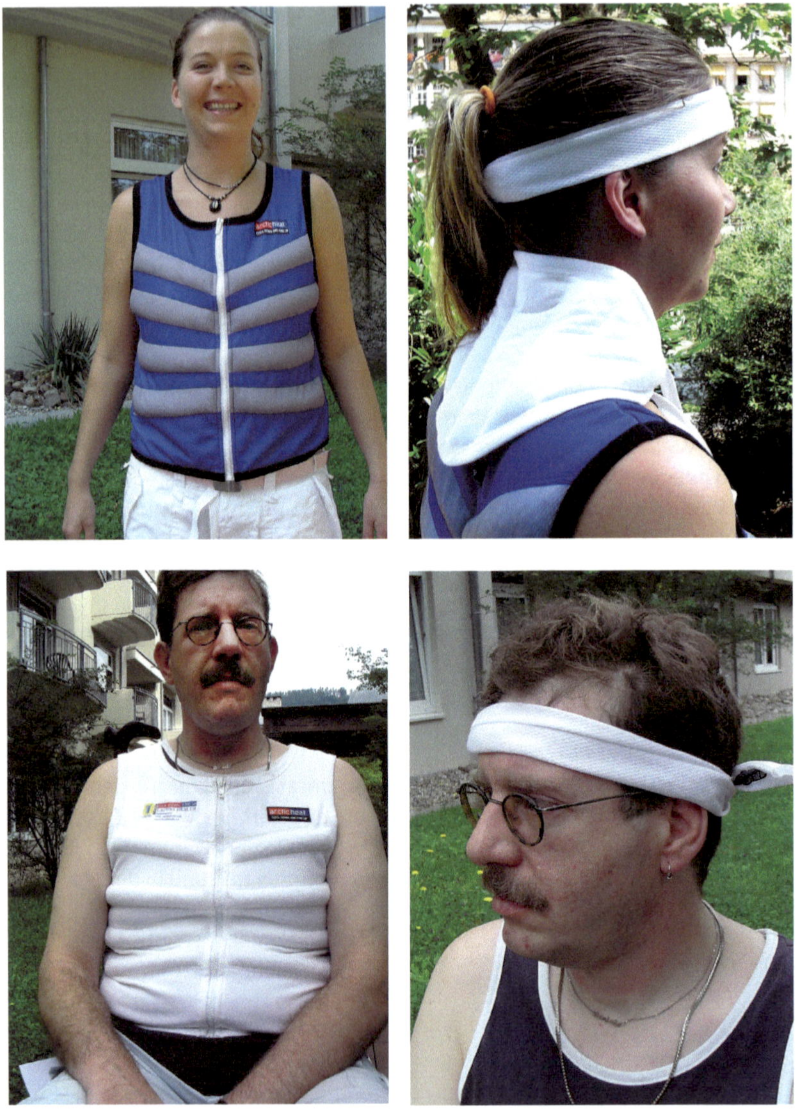

Abb. [24–27] Kleidungsstücke zur Kühlung bei Fatigue

Energie-Management und Psychotherapie

Ein wichtiger Bestandteil der Behandlung ist das Energie-Management. Damit ist gemeint, dass man lernt, mit seinen Kräften hauszuhalten. Hierzu gehört eine Priorisierung und Strukturierung des Tages, d. h., dass man zuerst festlegt, welche Dinge wichtig sind und zuerst erledigt werden müssen, und dann diese Dinge in den Phasen versucht zu erledigen, in denen man erfahrungsgemäß leistungsfähig ist. Manchen ist damit geholfen, ausreichende Ruhepausen einzuplanen und diese auch zu nehmen. Unterstützend kann eine psychotherapeutische Behandlung helfen, mit der Fatigue-Symptomatik besser umzugehen und verstärkt auf seine Bedürfnisse zu achten. Mittlerweile gibt es gute wissenschaftliche Belege dafür, dass die kognitive Verhaltenstherapie und die achtsamkeitsbasierte Psychotherapie bei der MS-bedingten Fatigue hilfreich sind.

Körperliche Betätigung

Körperliches Training, vor allem mit Ausdauersportarten unterhalb der „aeroben" Schwelle (die dadurch gekennzeichnet ist, dass man bei der sportlichen Aktivität nicht außer Atem kommt und sich beim gemeinsamen Sport gut unterhalten kann), steigert die körperliche Belastbarkeit und das Wohlbefinden und kann somit die Fatigue-Symptomatik verringern. Neben einem täglichen, etwa 30-minütigen Training auf einem Fahrrad-Ergometer, was übrigens auch zu Hause problemlos machbar ist, können auch andere und moderne Ausdauersportarten wie z. B. „Nordic Walking" mit Erfolg durchgeführt werden. Die Wirksamkeit mehrwöchiger Rehabilitationsmaßnahmen ist gut belegt; hierbei können neben regelmäßigem und intensivem körperlichem Training auch Strategien zum effektiven Einsatz der verfügbaren Energie vermittelt und die Betroffenen im Gebrauch von Hilfsmitteln geschult werden.

Spezifisches Training der Aufmerksamkeitsintensität

Aufmerksamkeitsstörungen können durch ein computergestütztes Training der Aufmerksamkeit behandelt werden. Angesichts des Zusammenhangs zwischen Fatigue und Aufmerksamkeitsstörung liegt es deshalb nahe, dass ein gezieltes Training der Aufmerksamkeit auch die Fatigue-Symptomatik verringern könnte. Tatsächlich haben wir in einer wissenschaftlichen Untersuchung herausgefunden, dass dadurch nicht nur die Aufmerksamkeit, sondern auch die subjektive Belastung durch die Fatigue verringert werden kann. Ein derartiges Training kann entweder ambulant beim Neuropsychologen durchgeführt oder im Rahmen einer Rehabilitationsmaßnahme begonnen und mit speziellen, kommerziell erhältlichen Programmen fortgeführt werden.

Medikamentöse Therapie

Medikamentöse Maßnahmen sind meistens unbefriedigend. Bisher existiert keine Substanz, die für die Behandlung der MS-bedingten Fatigue zugelassen ist. Im Einzelfall kann nach Absprache mit dem behandelnden Arzt eine Therapie mit Amantadin (PK-Merz®) in einer Dosierung von bis zu 2-mal 100 mg täglich versucht werden, vor allem wenn die Fatigue durch eine Aufmerksamkeitsstörung (mit)bedingt ist. Die wichtigsten Nebenwirkungen sind eine gesteigerte Unruhe, Schlafstörungen, Erhöhung des Augeninnendrucks, Harnverhalt und das Auftreten von Ödemen. Allerdings ist die Studienlage uneinheitlich. Deshalb

hat der Gemeinsame Bundesausschuss (G-BA) beschlossen, dass eine Verordnung zu Lasten der gesetzlichen Krankenversicherung nicht mehr möglich ist.
Als neuere Behandlungsmöglichkeit wurde Hoffnung in Modafinil (Vigil®) gesetzt, ein Medikament, das zur Behandlung der Schlafattacken bei der Narkolepsie, aber nicht für die MS-assoziierte Fatigue in Deutschland zugelassen ist. In einer ersten Studie zeigten sich bei einer Dosierung von 200 mg, nicht aber bei 400 mg, positive Effekte auf die subjektiv erlebte Erschöpfbarkeit, die jedoch in weiteren Untersuchungen nicht bestätigt werden konnten. Im Einzelfall kann aber – sofern keine Gegenanzeigen wie eine schwerwiegende Herzerkrankung dagegensprechen – ein Behandlungsversuch mit Modafinil unternommen werden. Insbesondere Patienten, bei denen eine Aufmerksamkeitsstörung im Rahmen einer neuropsychologischen Untersuchung nachweisbar ist, scheinen unseren Erfahrungen zufolge davon zu profitieren. Die zu erwartenden Nebenwirkungen umfassen Nervosität, Schlafstörungen (und damit bei zu hoher Dosierung möglicherweise die Verschlechterung der Fatigue-Symptomatik), Herzrasen, Schwindel und Veränderungen von Leberwerten. Allerdings gilt auch hier, dass die Krankenversicherung die Kosten nicht übernehmen muss, die Betroffenen also das Präparat selbst bezahlen müssen.

ALLES WICHTIGE AUF EINEN BLICK

- Die Fatigue ist ein sehr häufiges MS-Symptom und hat nichts mit mangelnder Anstrengungsbereitschaft, fehlender Willenskraft oder „Drückebergerei" zu tun.
- Die Ursachen der Fatigue sind derzeit noch unklar.
- Im Vordergrund der Behandlung stehen nicht-medikamentöse Maßnahmen: Aufklärung der Betroffenen, Energie-Management mit Planung einer Tagesstruktur und regelmäßigen Pausen, regelmäßige körperliche (aerobe) Betätigung, kühlende Kleidung und andere Kühlmaßnahmen, Trinken ausreichender Flüssigkeit sowie eine begleitende Psychotherapie und/oder neuropsychologische Behandlung.
- Absetzen bzw. Austausch müde machender Medikamente, Behandlung von Infekten, einer Depression, einer Unterfunktion der Schilddrüse oder von Schlafstörungen.
- In einzelnen Fällen kann auch die Behandlung mit Medikamenten, wie z. B. Amantadin oder Modafinil, wirksam und hilfreich sein. Eine solche Behandlung muss selbstverständlich von Ihrem Arzt eingeleitet werden. Aufgrund der fehlenden Zulassung ist die Kostenerstattung durch die Krankenversicherung jedoch nicht gewährleistet.

KAPITEL 5

Kognitive Störungen (Herbert König und Peter Flachenecker)

„Ich komme einfach nicht mehr klar. Und ich verstehe nicht, was mit mir los ist. Ich vergesse so viel. Habe ich jetzt auch noch Alzheimer?"
Diese Sätze drücken in wenigen Worten aus, welche Verunsicherung die meist unsichtbaren kognitiven Leistungsschwächen bei MS-Betroffenen auslösen können.

Was sind „kognitive Störungen"?

MS ist in erster Linie eine Erkrankung des Gehirns. Als solche betrifft sie neben der Steuerung der Bewegungen (Motorik), der Gefühle und Stimmungen (Affekt, Emotion) auch die sogenannten kognitiven Funktionen. Unter diesem Begriff sind so unterschiedliche Leistungen wie Wahrnehmung, Aufmerksamkeit, Gedächtnis, Rechenfähigkeit sowie Planen, Problemlösen und schlussfolgerndes Denken zusammengefasst. Charcot, einer der ersten Beschreiber der MS, berichtete schon 1868, dass er bei MS-Erkrankten gehäuft ausgeprägte Gedächtnisschwächen, verlangsamte Konzeptbildung sowie eine allgemeine Minderung intellektueller und emotionaler Fähigkeiten beobachtet hatte. Dies fand in der Folgezeit allerdings nur wenig Beachtung. So war man um 1980 noch der Ansicht, dass nur etwa 5 % der MS-Erkrankten kognitive Beeinträchtigungen hätten. Heute wissen wir, dass etwa 45–65 % der MS-Betroffenen unter kognitiven Störungen leiden, diese Einschränkungen also wesentlich häufiger sind, als früher angenommen wurde. Am häufigsten finden sich dabei Störungen der Aufmerksamkeit, des Langzeitgedächtnisses, der räumlich-visuellen Wahrnehmungsfunktionen sowie der Konzeptbildung und des Abstraktionsvermögens. Umgekehrt bedeuten die oben genannten Zahlen, dass etwa die Hälfte der MS-Erkrankten keine kognitiven Störungen hat. An MS erkrankt zu sein, heißt also nicht zwingend, kognitive Leistungseinbußen zu haben.

DIE HÄUFIGSTEN NEUROPSYCHOLOGISCHEN BEEINTRÄCHTIGUNGEN BEI MS SIND

- verminderte Informationsverarbeitungsgeschwindigkeit
- Aufmerksamkeitsstörungen
- Beeinträchtigungen des sprachlichen und nichtsprachlichen Langzeitgedächtnisses sowie des sogenannten Meta-Gedächtnisses, also des Teils des Gedächtnisses, in dem das Wissen über das eigene Gedächtnis abgelegt ist
- Störungen der visuell-räumlichen Wahrnehmungsfunktionen
- Störungen der exekutiven Funktionen, vor allem der Konzeptbildung und des Abstraktionsvermögens

Art und Ausmaß der kognitiven Beeinträchtigungen scheinen weitgehend unabhängig vom Verlaufstyp der Erkrankung zu sein. Zudem sind sie unabhängig von der Dauer der Erkrankung. Kognitive Störungen können das erste Anzeichen der MS überhaupt sein. Neuropsychologische Beeinträchtigungen können sich auch wieder zurückbilden. Wie für andere Beschwerden gilt auch hier: Allgemein gültige Aussagen lassen sich für neuropsychologische Aspekte der MS nicht machen. Gerade die „unsichtbaren" kognitiven Beeinträchtigungen erscheinen schwer verständlich. Betroffene reagieren oft mit Selbstvorwürfen, Scham und dem Gefühl zu versagen. Angehörige, Freunde und Kollegen zeigen mitunter wenig Verständnis. Der (unausgesprochene) Vorwurf, man wolle bloß nicht und strenge sich nicht genügend an, steht im Raum. Umso bedeutsamer ist es, entsprechende Symptome ernst zu nehmen und anzusprechen.

Fallbeispiel

Frau B., 39 Jahre alt, kennt ihre Diagnose seit fast 20 Jahren. Rückblickend weiß sie, dass sie schon mehrere Jahre, bevor man ihr mitteilte, dass sie MS hat, erste Krankheitszeichen erlebt hatte. Die Krankheit verlief bisher mit wenigen Schüben, die bis auf gelegentliche Gangunsicherheiten kaum dauerhafte körperliche Beschwerden verursachten. Nachdem sie geheiratet und zwei Kinder zur Welt gebracht hatte, darüber hinaus ein Eigenheim mit viel Eigenarbeit gebaut war, hatte sie versucht, ihre Berufstätigkeit als Einzelhandelsverkäuferin wieder aufzunehmen. Zunehmend spürte sie aber nun, dass sie mit dem Haushalt und der Berufstätigkeit überfordert war. Sie fühlte sich erschöpft, nervös und reagierte gereizt auf ihren Mann, die Kinder und schließlich auch auf Kundinnen. Obwohl es ihr schwerfiel, reduzierte sie zuerst die Arbeitszeit, um schließlich zwei Jahre später den Beruf ganz aufzugeben. Finanziell war dies kein Problem, jedoch leidet sie noch heute unter dem Gefühl, „versagt zu haben". Den Trost, den Angehörige ihr zu spenden versuchen, empfindet sie häufig wie Hohn.
In den letzten Monaten fielen Frau B. einige Begebenheiten auf, denen sie erst Beachtung schenkte, als sie sich häuften: Nach der Rückkehr vom wöchentlichen Einkauf im Supermarkt wunderte sie sich eines Abends über den Weg, den sie gefahren war. Ihr fiel auf, dass sie „wie ferngesteuert" eine viel zu umständliche Strecke gewählt hatte. Beim Kochen wollte sie in der Vorratskammer zwei verschiedene Zutaten holen. Dort angekommen, wusste sie nicht mehr, welche Dinge sie holen wollte. Zunehmend hatte sie das Gefühl, „etwas falsch zu machen", und kontrollierte mehr und mehr ihre Verrichtungen. Mehrfach ging sie zum Beispiel noch einmal zurück ins Haus, um nachzusehen, ob sie die Heizung abgedreht hatte, ob die Waschmaschine ausgeschaltet war und Ähnliches. Sie ärgerte sich über derlei „Lappalien". Als sie immer wieder mit ihren Töchtern Streit bekam, die dieses Verhalten der Mutter als belastend erlebten, berichtete sie ihrem Neurologen von ihren Beobachtungen. Dieser empfahl eine neuropsychologische Untersuchung.
Die Neuropsychologin, Frau M., hörte sich zunächst die Schilderungen von Frau B. an. In dem etwa einstündigen Gespräch entstand eine vertrauensvolle Atmosphäre. Frau M. schien mit den Berichten etwas anfangen zu können, was Frau B. an der Art und der Selbstverständlichkeit ihrer Fragen merkte. Frau M. stellte einige Vermutungen über die Art der neuropsychologischen Beeinträchtigungen auf. Sie schlug vor, zunächst einige Aufmerksamkeitsfunktionen, insbesondere die „geteilte Aufmerksamkeit", zu untersuchen. Die entsprechenden Tests, meist Reaktionsaufgaben, wurden Frau B. ausführlich erklärt und sie bekam die Gelegenheit, zunächst Probedurchgänge zu machen, um die Aufgaben kennenzulernen. Die Ergebnisse waren

erfreulich: Nur einzelne, weniger bedeutsame Testkennwerte lagen unter dem Durchschnitt. Dies konnte die Beschwerden von Frau B. nicht erklären. Allerdings fand sie die Tests anstrengend; nach einer Untersuchungsstunde musste sie sich hinlegen und ausruhen. Einmal schlief sie auf dem Weg nach Hause im Bus ein. Frau M. zeigte ihr, dass sich in den Testergebnissen Hinweise für Ermüdungserscheinungen finden ließen. Dies passte zwar zu dem Empfinden, war gleichwohl für Frau B. erstaunlich, weil die einzelnen Tests doch kaum einmal fünf Minuten beanspruchten. Wegen der Vergesslichkeit wurden Lern- und Merkfähigkeit untersucht. Hier ging es darum, lange Wortlisten in mehreren Wiederholungen zu lernen. In den ersten Durchgängen ergaben sich unterdurchschnittliche Ergebnisse: Frau B. hatte sich zu wenige Worte eingeprägt. Jedoch war sie durchaus in der Lage, in fünf Durchgängen die vollständige Liste zu lernen. Auch nach einer halben Stunde konnte sie sich an die gelernten Wörter noch erinnern. Diese Ergebnisse veranlassten Frau M., gezielt das sogenannte Arbeitsgedächtnis zu untersuchen. In diesem Kurzzeitspeicher wird Information verfügbar gehalten, um sie weiter zu verarbeiten. In der entsprechenden Testaufgabe sollte Frau B. Zahlen am Bildschirm beobachten, die jeweils einzeln für einen Moment zu sehen waren. Wenn eine Zahl gleich der vorletzten war, sollte sie eine Taste drücken. Dies fiel Frau B. wider Erwarten enorm schwer. Mit der Zeit (die Untersuchung dauerte etwa sieben Minuten) hatte sie das Gefühl, völlig zu versagen. Ihr Kopf war wie leer, später empfand sie ein Druckgefühl im Schädel. Die Zahlen schienen gar nicht mehr scharf zu sein; sie überlegte, ob sie die Untersuchung abbrechen sollte. Das Ergebnis war dementsprechend.
Die so gefundene Arbeitsgedächtnisschwäche konnte in Verbindung mit den Auffälligkeiten im Alltag gebracht werden. Allein, dass es eine Erklärung gab, die sie nachvollziehen konnte, empfand Frau B. als erleichternd. Mithilfe von Frau M. fand sie Möglichkeiten, ihr Arbeitsgedächtnis im Alltag zu entlasten. Eine gezielte Übungsbehandlung wurde begonnen. Frau M. konnte ihr nicht versprechen, dass ihre Probleme und Sorgen völlig verschwinden würden. Aber Frau B. erlebte nach wenigen Sitzungen schon spürbare Verbesserungen. Zudem konnte sie nun viel freier und offener über ihre Schwierigkeiten sprechen. Ihren Töchtern konnte sie erklären, was sie erlebte. Die Streits wurden seltener. Frau M. fiel auf, dass Frau B. ab und zu lächelte.

Aufmerksamkeitsstörungen

Nach heutiger Ansicht ist Aufmerksamkeit nicht eine einzelne Funktion. Vielmehr sind mehrere, sogenannte „Komponenten" zu unterscheiden, die jeweils einzeln gestört sein können (Abb. 28).
Störungen der Aufmerksamkeit zählen zu den häufigsten Folgen von Hirnschädigungen. Da Aufmerksamkeitsfunktionen sogenannte Stützfunktionen sind, haben deren Beeinträchtigungen Folgen in nahezu allen Lebensbereichen. Sei es die (bewusste) Kontrolle von Bewegungsabläufen, das Betrachten einer Fernsehsendung, die Beteiligung an einem Gespräch, das Zubereiten einer Mahlzeit oder jedwede andere berufliche oder private Beschäftigung: Immer sind für eine erfolgreiche Bewältigung der jeweiligen Anforderung Aufmerksamkeitsleistungen notwendig.
Für die Betroffenen und außenstehende Beobachter äußern sich deren Beeinträchtigungen in Beschwerden wie Gedächtnisproblemen, rascher Ermüdbarkeit, gesteigertem Schlafbedürfnis, Verlangsamung, Antriebslosigkeit, Ablenkbarkeit, erhöhter Reizbarkeit und Empfindlichkeit,

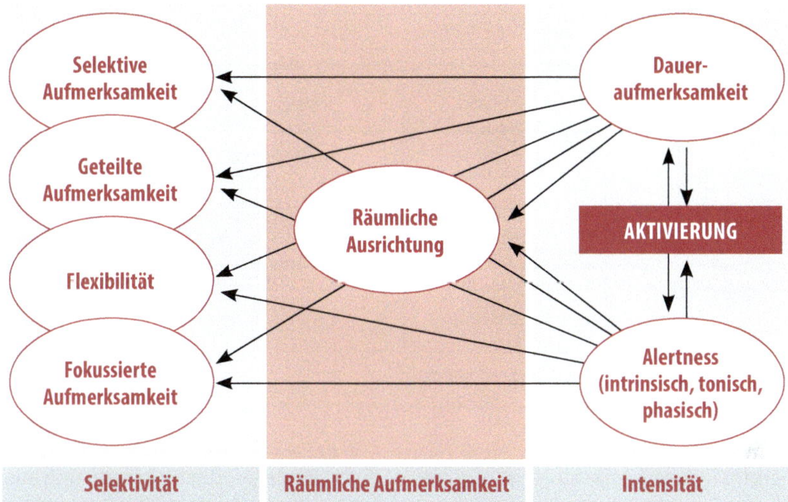

Abb. [28] Komponentenmodell der Aufmerksamkeit.

z. B. gegenüber Lärm und Geräuschen oder bei Wetterwechsel. Möglicherweise sind auch körperliche Beschwerden wie (belastungsabhängige) Kopfschmerzen auf Störungen von Aufmerksamkeitsfunktionen zurückzuführen. Diese Symptome, die in allen denkbaren Kombinationen und unterschiedlicher Ausprägung auftreten können, sind jedoch in zweierlei Hinsicht unspezifisch: Erstens kommen sie gelegentlich auch bei gesunden Personen vor und zweitens lässt ihr Auftreten noch nicht darauf schließen, welche Komponenten der Aufmerksamkeit in welchem Ausmaß betroffen sind. Zur Beantwortung dieser Frage ist eine ausführliche neuropsychologische Untersuchung notwendig.

Gedächtnisbeeinträchtigungen

Störungen des Gedächtnisses können auch Ausdruck einer Aufmerksamkeitsminderung sein. Einfach ausgedrückt: Wenn die Informationen schneller auf mich einströmen, als ich sie verarbeiten kann, dann kann ich sie mir auch nicht merken. Wenn ich, weil abgelenkt, etwas gar nicht mitbekomme, dann werde ich mich auch nicht daran erinnern können. Andererseits kann das Gedächtnis auch selbst gestört sein.
Im Zusammenhang mit der MS werden am häufigsten Probleme des Langzeitgedächtnisses beobachtet. Während das Kurzzeitgedächtnis Informationen für einen Zeitraum von maximal einer Minute behält und zudem in seiner Kapazität begrenzt ist, sind im Langzeitgedächtnis unser gesamtes Wissen, unsere Erfahrungen und Erlebnisse gespeichert. Auch das Wissen über unser eigenes Gedächtnis, über dessen Inhalte und Funktionsweise (das sogenannte Meta-Gedächtnis) ist hier abgelegt.
Vielleicht sitzen Sie gerade nach dem Frühstück noch bei einer Tasse Tee, während Sie dieses Kapitel lesen. Es läuft etwas Hintergrundmusik, ab und zu durch eine Nachricht oder den Verkehrsfunk unter-

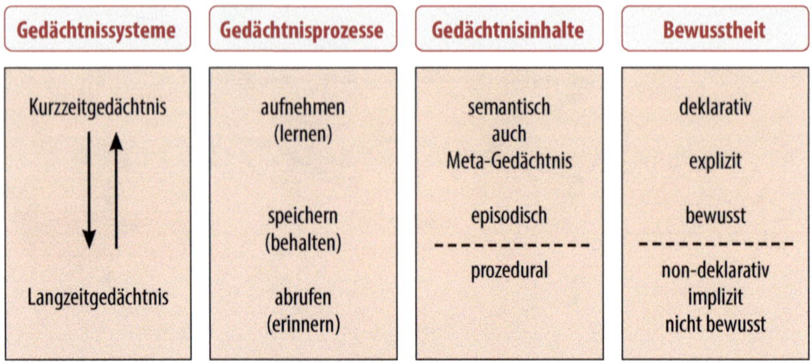

Abb. [29] Neuropsychologische Aspekte des Gedächtnisses.

brochen. Ihr Kurzzeitgedächtnis hat nun die Aufgabe, das, was Ihre Augen liefern – nämlich Text –, zu analysieren und zumindest so lange zu behalten, wie Sie es zum Verstehen des Satzes oder Absatzes benötigen. Hätte Ihr Kurzzeitgedächtnis den Satzanfang nicht mehr parat, wenn Sie das Satzende lesen, wäre das Verstehen von Texten unmöglich. Außerdem vergleicht Ihr Kurzzeitspeicher die von außen kommende mit bereits gespeicherter Information, absomstenwörden Sie die Tippfohler hier gyr nicht bemarken. Das bedeutet: Im Moment nehmen Sie Information auf. Einen Teil der Information, den gelesenen Text, verarbeiten Sie sprachlich (semantisch) und speichern ihn – so es Sie interessiert – in Ihr Langzeitgedächtnis. Einen anderen Teil (den Tee, die Musik, dass Sie soeben schmunzeln mussten bei den „Tippfohlern") speichern Sie möglicherweise auch: Als eigenes Erlebnis, von dem vieles (z.B. der Geruch des Tees) nicht in Worte zu fassen ist. Sie speichern diese Art von Information episodisch. Auch dann, wenn Sie dies gar nicht beabsichtigen.

Einige Zeit später möchten Sie jemandem über die Lektüre berichten. Sie erinnern sich daran, etwas gelesen zu haben (Sie rufen jetzt episodische Information aus dem Langzeitgedächtnis ab). Sie wissen, dass es ein Kapitel über die kognitiven Störungen bei MS war und dass Sie vielleicht einige Abschnitte mehrfach gelesen haben. Und Sie können einzelne Informationen und Zusammenhänge wiedergeben (semantisch). Im Unterschied dazu werden Sie kaum in der Lage sein, zu erklären (deklarativ), wie sich beim Lesen Ihre Augen bewegt haben, wie Sie es geschafft haben, die Wörter zu erkennen, und welche Muskeln beim Umblättern tätig waren. Solche Fertigkeiten benötigen keine Aufmerksamkeit, keine bewusste Zuwendung und laufen quasi automatisch ab (prozedural). Hätten Sie eine Beeinträchtigung des Abrufs aus dem Langzeitgedächtnis, wüssten Sie vielleicht noch, dass Sie es wussten (Meta-Gedächtnis), könnten sich jedoch momentan nicht erinnern.

Die bei der MS häufig vorkommenden Gedächtnisschwächen sind grundsätzlich andere als diejenigen, die Demenzerkrankungen (insbesondere die Demenz vom Alzheimer-Typ) kennzeichnen. Die eingangs beschriebene Sorge, nun auch noch an einer solchen schlimmen Erkrankung zu leiden, ist daher in aller Regel unbegründet.

Störungen der visuell-räumlichen Wahrnehmung

Eine belgische Arbeitsgruppe untersuchte speziell den Bereich der visuellen Wahrnehmung. In ihre Studie nahm sie 49 MS-Patienten auf, die keine Sehstörungen (Nystagmus, Glaukom, Netzhauterkrankungen, unkorrigierte Sehschärfeminderung, Gesichtsfelddefekte oder Doppelbilder) hatten. Mithilfe einer umfangreichen Testbatterie zum Erkennen von Gegenständen, zur Farb- und Gestaltwahrnehmung sowie zur Raumanalyse fanden sie bei 25 % der untersuchten Personen auffällige Störungen. Dabei waren die Beeinträchtigungen in Art und Ausmaß stets individuell unterschiedlich. Am häufigsten wurden Störungen der Farbunterscheidung, der Raumanalyse und der Objekterkennung gefunden. In ihrer Arbeit kamen die Forscher zu dem Schluss, dass „visuoperzeptive neuropsychologische Beeinträchtigungen bei MS häufiger vorkommen als bislang angenommen", und dass „visuell-räumliche Störungen nichts Ungewöhnliches" sind.

Defizite der exekutiven Funktionen

Exekutive Funktionen sind übergeordnete Leistungen der Verhaltenssteuerung, des Planens, Problemlösens und der Strukturierung. Auch diese können beeinträchtigt sein, selbst wenn andere kognitive Funktionen ungestört geblieben sind. So kann es z. B. vorkommen, dass das Verständnis eines Textes erschwert ist, weil der Leser nur mit Mühe den roten Faden behalten kann. Oder dass es schwierig ist, Handlungen, die begonnen wurden, auch zu Ende zu bringen. Eine ökonomische Art, Informationen zu verarbeiten und zu speichern, ist die Abstraktion. So werden einzelne Beobachtungen aufgrund von gemeinsamen Merkmalen zu Oberbegriffen zusammengefasst. Mit wachsender Erfahrung entwickeln und gebrauchen wir Konzepte auf höheren Abstraktionsebenen. Dieses Vorgehen erlaubt es, Informationen schneller aufzunehmen und neue Beobachtungen rasch mit bereits vorhandenem Wissen abzugleichen. Die Orientierung in einer fremden Umgebung wird so erheblich vereinfacht. Beim Planen und Problemlösen geht es nicht um die Lösung der Welträtsel, sondern um kleine alltägliche Handlungen. Auch um die Frage „Was ziehe ich heute an?" zu beantworten, sind Planungs- und Problemlöseprozesse zu durchlaufen. Dabei sind zahlreiche Nebenbedingungen zu berücksichtigen. So muss ich mir beispielsweise im Klaren sein, welche Situationen mich an diesem Tag erwarten: Es ist schon ein Unterschied, ob ich mich zur Arbeit oder für einen Empfang kleide.

Ferner muss ich einen Überblick haben, welche Kleidungsstücke mir zur Verfügung stehen (Was besitze ich? Was ist in der Wäsche? Was passt noch/nicht mehr? etc.). Schließlich hilft vielleicht der Blick aus dem Fenster oder das Hören des Wetterberichts bei der Auswahl der Kleidung. Ist der Endzustand definiert, so gilt es, die notwendigen Handlungsschritte zu bestimmen und in eine sinnvolle Reihenfolge zu bringen. Gelingt dies nicht, so resultiert ein chaotisch anmutendes, wenig effektives Verhalten – alltägliche Verrichtungen brauchen mehr Zeit und sind nur mit Mühe oder mithilfe anderer Personen zu erledigen.

Wie diagnostiziert und misst man kognitive Störungen?

Zur genauen Bestimmung der kognitiven Funktionseinschränkungen ist eine ausführliche neuropsychologische Diagnostik erforderlich. Eine neurologische Untersuchung reicht hierfür nicht aus. Auch Kurztests (sogenannte „Screening-Tests") wie der häufig verwendete „Paced Auditory Serial Addition Test (PASAT)", der „Symbol Digit Modalities Test (SDMT)" oder der „Mini-Mental-Status-Test" sind nicht in der Lage, diese Beeinträchtigungen angemessen zu erfassen.

Gerade die individuell so unterschiedliche Symptomatik macht es erforderlich, neuropsychologische Untersuchungen sorgfältig zu planen und durchzuführen. An deren Anfang steht zunächst ein ausführliches Gespräch, bei dem auch Angehörige in der Regel willkommen sind. Hier interessiert sich der Untersucher für Auffälligkeiten im Alltag. Veränderungen, die die betroffene Person und/oder andere Bezugspersonen beobachten, werden erfragt und auf ihre Bedeutung für die Bewältigung alltäglicher Aufgaben hin bewertet. Neben den kognitiven Funktionen kommen Stimmungen, Gefühle und Verhaltensweisen zur Sprache. Auch in der Neuropsychologie gelten die

Abb. [30] STROOP-Test und PASAT.

STROOP-Test: Benennen Sie so schnell wie möglich spaltenweise die Druckfarben (bzw. die Farbe der Buchstaben)

Blau	Gelb	Grün	Rot	Schwarz
Grün	Rot	Schwarz	Gelb	Blau
Blau	Grün	Gelb	Schwarz	Rot
Schwarz	Blau	Rot	Gelb	Grün
Blau	Gelb	Grün	Rot	Schwarz
Grün	Rot	Schwarz	Gelb	Blau
Blau	Grün	Gelb	Schwarz	Rot
Schwarz	Blau	Rot	Gelb	Grün

PASAT (Paced Auditory Serial Addition): Es sollen immer die beiden letzten genannten Zahlen, die von einem Tonband in 2- oder 3-Sekundenabständen kommen, addiert werden:

2 8 3 5 8 4 5

10 11 8 13 12 9

Schweigepflicht und der Grundsatz „Nichts ohne Einverständnis des Patienten". Anhand der im Gespräch und durch Beobachtung gesammelten Informationen wird im zweiten Schritt eine individuell abgestimmte Diagnostik geplant. Hier kommen Tests zur Anwendung, die es erlauben, Art und Ausmaß kognitiver Funktionsstörungen gezielt zu erfassen. Einen Überblick gibt die Tabelle 5.

Diese Tests sind standardisierte Aufgaben, die die Person so gut löst, wie es ihr im Moment möglich ist. Der Neuropsychologe wird Tests auswählen, die für die jeweilige Person weder zu leicht noch zu schwer zu lösen sind. Das hat zur Folge, dass nicht alle Anforderungen des Tests bewältigt werden können. Dies kann Frustration und das Gefühl des Versagens auslösen. Es ist deshalb wichtig, die Ergebnisse nach einer Untersuchung zu besprechen. Manchmal ist dies nicht unmittelbar möglich, weil Tests zum Teil mit großem Aufwand ausgewertet werden müssen. Ein Test erlaubt den Vergleich mit einer sogenannten Normstichprobe. Dies ist eine möglichst große, repräsentative Gruppe von gesunden Personen, die den Test auch durchgeführt haben. Die vom einzelnen Patienten erzeugte Lösung wird in Beziehung gesetzt zu den Ergebnissen der Vergleichsgruppe. Auf diese Art lässt sich feststellen, ob die Leistung „normal" oder „auffällig" ist. Aus dem Profil der Untersuchungsergebnisse ergeben sich Hinweise für Beratung und Therapieplanung.

Dass dies gerade im Zusammenhang mit MS von erheblicher Bedeutung sein kann, zeigt eine frühe Arbeit von Plohmann und Mitarbeitern. In dieser Studie wurde eine Gruppe von 22 MS-Erkrankten im Hinblick auf deren Aufmerksamkeitsstörungen untersucht. Dabei zeigten die meisten Patienten keine allgemeine Beeinträchtigung ihrer Leistung, sondern vielmehr Defizite in einem oder mehreren Aufmerksamkeitsbereichen. Diese Ergebnisse unterstreichen die Bedeutung einer detaillierten Untersuchung von Aufmerksamkeitsfunktionen bei MS-Patienten, um spezifische Beeinträchtigungen in den beschriebenen Aufmerksamkeitsbereichen darstellen zu können. Während die oben genannten Aufmerksamkeitsfunktionen mithilfe computergestützter Testverfahren relativ gut untersucht werden können, stellt die neuropsychologische Diagnostik exekutiver Störungen besondere Herausforderungen an den Untersucher. So werden Störungen der exekutiven Funktionen nicht in Routinesituationen, sondern vielmehr in Situationen auffällig, die für die betroffene Person neuartig sind. Insofern sind auch nur wenige Tests geeignet, diese Störungen abzubilden (s. Tab. 5). Wesentliche Hinweise sind im Gespräch und in der Verhaltensbeobachtung zu gewinnen.

THERAPIEZIELE

- Verbesserung der kognitiven Fähigkeiten der Patienten: Aufmerksamkeit, Gedächtnis, visuell-räumliche Wahrnehmung, exekutive Funktionen wie Planen, Problemlösen, Steuerung des Verhaltens sowie Strukturieren von Handlungen, dadurch
- Erleichterung des Alltags, gegebenenfalls auch der beruflichen Tätigkeiten
- Verringerung der Selbstunsicherheit und von Ängsten sowie Stärkung des Selbstbewusstseins

Therapie

Nicht-medikamentöse (neuropsychologische) Therapie

Die neuropsychologische Diagnostik ist zwar vielleicht interessant, aber letztlich ein verzichtbarer Aufwand, hätte sie nicht auch therapeutische Konsequenzen. Auch wenn neuropsychologische Therapien noch nicht im wünschenswerten Ausmaß bei MS erprobt sind, gibt es doch vielfältige Hinweise, dass sie wirksam sind. Die Besprechung der Untersuchungsergebnisse und die individuelle Beratung, die in der Regel auch Bezugspersonen einbezieht, sind dabei unverzichtbare therapeutische Maßnahmen. Helfen sie doch, Unsicherheiten zu vermindern und damit irrationale Ängste zu vermeiden. Unsichtbare und auch für die betroffene Person unerklärliche Beschwerden werden nachvollziehbarer und verständlicher. Ihre Auswirkungen auf den Alltag können besprochen und erklärt werden. Damit wird oft schon ein wesentliches Therapieziel erreicht, nämlich die Verminderung des Leidensdrucks.
Ein weiteres Therapieziel kann in der Steigerung oder Wiederherstellung geschwächter Fähigkeiten liegen (Restitution). Hierzu gibt es spezielle Übungen, die in der Therapie, gelegentlich auch als „Hausaufgabe", regelmäßig durchgeführt werden. Das „Know-how" des Therapeuten ist bei der Auswahl und der Überprüfung der Wirksamkeit unverzichtbar. Nach dem Abschluss eines solchen Trainings ist es unerlässlich, zwei Aspekte kritisch zu prüfen. Erstens sollte sich die trainierte Funktion tatsächlich verbessert haben. Eine Verbesserung der Leistungen in den

TABELLE 5. BEISPIELE NEUROPSYCHOLOGISCHER TESTS.

Aufmerksamkeit	Testbatterie zur Aufmerksamkeitsprüfung (TAP)
Aufmerksamkeitsaktivierung	Untertest„Alertness“
Daueraufmerksamkeit	Untertest„Daueraufmerksamkeit“
Selektive Aufmerksamkeit	Untertest„Go/NoGo“
Räumliche Ausrichtung der Aufmerksamkeit	Untertests„Visuelles Scanning“,„Augenbewegung“ und„Verdeckte Aufmerksamkeitsverschiebung“
Geteilte Aufmerksamkeit	Untertest„Geteilte Aufmerksamkeit“
Gedächtnis	
Arbeitsgedächtnis	TAP Untertest„Arbeitsgedächtnis“, Blockspanne nach CORSI, Konsonanten-Trigramm-Test, Zahlenspanne (WMS-R)
Lernen	Verbaler Lern- und Merkfähigkeitstest (VLMT), California Verbal Learning Test (CVLT), Gesichter-Namen-Lerntest (GNL), Rivermead Behavioural Memory Test (RBMT), Location Learning Test (LLT), Verbaler Gedächtnistest (VGT)
Kurzfristiges Behalten	verbaler und visueller Merkfähigkeitstest (VVM)
Langzeitgedächtnis	VLMT, verbaler und non-verbaler Lerntest (VLT, NVLT), Lern- und Gedächtnistest (LGT 3), Recognition Memory Test (RMT)
Prospektives Gedächtnis	RBMT
Implizites Gedächtnis	fragmentierter Bilder-Test (FBT), Suprablockspanne
Visuell-räumliche Informationsverarbeitung	
Basisleistungen Raumanalyse	Visual Space (VS)
Mustererkennung, räumlich-konstruktive Leistungen	WIE Untertest„Mosaiktest“
Figur-Grund-Unterscheidung	Leistungsprüfsystem (LPS) Untertest 10
Objekterkennung	Visual Object and Space Perfomance (VOSP)
Perspektivische Wahrnehmung	LPS Untertests 7, 8, 9; Schnitte, VOSP
Raumvorstellung	dreidimensionaler Würfeltest (3-DW)
Exekutive Funktionen	
Strategiebildung	Wisconsin Card Sorting Test
Divergentes Denken	Regensburger Wortflüssigkeitstest
Problemlösen	Turm von London, Standardisierte Link'sche Probe (SLP), Organisiere und plane einen Ausfug (O-P-A), Beobachtungsverfahren zur Organisation praktischer, alltagsnaher Tätigkeiten (BOPAT)
Schätzen	Test zum kognitiven Schätzen
Alltagskompetenzen	Marburger Kompetenz Skala

Übungsaufgaben ist dafür kein Beweis. Erst eine Verlaufsdiagnostik mit standardisierten und normierten Tests kann „echte" Leistungssteigerungen aufzeigen. So erfreulich es ist, wenn dies gelingt, so wenig bedeutsam ist es dagegen, wenn die Person keine Auswirkungen im Alltag verspürt. Es gilt: „Behandle die Person, nicht den Test!" Insofern werden im Rahmen der Verlaufsdiagnostik auch Veränderungen in der Bewältigung des Alltags, der Wiederaufnahme bereits aufgegebener Betätigungen, Stimmungsänderungen und die Lebensqualität besprochen.
In manchen Fällen ist eine Wiederherstellung geschwächter Funktionen nicht möglich. Hier können sogenannte Kompensationstherapien helfen: Es handelt sich in der Regel um Verhaltensänderungen, die es erlauben, das gleiche Ziel mit anderen Mitteln zu erreichen. So kann zum Beispiel das Einüben von Lern- und Merkstrategien („Mnemotechniken") helfen, Gedächtnisschwächen auszugleichen. Auch der gezielte Gebrauch von Hilfsmitteln (Notizbuch, elektronische Speicher, Ordnungssysteme, Handy und vieles andere mehr) kann in der Therapie erarbeitet und erprobt werden. Dies erfordert eine sorgfältige Abstimmung auf die Bedürfnisse und Fähigkeiten der Patienten, damit durch diese Behandlungsmaßnahmen nicht zusätzliche Belastungen geschaffen werden.
Insbesondere für den Bereich der Aufmerksamkeit konnte gezeigt werden, dass ein gezieltes Funktionstraining wirksam ist. Dabei wurde bei jedem Patienten – nach Feststellung des individuellen Beeinträchtigungsprofils – zunächst die am meisten beeinträchtigte Aufmerksamkeitskomponente beübt. Danach erfolgte eine Zwischendiagnostik, im Anschluss wurde eine zweite Aufmerksamkeitskomponente trainiert. Es konnte gezeigt werden, dass einzelne Beeinträchtigungen durch ein gezieltes Training deutlich verbessert werden können.
Nach Abschluss der jeweiligen Übungsphase nahm die trainierte Funktion nicht wieder ab, sondern die Therapieeffekte blieben über mindestens weitere sechs Wochen stabil. Zusätzlich wurden die Patientinnen nach den Auswirkungen der Therapie auf ihren Lebensalltag befragt. Neben einer verminderten Ablenkbarkeit, einer reduzierten Erschöpfbarkeit (s. dazu auch das Kapitel „Fatigue") und einem geringeren Ausmaß an Verlangsamung bei praktischen wie auch geistigen Tätigkeiten berichteten die Patientinnen über ein gesteigertes Selbstbewusstsein. Mithilfe der funktionellen Magnetresonanztomographie (fMRT) konnte darüber hinaus nachgewiesen werden, dass die therapeutischen Maßnahmen nicht nur auf der Verhaltensebene wirksam sind, sondern auch zu einer veränderten Funktionsweise des Gehirns führen.
Zur Gedächtnistherapie bei MS gibt es bislang nur wenige Untersuchungen. Aus zahllosen Erfahrungen bei anderen Erkrankungen des Gehirns weiß man jedoch, dass ein beeinträchtigtes Gedächtnis durch Übungsbehandlung nicht wesentlich verbessert werden kann. In der Therapie geht es deshalb vor allem darum, auf den individuellen Alltag abgestimmte Strategien und Hilfen gemeinsam zu erarbeiten und so nutzbar zu machen, dass sie keine zusätzliche Belastung darstellen. Hierzu sind häufig Einstellungs- und Verhaltensänderungen notwendig, die ohne therapeutische Unterstützung kaum machbar wären.
Auch für den Bereich der visuell-räumlichen Wahrnehmungsstörungen fehlen

bislang Therapiestudien bei MS, sodass im Einzelfall der Versuch unternommen werden muss, Methoden anzuwenden, die sich in anderen Zusammenhängen als wirksam erwiesen haben. Es gibt jedoch keinen Grund zu der Annahme, dass diese bei MS nicht erfolgreich sind.
Zur Therapie der exekutiven Störungen werden insbesondere verhaltenstherapeutische Techniken genutzt. Ziel ist es, den Betroffenen Strategien zu vermitteln, um Problemlöse- und Planungsprozesse bewusst und effektiv zu bewältigen. Für viele Alltagsverrichtungen werden (neue) Routinen eingeübt. Eine wesentliche Voraussetzung für eine erfolgreiche Therapie ist es auch hier, zunächst ein Verständnis für die Art dieser Störung zu vermitteln. Allzu schnell entsteht der Eindruck einer Intelligenzminderung oder ähnlicher allgemeiner (Fehl-)Einschätzungen. Diese sind nicht nur nicht förderlich, sondern sie treffen schlicht nicht zu und behindern eine aktive Teilnahme an der Behandlung.

Medikamentöse Therapiemaßnahmen

Nach wie vor gibt es keine medikamentöse Therapie, die zur symptomatischen Behandlung kognitiver Störungen empfohlen werden kann.
Während die zentral wirksamen Cholinesterasehemmer wie Donepezil, Rivastigmin und Memantine bei der Alzheimer-Demenz wirksam und dafür zugelassen sind, haben sie sich bei der MS als nicht wirksam erwiesen oder sie sogar vorübergehend verschlechtert. Gleiches gilt für Ginkgo-Präparate, Amantadin und Modafinil.
Somit sollte der Schwerpunkt der Therapie eindeutig bei den nicht-medikamentösen Behandlungen liegen.

TABELLE 6. NICHT-MEDIKAMENTÖSE THERAPIEMÖGLICHKEITEN.

Art	Ziel	Beispiele
Restitutive Übungstherapien	möglichst weitgehende Wiederherstellung geschwächter Funktionen	Aufmerksamkeitstrainings (RIGLING, RehaCom, CogniPlus), Wahrnehmungstherapien (Therapiematerial zur Behandlung visuell-räumlicher und räumlich-konstruktiver Störungen)
Kompensation	Erreichen des gleichen Verhaltensziels mithilfe ausgleichender Strategien oder durch Einsatz gut erhaltener Fähigkeiten	Gedächtnistherapien, Verhaltensmodifikation, Zeit- und Selbstmanagement
Adaptation	Anpassung der (Arbeits-) Umwelt an eine Behinderung	Gestaltung des Arbeitsplatzes /Haushalts, Beratung, Hilfsmittelgebrauch
Integrative Therapie	hohes Maß an Lebensqualität unter Berücksichtigung aller persönlichen Ziele, des sozialen Umfelds und der gegebenen Rahmenbedingungen	integriert alle genannten Therapieansätze sowie Methoden des Case-Managements, des Coachings und unterstützende Maßnahmen (Entspannungstherapien, Selbstsicherheitstrainings)

ALLES WICHTIGE AUF EINEN BLICK

- Neben den vielfältigen körperlichen und affektiven Veränderungen sind bei der MS häufig auch kognitive Beeinträchtigungen zu beobachten.
- Art und Ausmaß dieser meist nicht auf Anhieb verstehbaren Störungen sind individuell sehr unterschiedlich. Zudem ist deren Auftreten weitgehend unabhängig vom Verlauf der Erkrankung.
- Bei entsprechenden Beschwerden ist eine qualifizierte neuropsychologische Diagnostik unumgänglich.
- Die Ergebnisse dieser teilweise recht aufwendigen Untersuchungen bilden die Grundlage für weitere Maßnahmen.
- Zunächst sind eine Rückmeldung der Befunde und die Beratung der Betroffenen, gegebenenfalls auch der Angehörigen, nützlich, um das Verständnis für die „unsichtbaren" Behinderungen zu fördern und Verunsicherungen zu reduzieren.
- Um den Leidensdruck zu vermindern, geschwächte Funktionen wieder zu stärken, Defizite im Alltag auszugleichen und sekundäre Fehlentwicklungen zu vermeiden, kann eine gezielte neuropsychologische Therapie geplant werden.
- Die genannten Maßnahmen sollten in der Hand ausgebildeter klinischer Neuropsychologen liegen und in enger Abstimmung mit den behandelnden Neurologen stattfinden.
- Medikamentöse Behandlungsmöglichkeiten stehen zur Zeit nicht zur Verfügung.

KAPITEL 6

Depression (Heike Meißner und Peter Flachenecker)

Was ist eine Depression?

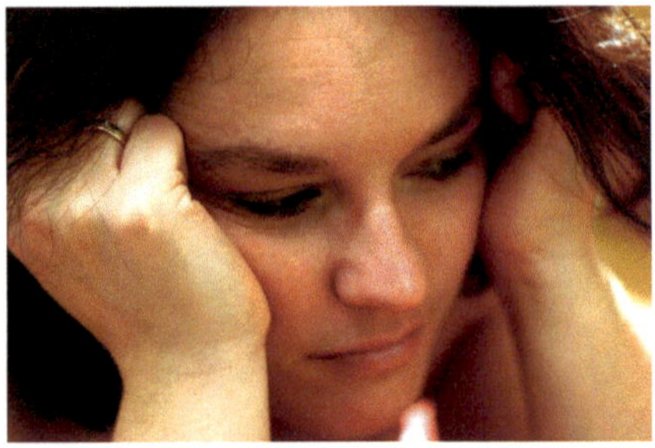

Abb. [31] Wenn das Leben zur Qual wird ...

Gedrückte Stimmung, Ängstlichkeit und Verstimmtheit sind Gefühlszustände, die alle Menschen kennen. Sie sind, solange sie eine bestimmte Stärke und Dauer nicht überschreiten, „gesunde" bzw. „normale" Reaktionen auf belastende Lebenserfahrungen wie Einsamkeit, Misserfolge, Enttäuschungen und Verluste. Die Übergänge zu behandlungsbedürftigen Depressionen sind dabei fließend. Unter diesem Begriff versteht man Krankheitssymptome, die sich im seelischen, aber auch im körperlichen Bereich zeigen. Zu den seelischen Symptomen gehören Gefühle der Hoffnungslosigkeit, Teilnahmslosigkeit und die Unfähigkeit, sich zu freuen. Aber auch Ängste sind oft zu beobachten. Fragt man einen Depressiven nach seinen sozialen Beziehungen, berichtet er meist, dass diese beeinträchtigt sind. Die Kranken leiden darunter, sind aber nicht in der Lage, aus eigener Kraft etwas daran zu verändern. Daneben können körperliche Beschwerden auftreten, für die sich auch durch eingehende ärztliche Untersuchungen keine organischen Erklärungen finden lassen. Dauern diese Beschwerden mindestens zwei Wochen in unveränderter und nicht beeinflussbarer Weise an, muss man davon ausgehen, dass eine depressive Erkrankung vorliegt.

Im Verlauf der MS können psychische Störungen in unterschiedlicher Ausprägung und Intensität auftreten. Durch multiple Entmarkungsherde im Großhirn entstehen „Kommunikationsprobleme" zwischen bestimmten Nervenzellen, die neben kognitiven Störungen (wie z.B. Konzentrations- und Gedächtnisstörungen) auch eine Verschlechterung der Steuerung der Gefühle (Affekte), der Stimmung und des Antriebs zur Folge haben. Depressive Episoden können aber auch als Reaktion auf die Diagnose einer chronischen Erkrankung, auf krankheitsbedingte Verluste der Mobilität oder Leistungsfähigkeit und dadurch vielleicht verursachte Einsamkeit oder durch Mangel an positiven Erlebnissen und sozialen Kontakten ausgelöst werden. Nicht selten beginnt hier eine Abwärtsspirale aus Depression, sozialem Rückzug und einer weiteren Zunahme der depressiven Symptome. Entsprechend unterschiedlich können auch die psychischen Störungen bei MS ausfallen. Sie können bei einzelnen Patienten sehr weitreichend sein, während andere kaum oder gar nicht davon betroffen sind.

Fallbeispiel

Eine 34-jährige junge Mutter von zwei Kindern leidet seit drei Jahren an einer schubförmig verlaufenden MS. Bisher waren drei Krankheitsschübe aufgetreten, die sich zweimal als Sehnervenentzündung und zuletzt in Form von Sensibilitätsstörungen der oberen Extremitäten geäußert hatten. Alle Symptome haben sich gut zurückgebildet, sodass die Patientin nahezu beschwerdefrei ist. Seit sechs Monaten klagt sie nun über starke Rücken- und Kopfschmerzen, sie fühlt sich schlapp und müde und hat keinen Appetit. Dadurch hat sie bereits 5 Kilo abgenommen. Besonders nach dem Aufstehen fühlt sie sich antriebslos und erschöpft. Sie wacht regelmäßig um 4 Uhr morgens auf, ohne wieder einschlafen zu können. Ihre Stimmung verschlechtert sich zusehends, nichts bereitet ihr Freude, sie fühlt sich leer und ausgebrannt. Auch ihre Ehe beginnt bereits darunter zu leiden, ihr sowieso schon geringes Interesse an Sexualität ist völlig erloschen. Die Betreuung ihrer Kinder überfordert sie zunehmend.

Depressionen sind durch folgende Symptome gekennzeichnet: traurige Verstimmung, Gefühle der Hoffnungslosigkeit und inneren Leere, nächtelanges Grübeln sowie Willens-, Denk- und Antriebshemmung. Des Weiteren sind die Fähigkeit, sich zu freuen, das Interesse und die Konzentration beeinträchtigt. Aus diesem Selbsterleben heraus fühlt sich der Betroffene oft wie ein Versager, was die innere Verunsicherung, die Angst und die Unruhe zusätzlich verstärkt. So kapselt er sich immer mehr ab. Die sexuellen Empfindungen sind verringert oder kommen gar nicht erst auf (Libidoverlust). Gleichzeitig schwindet das Interesse an der eigenen Person, was bis zur Vernachlässigung des eigenen Erscheinungsbildes führen kann.
Neben diesen seelischen kommen auch körperliche Symptome vor. Ausgeprägte Müdigkeit kann nach der kleinsten Anstrengung auftreten, man fühlt sich matt und schwach. Die Betroffenen berichten über Kopfschmerzen von drückend-dumpfem Charakter, die diffus den ganzen Kopf betreffen, oder von Missempfindungen im gesamten Körper. Der Schlaf ist meist gestört, wobei das frühe (vorzeitige) Erwachen ein typisches Merkmal ist. Viele Patienten leiden unter Appetitlosigkeit und nehmen stark ab. Die Symptome sind oft in den Morgenstunden besonders stark ausgeprägt (Morgentief) und bessern sich im Laufe des Tages in unterschiedlichem Ausmaß. Das Selbstwertgefühl und das Selbstvertrauen sind fast immer beeinträchtigt. Sogar bei leichten Depressionen kommen Schuldgefühle und Gedanken über die eigene Minderwertigkeit vor. In besonders schweren Fällen ist die Hoffnungslosigkeit so stark, dass es den Betroffenen als einziger Ausweg erscheint, ihrem vermeintlich wertlosen Leben ein Ende zu setzen.

Wie häufig tritt eine Depression auf und welche Bedeutung hat dies?

Depressionen gehören zu den häufigsten psychischen Erkrankungen und stellen eine deutliche Beeinträchtigung der Lebensqualität dar. Die Folgen sind erheblich. Schätzungen zufolge können ca. 70 % der jährlichen Selbsttötungen in Deutschland mit einer Depression in Zusammenhang gebracht werden. Etwa 13 % aller vorzeitigen Berentungen werden aufgrund einer depressiven Erkrankung vorgenommen.
Die Wahrscheinlichkeit, an einer schweren Depression zu erkranken, wird über die gesamte Lebens- und Erkrankungsdauer bei MS-Patienten auf 40–60 % geschätzt. Dies entspricht einer im Vergleich zur Allgemeinbevölkerung um das 3-Fache erhöhten Erkrankungswahrscheinlichkeit. Nimmt man

zusätzlich weniger schwere Depressionen hinzu, so steigt die Auftretenswahrscheinlichkeit bei MS-Patienten sogar auf 70 %. Dabei sind episodische depressive Stimmungsschwankungen und Anpassungsstörungen, die typischerweise während der Bewältigung der Erstdiagnose oder anderer Probleme im Krankheitsverlauf auftreten können, von depressiven Dauerzuständen abzugrenzen. Bipolare affektive Erkrankungen, die sich durch den Wechsel von depressiven mit sogenannten manischen Phasen, also solchen mit gesteigerter Aktivität und überhöhtem Selbstwertgefühl, auszeichnen, werden bei MS-Betroffenen doppelt so häufig wie in der Allgemeinbevölkerung beobachtet.

Wie wird die Depression diagnostiziert und gemessen?

Zur Diagnose einer Depression dienen strukturierte Diagnosekriterien, die in einer ausführlichen Untersuchung und Befragung erhoben werden. Nach dem „Diagnostic and Statistical Manual of Mental Disorders" in der 5. Auflage (DSM-V), dem am häufigsten verwendeten Manual, liegt eine Depression dann vor, wenn über einen Zeitraum von zwei Wochen eine depressive Stimmungslage und/oder ein Interesseverlust für nahezu alle Aktivitäten nachweisbar sind (Hauptkriterien). Wenn dies von mindestens drei bis vier Kriterien aus der unten stehenden Tabelle begleitet wird, also insgesamt mindestens fünf dieser Symptome vorhanden sind, spricht man von einer Depression. Die „International Classification of Diseases" in der 11. Auflage (ICD-11) unterscheidet darüber hinaus den Schweregrad und die Häufigkeit der depressiven Episoden.

DIAGNOSEKRITERIEN DER DEPRESSION NACH DSM-V*

Hauptkriterien (eines oder beide)

- depressive Stimmung an den meisten Tagen
- deutlich vermindertes Interesse oder Freude bei nahezu allen Aktivitäten

Nebenkriterien (drei oder vier)

- unbeabsichtigter Gewichtsverlust bzw. -zunahme
- Schlafstörungen
- verringerter oder gesteigerter Antrieb
- Schwung- und Energielosigkeit
- Schuld- bzw. Minderwertigkeitsgefühle
- Konzentrationsstörungen
- Todessehnsucht und Selbstmordabsichten

Die Diagnose einer Depression erfordert den Nachweis von mindestens 5 Kriterien (davon 1 Hauptkriterium) über einen Zeitraum von zwei Wochen.

* DSM-V: Diagnostic and Statistical Manual of Mental Disorders

Zusätzlich kommen eine Reihe von Selbst- und Fremdbeurteilungsfragebögen, wie z. B. das Beck-Depressions-Inventar (BDI), die Hamilton-Depressionsskala (HAMD), die allgemeine Depressionsskala (ADS) und die Selbstbeurteilungsskala nach v. Zerssen zum Einsatz. Diese Skalen sind in ihrer Aussagekraft unterschiedlich zu bewerten. So enthält das BDI viele Fragen zu körperlichen Störungen, die auch durch die MS selbst bedingt sein und somit die Diagnose einer Depression verfälschen können. Damit stellen diese Instrumente allenfalls eine Ergänzung dar, ersetzen aber keinesfalls das ausführliche ärztliche Gespräch. Beispielhaft findet sich in der Abbildung 32 die Selbstbeurteilungsskala nach v. Zerssen.

Anleitung

Lesen Sie bitte folgende Sätze. Entscheiden Sie bei jeder Feststellung, ob sie für Sie zutrifft oder nicht. Machen Sie ein Kreuz in eines der vier Kästchen entsprechend der Stärke Ihrer Zustimmung bzw. Ablehnung.
Füllen Sie den Bogen sorgfältig und möglichst schnell selbstständig aus. Lassen Sie keinen Satz aus!

	Frage	trifft ausgesprochen zu	trifft überwiegend zu	trifft etwas zu	trifft gar nicht zu
1.	Ich habe Freude an den verschiedensten Spielen und Freizeitbeschäftigungen				
2.	Kritik verletzt mich stärker als früher				
3.	In letzter Zeit bin ich sehr ängstlich und schreckhaft				
4.	Ich weine leicht				
5.	Ich habe Angst, den Verstand zu verlieren				
6.	Ich fühle mich niedergeschlagen und schwermütig				
7.	Ich kann das, was ich lese, nicht mehr so gut verstehen wie früher				
8.	Am liebsten würde ich mir das Leben nehmen				
9.	Morgens fühle ich mich besonders schlecht				
10.	Ich habe zu anderen Menschen keine innere Beziehung mehr				
11.	Ich fühle, dass ich nahe daran bin zusammenzubrechen				
12.	Ich habe ständig Angst, dass ich etwas Falsches sagen oder tun könnte				
13.	Ich bin jetzt viel weniger am Liebesleben interessiert				
14.	Oft fühle ich mich einfach miserabel				
15.	Ich komme beim besten Willen nicht mit den kleinsten Gedankenschritten voran				
16.	Ich habe keine Gefühle mehr				

Bitte prüfen Sie, ob Sie alle Feststellungen beantwortet haben!

Auswertung

Summenwert: _______

Ermittlung des Summenwertes durch Addierung der Antworten zu den einzelnen Fragen (trifft ausgesprochen zu = 3/trifft überwiegend zu = 2/trifft etwas zu = 1/trifft gar nicht zu = 0 Punkte).

Maximaler Summenwert:	48
Leicht erhöhter Summenwert:	11–15
Deutlich erhöhter Summenwert:	16–24
Stark erhöhter Summenwert:	≥25

Abb. [32] Depressions-Selbstbeurteilungsskala nach v. Zerssen.

THERAPIEZIELE

- Verringerung der Depression und ihrer einzelnen Symptome, dadurch
- Verringerung des Leidensdrucks
- Verbesserung der Lebensqualität und Steigerung der Lebensfreude

Behandlung

Das Ziel der Behandlung von Depressionen besteht in erster Linie in der Verminderung des erheblichen Leidensdrucks der Betroffenen und damit der Wiederherstellung der Lebensqualität und der Lebensfreude. Aber auch den sekundären Folgen, die sich z.B. in einem zunehmenden sozialen Rückzug äußern, muss frühzeitig begegnet werden, um den Teufelskreis aus Rückzug und Zunahme depressiver Reaktionen durch Einsamkeit und Isolation zu unterbrechen. Da die Selbstmordgefahr das größte Risiko darstellt, muss dieser Aspekt über die gesamte Behandlung mit besonderer Sorgfalt beobachtet werden.
Ein wichtiger Bestandteil der Depressionsbehandlung ist die Psychotherapie im weitesten Sinne. Sie reicht vom allgemein gehaltenen, beratenden und stützenden Gespräch durch den Arzt oder den Psychotherapeuten bis hin zur spezifischen Psychotherapie. In diesen Gesprächen können Fragen beantwortet sowie depressionsfördernde Lebensbedingungen oder Verhaltensweisen aufgedeckt und verändert werden. In vielen Fällen ist zudem eine medikamentöse (antidepressive) Behandlung notwendig oder hilfreich.

Nicht-medikamentöse Behandlungen

Beratung und stützende Gespräche
Die Diagnose MS stellt einen fundamentalen Einschnitt in das Leben der Patienten dar. Gerade in dieser sensiblen Phase sind Gesprächsangebote und Hilfestellungen bei der Diagnosebewältigung von großer Bedeutung. Als sehr hilfreich haben sich semiprofessionelle Angebote durch Mitbetroffene oder Angehörige erwiesen, da sie oft einen leichteren Zugang bieten und eine geringere Hemmschwelle aufweisen als der Gang zum Therapeuten („Peer-Support", „Counseling", „Coping-Hilfe").
Regional tragen hierzu auch die MS-Selbsthilfegruppen bei, z.B. das Programm „Betroffene beraten Betroffene" des DMSG-Landesverbandes Nordrhein-Westfalen. In den letzten Jahren wurden zudem immer mehr Angebote und Informationsveran-

staltungen für neu erkrankte Patienten angeboten. Dazu gehört zum Beispiel auch ein von uns entwickeltes stationäres Behandlungsprogramm für junge und neu erkrankte MS-Patienten (REMUS), das dem Auftreten von Depressionen vorbeugen soll, indem es Informationen liefert und frühzeitig Bewältigungsstrategien vermittelt.

Spezifische Psychotherapie

Die Wirksamkeit der psychotherapeutischen Behandlung von Depressionen ist seit Längerem wissenschaftlich belegt. Insbesondere die Wirksamkeit der kognitiven Verhaltenstherapie wurde wissenschaftlich untersucht und bestätigt. Ziel dieser Behandlung ist es, bestehende Symptome zu mildern oder zu beseitigen. Dies geschieht, indem man sich zu Beginn der Therapie einen genauen Eindruck über die Zusammenhänge von Ursache und Wirkung verschafft und problematische Denkstile und Verhaltensweisen, die die Depression fördern oder aufrechterhalten, erarbeitet (Verhaltensanalyse). In einem zweiten Schritt werden diese problematischen Verhaltensmuster modifiziert und selbstschädigende Denkmuster hinterfragt bzw. verändert. Dabei sind die wesentlichen Behandlungsschritte wie folgt:

- Aktivitätsaufbau

Depressiven fehlt häufig der Antrieb. Die Entschlusskraft ist herabgesetzt. Die Betroffenen ziehen sich immer mehr in ihr „Schneckenhaus" zurück, wodurch sich die depressive Problematik verstärkt, da positive Erfahrungen fehlen. Deshalb versucht man, positive Erlebnisse zu ermöglichen, indem gezielt Aktivitäten geplant und Schritt für Schritt umgesetzt werden.

- Beeinflussung von problematischen Denkstilen und Wahrnehmungen

Ein Zeichen von Depressionen sind negative Einstellungen, die die eigene Person, die Umwelt und die Zukunft betreffen. Viele Wahrnehmungen sind gekennzeichnet von Selbstabwertungen und Schuldgefühlen. So wird beispielsweise ein erwarteter, aber nicht erfolgter Anruf eines Freundes mit dem eigenen Verhalten in Verbindung gebracht. „Kein Wunder, dass er mit so einer wertlosen Person keinen Kontakt möchte und keine Lust hat anzurufen." In der psychotherapeutischen Behandlung sollen solche Denkstile und Wahrnehmungsverzerrungen aufgedeckt und auf ihren Realitätsgehalt hin überprüft werden. Dies geschieht unter anderem mit der Methode des sokratischen Dialogs. Dadurch kann es der Therapeut dem Betroffenen durch geschicktes Hinterfragen ermöglichen, Antworten, Einsichten bzw. Realitätsverzerrungen selbst zu erkennen. In einem nächsten Schritt können diese neu gewonnenen Einsichten in die Realität übertragen und überprüft werden.

- Verbesserung der sozialen Kompetenz

In diesem Behandlungsschritt werden die sozialen Fertigkeiten wie Kommunikation und soziale Wahrnehmung gefördert. Ziel ist es, den Betroffenen in die Lage zu versetzen, befriedigende soziale Kontakte aufzubauen und aufrechtzuerhalten.

- Vorbereitung auf Krisen

Um zukünftigen Krisen vorzubeugen, werden schließlich Verhaltensstrategien aufgebaut, die den Umgang mit Krisen erleichtern, wie z. B. der Umgang mit

krankheitsbezogenen Ängsten oder das Verhalten bei Auftreten einer erneuten Krankheitsverschlechterung.
Weitere häufig eingesetzte psychotherap eutische Verfahren sind die Gesprächspsychotherapie oder auch die klientenzentrierte Therapie und die tiefenpsychologisch orientierte Therapie, die aus der Psychoanalyse abgeleitet wurde. Die Familientherapie versucht, problematische und damit die Depression aufrechterhaltende oder fördernde Familienstrukturen zu beeinflussen. Dies geschieht, indem krank machende Interaktions- und Kommunikationsmuster unter Mitarbeit aller Beteiligten aufgedeckt und verändert werden. Zu den am umfassendsten untersuchten und neben der kognitiven Verhaltenstherapie wirksamsten Depressionstherapien gehört die Interpersonelle Psychotherapie. Sie basiert auf der Vorstellung, dass psychische Probleme durch Kommunikationsstörungen hervorgerufen werden, die ihren Ursprung in typischen Beziehungsmustern haben. Ziele der Behandlung sind die Reduktion der depressiven Symptome, aber vor allem die Bewältigung belastender zwischenmenschlicher und psychosozialer Stressoren (Stressauslöser). In den letzten Jahren gewinnen Achtsamkeitsmeditationen auch in der Depressionsbehandlung immer größere Bedeutung. Ihre Wirksamkeit ist für die Therapie von Angstsymptomen, chronischem Schmerz und Stress gut belegt. Bei Depressiven konnte die Rückfallquote um bis zu 50 % reduziert werden. Durch ein auf Achtsamkeit basierendes Trainingsprogramm konnten MS-Betroffene häufige Symptome wie Müdigkeit und Depressionen minimieren und ihre Lebensqualität steigern. Die klinische Erfahrung zeigt zudem, dass durch körperliches Training das Wohlbefinden gesteigert und eine Linderung der depressiven Symptome erzielt werden kann. Dies gilt unabhängig vom Schweregrad der depressiven Störung.

WEITERE NICHT-MEDIKAMENTÖSE THERAPIEMÖGLICHKEITEN

- Beratung und stützende Gespräche
  - Arzt/Psychotherapeut
  - Angehörige
  - Betroffene und Selbsthilfegruppen
  - Achtsamkeitsmeditationen
  - Körperliches Training
- Spezifische Psychotherapie
  - kognitive Verhaltenstherapie
  - Gesprächspsychotherapie (klientenzentrierte Psychotherapie)
  - tiefenpsychologisch fundierte Psychotherapie
  - Familientherapie
  - Interpersonelle Psychotherapie

Medikamentöse Therapie

Die biologische Ursache von Depressionen besteht in einer Funktionsstörung von Botenstoffen (Neurotransmitter) im Bereich der Nervenverbindungen (Synapsen). Neurotransmitter sind Überträgerstoffe, die den Nervenreiz zwischen den Nervenzellen auf chemischem Weg weiterleiten. Sie „docken" an den Rezeptoren der folgenden Nervenzelle an und übertragen so die Erregung von einer Nervenzelle zur anderen. Ein Teil dieser Botenstoffe wird in die „ursprüngliche" Nervenzelle zurücktransportiert und dort von einem Enzym, der sogenannten „Monoaminooxidase", abgebaut. Besondere Bedeutung bei der Entstehung von Depressionen haben die Botenstoffe Serotonin und Noradrenalin.

Man nimmt an, dass eine Depression deshalb entsteht, weil die Konzentration von Serotonin und Noradrenalin im Gehirn nicht ausreicht. Daher versucht man mit medikamentösen Maßnahmen, diesen gestörten Stoffwechsel auszugleichen und die Transmitter-Konzentration zu erhöhen, indem man deren Wiederaufnahme in die Nervenzelle blockiert.
Dies geschieht durch selektive Serotonin-Wiederaufnahmehemmer (SSRI) wie Sertralin oder Fluoxetin, die gezielt den Serotonin-Stoffwechsel beeinflussen. Daneben gibt es auch selektive Noradrenalin-Wiederaufnahmehemmer. Andere neuere Antidepressiva mit dualem, d. h. zweifachem Wirkmechanismus wie z. B. Duloxetin hemmen die Wiederaufnahme von Serotonin und Noradrenalin, haben aber keinen Einfluss auf andere Botenstoffe.
Eine weitere Behandlungsstrategie besteht darin, dass man die Konzentration der Monoaminooxidase A reduziert (MAO-A-Hemmer) und so die chemische Aufspaltung der Transmitter verhindert. Das erhöht ebenfalls die Verfügbarkeit im synaptischen Spalt, d. h. der Übertragungszone zwischen den Nervenzellen. Diesem Wirkprinzip folgt das Moclobemid. Ältere Antidepressiva, zu denen die tri- und tetrazyklischen Antidepressiva wie Imipramin, Amitriptylin oder Desipramin gehören, hemmen unselektiv die Wiederaufnahme verschiedener Botenstoffe wie Serotonin, Noradrenalin oder Histamin. Aufgrund ihres ungünstigen Nebenwirkungsprofils spielen sie aber bei der Behandlung der MS-assoziierten Depression eine eher untergeordnete Rolle. Der Vollständigkeit wegen soll noch die Gruppe der Johanniskrautpräparate erwähnt werden. Diese wirken allerdings nur bei leichten Depressionen.

Grundsätzlich sind die herkömmlichen antidepressiven Strategien auch bei der MS – wie bei vielen anderen körperlichen Erkrankungen – wirksam. Die Wirkstoffe, deren Wirksamkeit auch bei der MS in einigen kleineren Studien nachgewiesen wurde bzw. häufig dort eingesetzt werden, sind in der folgenden Tabelle aufgeführt.

Nebenwirkungen von Antidepressiva

Bei der Einnahme von antidepressiv wirkenden Medikamenten kann es neben der gewünschten Wirkung auch zum Auftreten von Nebenwirkungen kommen.
Nebenwirkungen können sich als Kreislaufstörungen mit niedrigem Blutdruck oder Herzrhythmusstörungen bemerkbar machen. Aber auch Mundtrockenheit und trockene Schleimhäute, Verdauungsstörungen („Darmträgheit"), Schwindel und allergische Hautreaktionen werden beschrieben. Gelegentlich kann es zu Sehstörungen (Akkommodationsstörungen, d. h. Probleme beim Nahsehen), Sexualstörungen oder zu Leberfunktionsstörungen kommen. Weitere Nebenwirkungen können sich als Schlafstörungen oder in Form von Müdigkeit und Unruhe zeigen. Bei längerer Einnahme kann zudem das Körpergewicht ansteigen. Durch die Weiterentwicklung der Medikamente konnten diese Nebenwirkungen erfreulicherweise deutlich reduziert werden. Als besonders verträglich gelten die selektiven Serotonin-Wiederaufnahmehemmer (SSRI), die Substanzen mit dualem Wirkprinzip und das Moclobemid (Monoaminooxidase A-Hemmer).

TABELLE 7. MEDIKAMENTÖSE THERAPIEMÖGLICHKEITEN DER DEPRESSION.

Wirkstoff	Dosierung	Wichtige Nebenwirkungen*
Imipramin Amitriptylin Desipramin	50–150 mg/Tag 50–150 mg/Tag 25–200 mg/Tag	Herzrhythmusstörungen, Harnverhalt, Schwindel, Mundtrockenheit
Fluoxetin	20–60 mg/Tag	Unruhe, Übelkeit, Schlafstörungen
Sertralin	50–200 mg/Tag	Übelkeit, Durchfall, Mundtrockenheit, Schwindel, Zittern, Schlafstörungen
Citalopram Escitalopram	5 – 60 mg/Tag 5 – 20 mg/Tag	Übelkeit, Obstipation, Appetitlosigkeit, Schlafstörungen, Herzrasen, Blutdruckabfall, Nervosität, Harnverhalt, Verschwommensehen
Duloxetin	30 – 120 mg/Tag	Übelkeit, Schläfrigkeit, Mundtrockenheit, Kopfschmerzen, Nervosität, Verschwommensehen, Herzklopfen
Moclobemid	150–600 mg/Tag	Unruhe, Schwindel, Blutdruckanstieg

*Die vollständigen Listen können den jeweiligen schriftlichen Arzneimittelinformationen entnommen werden.

Wirkungsbeginn

Da der Leidensdruck bei Depressionen besonders groß ist, erhofft sich der Betroffene verständlicherweise eine rasche Wirkung der Medikamente. Dies ist bei der Behandlung mit Antidepressiva leider nicht der Fall. Während die Nebenwirkungen in der Regel sofort auftreten, sind erste Verbesserungen der Befindlichkeit frühestens nach 10 bis 14 Tagen zu erwarten. Diese Zeit benötigt der Körper, um die Stoffwechselvorgänge im Gehirn zu normalisieren. Die volle Wirkung der Medikamente tritt erst nach ca. 3 bis 4 Wochen ein. Das bedeutet, dass man Geduld braucht, bis man die lindernde Wirkung spürt. Aufgrund dieses verzögerten Wirkungseintritts ist es deshalb auch nicht sinnvoll, vor Ablauf von 3 bis 4 Wochen das Präparat wegen scheinbarer Wirkungslosigkeit zu wechseln.

Was sollten Angehörige wissen?

Für die Angehörigen ist es oft schwer zu ertragen, dass ein Familienmitglied unter Depressionen leidet. Versuche, den Betroffenen aufzumuntern oder zu ermutigen, schlagen fehl, die Gleichgültigkeit und die Interesselosigkeit belasten die Beziehung. Um dem Kranken wirklich zu helfen, müssen die Angehörigen wissen, dass eine Depression eine echte Erkrankung und weder durch Simulation noch durch mangelnde Willenskraft bedingt ist. Häufig müssen Vorurteile abgebaut und das Wissen vermittelt werden, dass sich hinter der Antriebslosigkeit echtes Nichtkönnen und nicht mangelnde Bereitschaft verbergen. Jeglicher Druck auf den Kranken oder gute Ratschläge, was zu tun sei, stellen eine zusätzliche Belastung für den Depressiven dar und führen eher zu einer Verschlechterung der Symptomatik. Ein ganz erheblicher Anteil des Leidensdrucks bei dem Patienten entsteht dadurch, dass er genau weiß, was er unternehmen müsste, aber nicht in der Lage ist, diese Schritte umzusetzen.
Angehörige haben in der Behandlung die wichtige Funktion, den Arzt zu unterstützen, indem sie dem Betroffenen in ruhigen Gesprächen Mut zusprechen und ihn auf-

fordern, die Behandlung (medikamentös und therapeutisch) fortzuführen. Sie sollten versuchen, ihn zu gemeinsamen Aktivitäten zu ermutigen und ihm die begründete Hoffnung auf baldige Linderung der Beschwerden vermitteln.

ALLES WICHTIGE AUF EINEN BLICK

- Depressionen kommen bei MS-Betroffenen häufig vor und stellen eine erhebliche Einschränkung der Lebensqualität dar. Sie müssen in ihrer Intensität und Dauer dabei klar von „normalen" Stimmungsschwankungen abgegrenzt werden. Halten schwerwiegende Symptome mindestens zwei Wochen unverändert an, sollte eine Abklärung erfolgen. Die Ursachen sind in biologischen Einflüssen, d. h. Veränderungen in Stoffwechselvorgängen des Gehirns zu sehen.
- Diese führen dazu, dass die Kommunikation zwischen den Nervenzellen, die durch entsprechende Botenstoffe vermittelt wird, nicht ausreichend stattfindet. Dies löst dann die typischen Symptome aus. Häufige Auslöser sind in der psychischen Reaktion der Betroffenen auf die Diagnose einer chronischen, unheilbaren Erkrankung zu finden. Aber auch krankheitsbezogene Verluste und Behinderungen und das Gefühl der Unkontrollierbarkeit des weiteren Verlaufs sind Belastungen, die depressive Reaktionen auslösen können.
- Depressionen äußern sich in vielfältigen psychischen und körperlichen Symptomen, die die Diagnose teilweise erschweren. Es ist daher außerordentlich wichtig, sich beim Auftreten depressiver Symptome an den behandelnden Hausarzt oder Neurologen zu wenden. Dieser wird gemeinsam mit dem Betroffenen die Ursachen der Beschwerden klären und eine gezielte, individuelle Behandlung einleiten.
- Häufig sind auch internistische Erkrankungen die Ursache für viele depressiv wirkende Beschwerden.
- Ist die Diagnose einer Depression gesichert, kann eine gezielte Behandlung erfolgen. Anerkannte Behandlungsmethoden sind die (nicht-medikamentöse) Psychotherapie und die medikamentöse Therapie mit Antidepressiva.
- Oft bringt die Kombination aus beiden Therapieformen besonders gute Ergebnisse. Durch die Weiterentwicklung der Medikamente konnte die Rate der Nebenwirkungen deutlich gesenkt werden, sodass insbesondere die Gruppe der selektiven Serotonin-Wiederaufnahmehemmer (SSRI) eine wirksame und gut verträgliche Therapieform darstellt.
- Wichtig ist es, frühzeitig den Arzt aufzusuchen, denn Depressionen sind heute gut behandelbar und kein Zeichen persönlichen Versagens!

KAPITEL 7

Neuropsychiatrische Störungen (Michael Haupts)

Was versteht man unter neuropsychiatrischen Störungen?

Die Einteilung und Benennung von psychischen Erkrankungen ist bis heute nicht ganz einfach: Begriffe und Kategorien unterliegen einem steten Wandel. US-Amerikanische Diagnoseklassifikationen entsprechen nur ungefähr altgewohnten deutschen oder europäischen Namen – das macht es schwerer, im Internet nachzulesen.

Frühere Neurologen nahmen an, dass es eine typische „Euphoria sclerotica" bei MS gebe, also eine unangemessen heiter-gehobene Stimmungslage bei MS; heute ist von solch einer Diagnose keine Rede mehr. Viele Beschreibungen sind differenzierter geworden. Tabelle 8 gibt einen Überblick über Benennungen.

Viele menschliche Regungen, Gefühle, aber auch Erkennen, Antrieb und planvolles Handeln, werden im Gehirn durch ein Netzwerk von Nerven und biologischen Überträgerstoffen (sogenannten „Neurotransmittern") vermittelt. Der Neurotransmitter Acetylcholin wird zur Gedächtnisspeicherung benötigt, Serotonin beeinflusst Stimmung und Schlaf, Adrenalin aktiviert Wachheit und Antrieb. Zahlreiche äußere Faktoren und auch viele Medikamente wirken ebenfalls auf dieses Netzwerk – und natürlich neurologische Krankheiten wie Multiple Sklerose, die Leitungsbahnen und damit das Zusammenspiel erheblich stören können. Daher die Benennung „neuropsychiatrische" Störungen.

Fallbeispiel

Eine 55-jährige gehbehinderte, sehr zurückgezogen lebende Frau geht im Mietshaus eine Etage tiefer und klingelt dort. Als die Bewohnerin öffnet, schlägt sie dieser ein mitgeführtes 1-kg-Gewicht der Küchenwaage auf den Kopf. Blut spritzt, die Polizei kommt. Die gehbehinderte Frau gibt an, sie habe einfach seit Langem das zwanghafte Gefühl gehabt, jemanden verletzen müssen. Der Staatsanwalt erhebt Anklage wegen gefährlicher Körperverletzung und prüft Mordabsicht. – Die Frau wird wegen schubförmig-progredienter MS seit zwei Jahren mit einem Interferon-Präparat behandelt. Bei Untersuchungen durch ihre behandelnde Ärztin und die MS-Ambulanz der Klinik hatte sie nie entsprechende Gedanken angegeben, sondern sich eher bedrückt darüber geäußert, dass sie unter ihrem Ehemann leide, aber auf seine Hilfe angewiesen sei.

Moderne medizinische Konzepte zur Entstehung psychischer Erkrankungen gehen heute von einem bio-psycho-sozialen Modell aus. Anlagebedingte Risikofaktoren, Schäden und Verletzbarkeit des Nervensystems („Vulnerabilität") sind im *biologischen* Organbau begründet. Speziell im Falle der MS als neurologischer Krankheit zählen dazu auch krankheitsbedingte Einflüsse durch Dauer, Aktivität, und Ausdehnung der Entmarkungsherde im Gehirn sowie die eingesetzten Medikamente. Positive *psychische Faktoren* können individuelle Fähigkeiten zum Umgang mit Belastungen, Unempfindlichkeit (bzw. Empfindlichkeit) gegen „Stress“ oder erlernte Fähigkeiten sein, negative Faktoren z. B. eine anerzogene übergroße Unselbstständigkeit. *Soziale Faktoren* sind z. B. ein tragfähiges soziales „Netz“ von Familie und Freunden, finanzielle Sicherheit (bzw. Unsicherheit) oder dauernde Belastung durch die Umgebung.

Manchmal wirken Betroffene richtig „wesensgeändert“. Dabei ist typischerweise die Fähigkeit reduziert, auftretende Gefühlsimpulse zu steuern, ohne dass ein wesentlicher Abbau der Intelligenz vorliegt. Das bringt die betreffenden Personen häufig in Schwierigkeiten mit anderen Menschen, ohne dass sie das wirklich beabsichtigen.

TABELLE 8. NEUROPSYCHIATRISCHE STÖRUNGEN.

A) Störungen des Gefühlslebens und der Gefühlskontrolle, sogenannte „Affektive Störungen“:

- deren häufigste Ausprägung: Depressionen (vgl. Kapitel 6),
- das Gegenteil: Manie;
- der Wechsel zwischen beiden Extremen: bipolare manisch-depressive Störung;
- krankhaftes Lachen/Weinen („pseudobulbäre Affektstörung“);
- „Wesensänderung“
- Angststörungen, Zwangsstörungen
- Sucht und Substanzmissbrauch

B) Störungen der Hirnleistungsfähigkeit, sogen. „Kognitive Störungen“:

- meist diskrete Störungen z. B. von Aufmerksamkeit, Gedächtnis, planender Handlungskontrolle, räumlich-konstruktiven Fähigkeiten (vgl. Kapitel 5);
- weitere Hirnleistungsstörungen: z. B. Sprachstörungen, Einschränkungen des Wiedererkennens, des Rechnens, Schreibens oder Lesens;
- Fatigue (vgl. Kapitel 4)

C) Störungen des Denkens und der Wahrnehmung:

- Psychosen mit Wahngedanken (paranoide Psychosen)
- organische Psychosen

D) Störungen durch Therapie-Nebenwirkungen:

- hoch dosierte Kortikosteroide,
- Interferone,
- Anticholinergika (z. B. Blasenmedikamente),
- Antispastika, andere ZNS-wirksame Medikamente
- Sonderfall Progressive multifokale Leukenzephalopathie (PML) bei MS mit neuropsychiatrischen Symptomen

Unerwünschte Medikamenten-Nebenwirkungen:
Unter Kortikosteroid-Infusionstherapien („Kortison") können – wenn auch selten – erhebliche unerwünschte Wirkungen auftreten: depressive Verstimmungen, Angst, Unruhe, Euphorie, Manie, Verwirrtheit und Psychosen. Störungen der Emotionen sind häufiger als Psychosen, Antriebssteigerungen häufiger als Depressionen. Dabei betreffen diese Probleme nicht nur MS-Patienten: Auch in der Therapie von Asthma, Rheuma, Krebserkrankungen werden Kortikosteroid-Präparate verwendet, und auch dabei kommt es zu solchen Störungen. Sie können Tage, vereinzelt auch Wochen dauern, bilden sich aber fast immer vollständig zurück.
Beta-Interferone, wie sie bei der schubförmigen MS eingesetzt werden, können gelegentlich psychische Auslenkungen in verschiedene Richtungen (Depression, Aggressivität, Schlafstörungen, Müdigkeit und Antriebsstörungen) begünstigen. Allerdings ist es nicht so, dass diese Medikamente bei neurologischer Anwendung in größerem Umfang psychische Störungen hervorrufen: In einer MS-Interferonstudie nahm über die Dauer der Behandlung während 2 Jahren der Anteil depressiver Patienten sogar von 22 % auf 6 % ab. Man muss die möglichen, seltenen Komplikationen vor Behandlungsbeginn und im Behandlungsverlauf allerdings immer wieder abwägen.
Andere Medikamente, vor allem sogenannte anticholinerge Wirkstoffe (Wirkung auf den Neurotransmitter Acetylcholin), wie sie z.B. zur Therapie von Blasenstörungen verwendet werden, können ebenfalls mit psychischen Nebenwirkungen einhergehen und sollten daher bei psychischen Störungen immer überprüft werden. Das Gleiche gilt für zahlreiche weitere Medikamente, die auf das Zentralnervensystem einwirken, z.B. auch Antispastika, sogar Antibiotika zur Behandlung von Blasenbakterien können unerwünschte Wirkungen am Nervensystem haben.
Sehr selten, aber möglicherweise lebenswichtig ist das Erkennen neuropsychiatrischer Störungen bei Menschen, die mit modernen MS-Medikamenten wie z.B. Natalizumab/Tysabri® behandelt werden: wenn Hirnwerkzeugstörungen wie z.B. eine Aphasie (Sprachlähmung), evtl. epileptische Anfälle und/oder eine psychische Veränderung rasch neu auftreten, dann kann dahinter eine *PML („progressive multifokale Leukenzephalopathie")*, eine akute schwere Hirnentzündung, stehen. Eine frühe Diagnose ist daher sehr wichtig!
Auch im Rahmen einer *ADEM* (akut demyelinisierende Enzephalo-Myelitis), die etwa 1–4 Wochen nach einer Infektionskrankheit als starke Entzündungsreaktion im Gehirn (öfter bei Kindern als bei Erwachsenen) vorkommt, können gelegentlich in ähnlicher Weise eine Aphasie, eine erschreckende Wesensänderung oder eine ausgeprägte Fatigue auftreten. Es gibt gute Behandlungschancen. Auch dafür gilt: eine fachärztliche Abklärung sollte umgehend erfolgen.

Welche Auswirkungen können diese Störungen haben?

Das o.g. Fallbeispiel beschreibt drastische Auswirkungen neuropsychiatrischer Störungen bei MS bis hin zu Körperverletzung und Gerichtsverfahren.
Weniger spektakulär, aber für viele Familien und Betroffene quälend sind Probleme im alltäglichen Miteinander: Vorwürfe, Verdächtigungen, Streit, Rückzug und Trennung sind nicht selten, wenn der

Mensch „nicht mehr derselbe" ist. Neuropsychiatrische Symptome stören Familien- und Berufsleben, Freundschaften und Lebensqualität. In den USA sind Menschen mit manisch-depressiver Erkrankung im Mittel 66 Tage pro Jahr arbeitsunfähig, bei „nur" depressiven Patienten liegt die mittlere Rate bei 28 Tagen pro Jahr. Und: neuropsychiatrische Störungen erschweren die Behandlung der MS und die Hilfe zur Selbsthilfe.

Häufigkeit

Viele psychische Störungen sind bei MS häufiger als bei Nicht-Erkrankten. Depressionen treten im Lebensverlauf bei 40–60 % der Menschen mit MS auf (allerdings vermutlich auch bei einem Drittel der Gesamtbevölkerung). Fatigue, die abnorme Ermüdbarkeit auch der geistigen Kräfte, ist dagegen wohl bei mehr als drei Viertel der Menschen mit MS ein Problem. Demenz, der umfassende Abbau der geistigen Fähigkeiten, ist dagegen selten.

Manie-Erkrankungen und bipolare Störungen (Wechsel zwischen manischen und depressiven Phasen) treten mit etwa doppelter Häufigkeit bei Menschen mit MS auf. Die jüngste deutsche Behandlungsleitlinie geht von etwa 3 % aller MS-Betroffenen aus. Schizophrene Psychosen kommen ebenfalls bei MS-Betroffenen vor, sind aber wohl seltener als die bipolaren Erkrankungen.

Insgesamt scheint es so, als ob die MS-Erkrankung das Gehirn – ganz im Sinne des bio-psycho-sozialen Modells – anfälliger macht gegenüber krankhaften Auslenkungen.

Allen Formen der Psychose ist gemeinsam, dass die Beziehungen zur Umwelt in Bereichen wie Wahrnehmung, Denken, Ich-Empfinden, Gefühlen, Antrieb gestört sind.

Eine pseudobulbäre Affektstörung (verminderte Steuerfähigkeit von Lachen und Weinen; sogenanntes pathologisches Lachen und Weinen) soll bis zu 10 % der Menschen mit MS betreffen.

Sucht und Substanzmissbrauch: Amerikanische Untersucher fanden diese Probleme bei MS-Patienten um etwa die Hälfte häufiger als bei gleichaltrigen Vergleichspersonen.

Ähnliches gilt auch für die Häufigkeit von *Angst- und Zwangsstörungen*, die krankhafte Ausmaße angenommen haben.

Behandlung

Noch sind die MS-Behandlungsleitlinien nicht so ausgereift, dass sie allgemein gültige Hinweise zur Behandlung aller neuropsychiatrischen Störungen bei MS geben können. Aber es gibt wichtige Grundsätze aus der Behandlung anderer Menschen mit derartigen Störungen: so z. B. die neuen Leitlinien der Fachgesellschaft DGPPN (Deutsche Gesellschaft für Psychiatrie, Psychotherapie und Nervenheilkunde). Wichtig ist es in jedem Fall, zusammen mit einem Arzt die möglichen Ursachen herauszufinden. Falls Medikamente eine Rolle spielen, kann eine Umstellung rasch helfen.

Grundsätze einer guten Behandlung:

- Vertrauensbasis schaffen
- Ursache identifizieren
- ggf. rasch mit einer Medikamentenbehandlung beginnen
- so umfassend behandeln, dass weitere Folgen für Privat- u. Berufsleben möglichst vermieden werden.

Depressionen

Ein Lehrstück für ungenügende Behandlung von psychischen Störungen bei MS auch in jüngerer Zeit gibt eine Untersuchung aus den USA 2006, der zufolge von 260 depressiven MS-Patienten 66 % (!) ohne Therapie waren. Moderne Behandlungsleitlinien lauten aber auch in den USA, dass antidepressive Medikamente die Last und Schwere der Erkrankung bei MS-Patienten lindern und daher zur Therapie erwogen werden sollten. Die Behandlung von Depressionen und den kognitiven Störungen bei MS können Sie ausführlich in den Kapiteln 5 und 6 dieses Buches nachlesen.

Bipolare (manisch-depressive) Erkrankungen

Menschen mit Bipolaren Störungen wird empfohlen, Stimmungstagebücher zu führen und ihre Selbstwahrnehmung zu schulen, um diese Informationen für Gespräche untereinander und mit den behandelnden Therapeuten zu nutzen. Ausführliche Schulung und Beratung für den Alltag („PsychoEdukation") wird als Baustein der Behandlung empfohlen.

Kurzfristige Behandlungsziele bei bipolarer Erkrankung betreffen im Akutfall insbesondere eine Minderung und Linderung der depressiven bzw. (hypo-)manischen Störungen („Akutbehandlung"). Langfristige Ziele beinhalten die Vermeidung bzw. Abschwächung weiterer Krankheitsepisoden („Prophylaxe").

Wichtige Arzneimittel zur langfristigen Prophylaxe sind Lithium sowie anfallsverhütende Medikamente wie Carbamazepin, Valproinsäure und Lamotrigin. Lithium soll, Valproinsäure kann zur Phasen-Prophylaxe bei bipolaren Erkrankungen eingesetzt werden. Neuroleptische Medikamente wie Olanzapin, Risperidon können in der Akutbehandlung, aber auch der weiteren Prophylaxe sehr wirksam sein (Leitlinie DGPPN 2019).

Für andere Probleme, wie z. B. *abnormes (pathologisches) Lachen und Weinen*, auch als pseudobulbäre Affektstörung benannt, existieren bisher keine allgemeinen Behandlungsleitlinien. Man hat gelegentlich erfolgreich versucht, mit Medikamenten zur Stimmungsstabilisierung, sogenannten Serotonin-Wiederaufnahmehemmern, zu behandeln. In den USA wurde auch die Substanz Dextromethorphan zur Behandlung erprobt. Allerdings ist diese Arznei nicht in deutschen Apotheken zugelassen und auch nicht ganz unproblematisch; bei Überdosierung können sogar manische Psychose-Episoden ausgelöst werden. Zu beachten ist auf jeden Fall, dass unerwünschte Wirkungen existieren und bei Kombination mit anderen Arzneistoffen sehr gefährliche Nebenwirkungen auftreten können.

Für *Angststörungen, Zwangs- und Suchtprobleme* gibt es mehrere gut begründete Behandlungsleitlinien von Fachgesellschaften. Diese können als Standards auch bei Menschen mit MS gelten, für die eigene Leitlinien derzeit nicht vorliegen. Wichtig ist bei solchen Störungen, die Grenze von noch „normalen" Ausprägungen menschlichen Verhaltens zu schweren Problemen, über die die Kontrolle verloren gegangen ist und unter denen Betroffene und Umwelt leiden, zu erkennen. Psychotherapieverfahren stellen bei diesen Störungen eine große Hilfe dar; gegen Angst- und Zwangsstörungen haben auch spezielle Medikamente (Anxiolytika und Thymoleptika, z. B. Serotonin-Wiederaufnahmehemmer) eine hilfreiche Wirkung.

Akute Psychosen, seien sie manisch-depressiv, mit Wahngedanken oder mit Antriebssteigerung und Unruhe, benötigen eigentlich immer dringend medikamentöser Behandlung, um rasch wieder ins innere

Gleichgewicht zu finden. Daher sollte umgehend Hilfe beim Facharzt/Fachärztin gesucht werden, ggf. notfallmäßig im Krankenhaus! Eine akute Psychose bessert sich selten einfach von allein! Wichtig ist der Aufbau einer vertrauensvollen, tragfähigen Therapiebeziehung.
In der akuten Psychose sollten antipsychotische Medikamente (Neuroleptika) als Mittel der Wahl eingesetzt werden. Auch zur Langzeittherapie helfen Antipsychotika. Die Wirksamkeit psychoanalytischer Psychotherapie-Verfahren gilt bei Psychosen weiterhin nicht als belegt.
Bei krankhafter Erregung, Angst und innerer Unruhe empfiehlt sich die zeitlich befristete Kombination mit Benzodiazepinen. Hilfe bei gewalttätigem Verhalten sollte zunächst in der Strukturierung der Umgebung, einer Reizabschirmung und beruhigenden Worten bestehen.
Auch wenn eine körperliche Grunderkrankung (wie z. B. MS) besteht, sollte die Behandlung nach diesen Grundsätzen durchgeführt werden (vgl. Leitlinie DGPPN 2006).

Suizidalität – Selbsttötungsgedanken

Der Gedanke, „was wäre, wenn ich nicht mehr lebe", ist fast keinem Menschen unbekannt. Etwas ganz anderes ist aber die quälende Übermacht von Selbstmordgedanken in Krisen und psychischen Krankheitsphasen. Ein Suizid (Selbstmord) ist mit die schlimmste, meist vermeidbare Folge einer schlecht behandelten psychischen Erkrankung (in Deutschland geschehen Suizide dreimal so häufig wie tödliche Verkehrsunfälle). Risikopersonen sind u. a. Menschen mit psychischen Erkrankungen, in Lebenskrisen, und Menschen mit chronischen körperlichen Erkrankungen (wie z. B. MS).

Wichtige Maßnahmen in der Behandlung suizidaler Menschen sind:

- ein verlässlicher Gesprächskontakt
- die Behandlung der zugrunde liegenden psychischen Erkrankung und
- das Abwenden akuter Gefahr (z. B. durch Aufnahme auf eine geschützte Station).

Eine Krankenhaus-Einweisung muss für suizidale Menschen erwogen werden,

- die akut gefährdet sind;
- die einer zusätzlichen längeren psychiatrischen Therapie bedürfen;
- wenn eine hinreichend zuverlässige Einschätzung anders nicht möglich ist und eine tragfähige therapeutische Beziehung nicht erreicht werden kann (s. Quellenhinweise am Schluss dieses Kapitels)

Weitere Grundsätze zur Behandlung

Moderne Psychiatrie strebt einen „Trialog" an, eine gleichberechtigte Zusammenarbeit von betroffenen Patienten, Angehörigen und Professionellen. Betroffene Patienten sollen durch Aufklärung und Hilfe „Experten in eigener Sache" werden. Angehörige sind wichtige Helfer bei der Alltagsbewältigung und Rückfallverhütung; professionell Tätige verfügen über das therapeutische Know-how.
Wichtig können *Selbsthilfegruppen* sein: Eine Untersuchung zeigte schon 1988, dass 82 % von insgesamt 129 bipolar-kranken Teilnehmern seit dem Eintritt in eine Selbsthilfegruppe besser mit ihrer Erkrankung zurechtkamen. Die Teilnahme an Selbsthilfegruppen verhalf zu einem deutlich kürzeren Klinikaufenthalt im Vergleich zur Nicht-Teilnahme (7 statt 25 Tage) sowie zu einer besseren Nutzung der Angebote des

psychiatrischen Gesundheitswesens (über 50 % statt unter 25 %).

DAS WICHTIGSTE AUF EINEN BLICK

- Psychiatrische Störungen und viele psychische Abnormitäten sind im Lichte moderner Medizin keine Tabus, sondern Ausdruck von Störungen der Nervenfunktion. Dennoch können sie Alltag, Beruf und Privatleben erheblich erschweren.
- Dazu gehören z. B. Störungen des Gefühlslebens und der Selbstkontrolle, von Denken und Wahrnehmung oder speziellen Hirnleistungen
- Bei Multipler Sklerose scheinen solche Störungen, obwohl insgesamt selten, mit etwa doppelter Häufigkeit wie in der allgemeinen Bevölkerung aufzutreten.
- Die stärkere Offenheit unserer Gesellschaft im Umgang mit psychischen und psychiatrischen Problemen erleichtert auch bei Menschen mit MS und entsprechenden Problemen erfolgreiche Behandlungen.
- In vielen Fällen ist eine wirksame Behandlung möglich, wenn man erst einmal überhaupt die Probleme benennt und fachkundig untersucht. Selbsthilfegruppen können eine wichtige Unterstützung sein; gelegentlich sind moderne Psychopharmaka eine entscheidende Hilfe.
- Die Abklärung sollte mit einer Fachärztin oder einem Facharzt erfolgen und Betroffene und Angehörige beraten werden.

In Deutschland gibt es zahlreiche örtliche Kontakt- und Beratungsstellen und Selbsthilfegruppen (zu finden z. B. unter NAKOS – Nationale Kontakt- und Informationsstelle zur Anregung und Unterstützung von Selbsthilfegruppen, DGBS- Deutsche Gesellschaft f. Bipolare Störungen).
Manche neuropsychiatrischen Störungen verlaufen monate- oder jahrelang, manchmal lebensbegleitend; in diesem Fall sollten Behandlung und wirksame Medikamente auch über entsprechend lange Zeiträume geplant werden.
Neuropsychiatrische Reaktionen, die durch Medikamente als unerwünschte Nebenwirkungen ausgelöst sind, bilden sich dagegen nach Absetzen der Medikamente in der Regel bald zurück.

Weitere Informationsquellen

- NAKOS – Nationale Kontakt- und Informationsstelle zur Anregung und Unterstützung von Selbsthilfegruppen: www.nakos.de
- „Neurologen und Psychiater im Netz“: www.psychiater-im-netz.de
- Nationale Versorgungs-Leitlinie „Unipolare Depression“ Patientenversion 2016/2018 (www.awmf.org) oder (www.patienten-information.de/patientenleitlinien/depression)
- Leitlinien der DPPN Deutsche Gesellschaft für Psychiatrie, Psychotherapie, Psychosomatik und Nervenheilkunde, Version 2019 (www.dgppn.de/leitlinien-publikationen/leitlinien.html)
- DGBS – Deutsche Gesellschaft für Bipolare Störungen: www.dgbs.de
- Telefonseelsorge: Bundesweite Tel.-Nr. in Deutschland 0800 -1110111 oder 1110222

KAPITEL 8

Schmerzen und Sensibilitätsstörungen (Walter Pöllmann und Wolfgang Feneberg)

Was ist Schmerz und welche Bedeutung kommt ihm zu?

Schmerz ist eine unangenehme Sinnesempfindung, verbunden mit einem Unlustbetonten Gefühlserlebnis. Schmerz ist sehr subjektiv, da jeder Mensch diesen Begriff aufgrund eigener Erfahrungen – zumeist durch Unfälle oder Verletzungen in seinen frühen Lebensjahren – verwendet. Mit dem Begriff „Schmerz" sind untrennbar auch die emotionalen Erfahrungen bei diesen Verletzungen verbunden. Aus biologischer Sicht ist akuter Schmerz ein Warnsignal. Er signalisiert, dass dem Körper ein Schaden droht. Der Betroffene kann dann selbst Gegenmaßnahmen ergreifen oder einen Arzt aufsuchen. Ein chronischer Schmerz besteht, wenn dieser länger als die normale Heilungszeit (z. B. nach einer Verletzung) bzw. länger als 3–6 Monate anhält. Nach einer solch langen Zeit verliert der Schmerz oft seine Warnfunktion und kann sich zu einer eigenständigen Krankheit entwickeln („Schmerzkrankheit").

Schmerzen können, je nachdem wo der Ort und wie die Art der Schädigung ist, zusammen mit unterschiedlichen Störungen der Sensibilität auftreten: Es bestehen dann Empfindungen wie Kribbeln, Elektrisieren, Taubheit, Pelzigkeit oder ein „eingeschlafenes" Gefühl, aber auch eine verminderte Wahrnehmung von Reizen (Hypästhesie).

Klinische Befunde und funktionelle Bedeutung

Schmerzen galten lange Zeit als ein seltenes und wenig bedeutendes Problem bei MS-Patienten. In der wissenschaftlichen Literatur jedoch wird beschrieben, dass bis zu 86 % der Patienten von Schmerzen berichten. Sie gehören bei bis zu 32 % der Patienten sogar zu den am meisten beeinträchtigenden Symptomen der MS. Schmerzen werden oft beim Arzt nicht ausreichend angesprochen, was ein Grund für die vielfach geäußerte Unzufriedenheit mit der medizinischen Versorgung sein kann. Vor einer Therapie sollte immer geklärt werden, welche Ursachen den Schmerzen zugrunde liegen. Bei MS-Patienten können mehrere Schmerzprobleme nebeneinander vorkommen: So berichten zahlreiche MS-Patienten über zwei und mehr verschiedene Schmerzsyndrome. Sie bedürfen jeweils einer eigenständigen Analyse. Eine evtl. nötige „neue" Therapie muss natürlich mit den bereits vorhandenen abgestimmt werden.

Verschiedene Ursachen der Schmerzen bei MS

Schmerz als direkte Folge der MS

- akute Sehnerventzündung mit Augenbewegungsschmerz
- Kopfschmerz bei entzündlichen Herden im Hirnstamm oder Halsmark
- anfallsartige (paroxysmale) Symptome: Trigeminusneuralgie, anfallsartige schmerzhafte Muskelverkrampfungen, Nackenbeuge („Lhermitte")-Zeichen
- chronische schmerzhafte Missempfindungen (Dysästhesien)

Schmerz als indirekte Folge von MS-Symptomen

- Gelenk-/Muskelschmerzen infolge Fehlhaltung

- Schmerz bei Spastik bzw. Kontrakturen
- Schmerz bei Druckschädigungen, bei Fehlhaltung bzw. ungeeignetem Hilfsmittel, Dekubitus (Wundliegen)
- Eingeweideschmerzen bei Blasenstörungen bzw. Verstopfung (Obstipation)

MS-unabhängige Schmerzen

- „Rückenschmerz" (verschiedene Ursachen, oft indirekte MS-Folge durch Fehlhaltung)
- degenerative Knochenerkrankungen, Osteoporose
- periphere Nervenstörungen (z. B. bei „Nervenentzündung" mit Gefühlsstörungen bei Zuckerkrankheit)
- primäre Kopfschmerzen (z. B. Migräne, Spannungskopfschmerz)

Schmerzen unter medikamentöser Therapie

- mit Beta-Interferonen (Avonex®, Betaferon®, Extavia®, Rebif®), Glatirameracetat (Copaxone®), Immunglobulinen

Die Auswirkungen von Schmerzen sind vielfältig; sie können die Selbstständigkeit und das Wohlbefinden erheblich beeinträchtigen.

Folgen von chronischen Schmerzen

- emotionale Beeinträchtigungen durch Störungen von Stimmung und Befindlichkeit
- Beeinträchtigungen der sozialen Aktivität (am Arbeitsplatz und im Privatleben)
- Einschränkungen körperlicher Fähigkeiten, besonders der Mobilität (Schonhaltung zur Schmerzvermeidung)
- Beeinträchtigung des Schlafes
- Verschlechterung der Lebensqualität
- eingeschränkte Aktivitäten des täglichen Lebens mit Einschränkung der Selbstständigkeit

Wie entstehen Schmerzen?

Verschiedenartige Schmerzreize wie z. B. Druck, Hitze, Kälte oder Wirkungen chemischer Substanzen werden über Schmerzrezeptoren (Nozizeptoren) in der Haut erfasst; sie werden dann in elektrische Signale umgewandelt und über schnell und langsam leitende Fasern an das zentrale Nervensystem im Rückenmark und im Gehirn weitergeleitet (Abb. 33). Schnell leitende Nervenfasern geben eine erste „helle", stechende Schmerzempfindung weiter, langsam leitende (C-)Fasern eine zweite dumpfe, „tiefe" Schmerzwahrnehmung.
Nach dem Eintritt ins Rückenmark und der Kreuzung der Schmerzbahnen zur Gegenseite erfolgt die Weiterleitung zu den wichtigen Schalt- und Filterstellen, dem Thalamus und dem limbischen System. In diesen Hirngebieten werden die Schmerzen auch emotional bewertet. In der Hirnrinde (Kortex) schließlich erfolgt das Bewusstwerden des Schmerzes, seiner Lokalisation und der Bewertung mit der Einleitung von aktiven Gegenmaßnahmen.
Diesen zum Hirn aufsteigenden Schmerzbahnen steht ein absteigendes schmerzhemmendes System im Hirnstamm und im Rückenmark gegenüber, wo die Schmerzwahrnehmung unter anderem durch körpereigene schmerzhemmende Substanzen (Opioide) kontrolliert wird. Hierbei spielen verschiedene Überträgerstoffe (sogenannte Neurotransmitter wie GABA, Serotonin, Noradrenalin) eine wichtige Rolle.
Bei der Chronifizierung von Schmerz ist das „Schmerzgedächtnis" von großer Bedeu-

tung. Dadurch kann die Schmerzempfindung durch Fehlverarbeitung immer intensiver werden, obwohl der eigentliche Schmerzauslöser gleich bleibt oder sogar schon verschwunden ist. Beim sogenannten „neuropathischen Schmerz" ist das System der Schmerzwahrnehmung und -verarbeitung selbst geschädigt, sodass Schmerzen an Orten im Körper wahrgenommen werden, die gar nicht geschädigt sind, z. B. brennende Fußsohlen.
Chronische Schmerzen lassen sich unterteilen in Nozizeptorschmerzen und neuropathische Schmerzen.

Arten von chronischen Schmerzen bei MS

Nozizeptorschmerzen: Schmerzen, bei denen das System der Schmerzwahrnehmung und Schmerzverarbeitung selbst intakt ist.

- Schmerzen tief im Gewebe, z. B. an Sehnen und Muskeln, Wirbelsäule
- Schmerz bei chronischer Entzündung wie z. B. Gelenkrheuma
- Eingeweideschmerzen, z. B. Bauchschmerz, Blasenschmerz

Neuropathische Schmerzen: Schmerzen, bei denen das System der Schmerzwahrnehmung und Schmerzverarbeitung selbst in Mitleidenschaft gezogen ist.

- Schmerzen nach direkten Verletzungen des Nervensystems; Zentralnervensystem = Gehirn und Rückenmark, peripheres Nervensystem = Nervenbahnen jenseits des Rückenmarks (an Armen, Beinen, Rumpf)
- z. B. „Nervenentzündung" bei Zuckerkrankheit (diabetische Polyneuropathie), „Nervenentzündung" nach Gürtelrose (Postzosterneuralgie), Nervenschädigung beim Karpaltunnelsyndrom am Handgelenk

Wie können Schmerzen gemessen und dokumentiert werden?

Schmerzintensität

Das Ausmaß des Schmerzes sowie Schwankungen der Schmerzintensität werden auf einer Skala angegeben. Die *Visuelle Analogskala (VAS)* ist meist eine 10 cm lange Linie ohne Zahlenwerte, deren Endpunkte extreme Zustände darstellen, wie z. B. kein Schmerz – schlimmster vorstellbarer Schmerz. Die subjektive Empfindung der Schmerzintensität wird durch einen Strich auf der Linie markiert. Der Untersucher kann – meist auf der Rückseite – die Angabe des Patienten in einem Zahlenwert

Abb. [33] Schmerzverschaltung

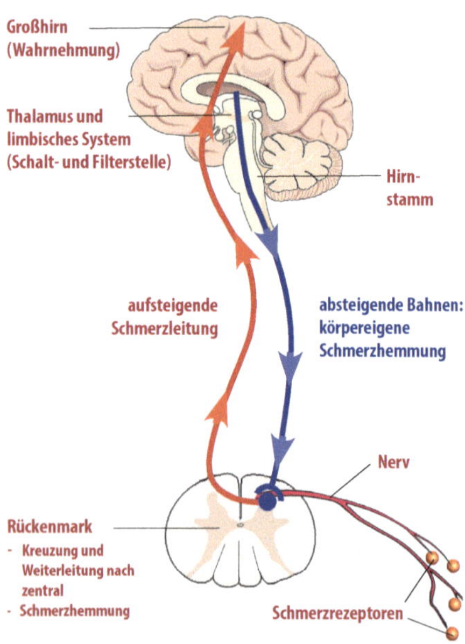

zwischen 0 und 10 ablesen. Eine Alternative ist die *Numerische Ratingskala (NRS),* bei der der Patient direkt einen Zahlenwert zwischen 0 und 10 angibt (Abb. 34).

Häufigkeit und Dauer des Schmerzes

Kein Mensch kann sich genau erinnern, wie oft in den vergangenen Monaten Schmerzen aufgetreten sind. Daher ist eine Aufzeichnung notwendig, entweder einfach im Taschenkalender oder in einem vom Arzt mitgegebenen Schmerztagebuch. Praktisch ist es hierbei, auch gleich die Dauer und die eingenommenen Medikamente zu erfassen. Verschiedene Schmerzarten kann man z. B. durch unterschiedliche Farben kennzeichnen.

Ein Beispiel (Abb. 35): Am Tag 1 wird ein mäßiggradiger Kopfschmerz (Spannungskopfschmerz) bei langer Dauer gegen 22 Uhr erfolgreich mit Ibuprofen behandelt. An Tag 7 wird ein sehr starker Kopfschmerz (Migräne) zunächst (7 Uhr) erfolglos mit 500 mg ASS behandelt, bei anhaltendem sehr starkem Kopfschmerz gegen 23 Uhr erfolgreiche Behandlung mit einem Migräne-spezifischen Triptan (z. B. Sumatriptan, Rizatriptan, Naratriptan und andere).

Für Kopfschmerzen kann der „Kopfschmerz-Kalender der Deutschen Migräne- und Kopfschmerz-Gesellschaft DMKG" eingesetzt werden, der auch erlaubt, die Schmerzart, die schmerzende Körperstelle, Begleitsymptome, mögliche Auslöser und eingenommene Medikamente einzutragen (www.dmkg.de).

Therapieziele

Wesentlichstes Behandlungsziel ist die Linderung vorhandener Schmerzen, im Idealfall deren völlige Beseitigung. Nach der Analyse der Schmerzursache wird ein realistischer Weg – unter Umständen mit vielen kleineren Zwischenschritten – gemeinsam mit dem Patienten und unter Einbeziehung aller erforderlichen und verfügbaren Befunde und therapeutischen Möglichkeiten entwickelt („multidisziplinäres Gesamtkonzept").

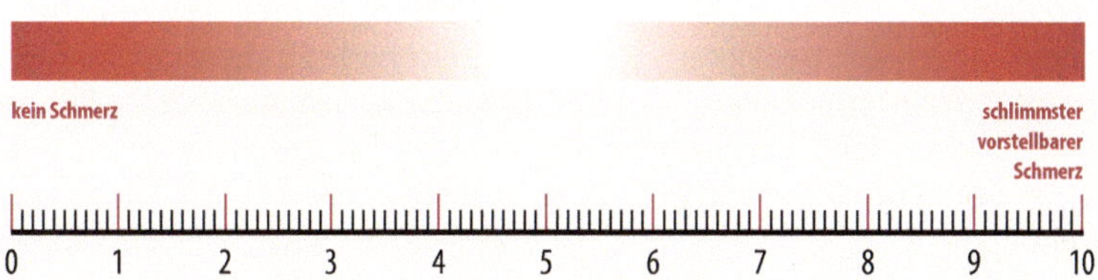

Abb. [34a] VAS mit Zahlenumrechnung auf der Rückseite

Abb. [34b] NRS mit direkter Zahlen-Angabe des Patienten

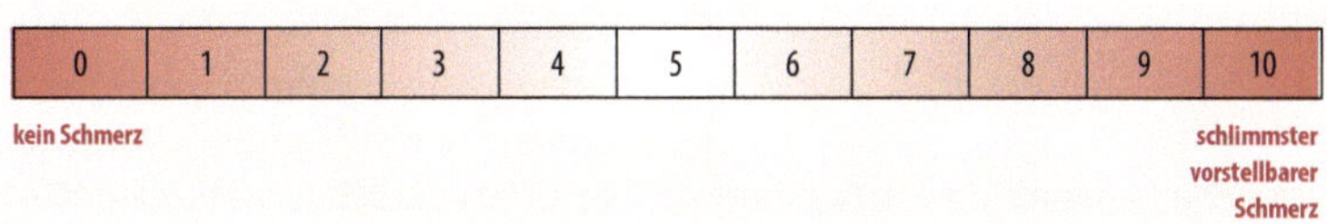

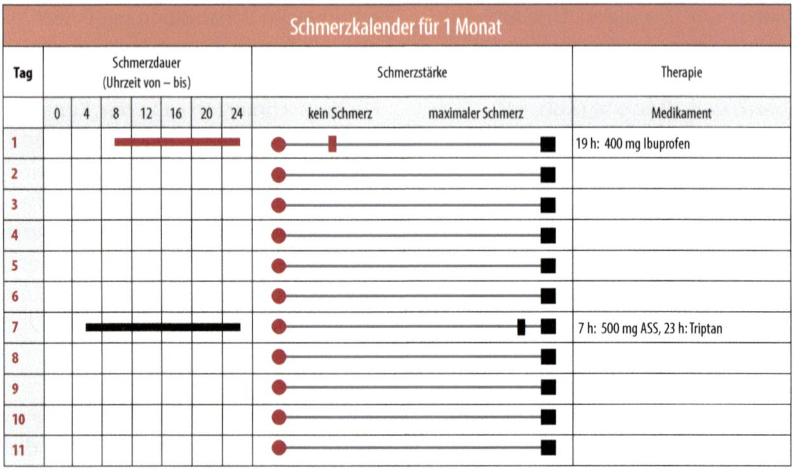

Abb. [35] Schmerzkalender

- frühzeitige Vermeidung einer Chronifizierung
- Reduktion („mindestens Halbierung der Schmerzen") und im Idealfall Beseitigung der Schmerzursache
- bei langjährigem chronischem Schmerz realistisches Gesamtkonzept entwickeln: Linderung, „besser mit dem Schmerz zurechtkommen"
- Verminderung schmerzbedingter Schonhaltung und Immobilität
- Verminderung der durch den Schmerz bedingten seelischen Belastung (Hilflosigkeit)
- Verbesserung von Leistungsvermögen und Lebensqualität
- Erhalt der sozialen Aktivitäten und der sozialen Beziehungen

Behandlung

Allgemeine Therapie

Eine erfolgreiche Behandlung von Schmerzen setzt eine klare Analyse des Problems und seines Bezuges zur MS voraus. Vor allem muss zwischen akuten und damit gegebenenfalls zunächst weiter abklärungsbedürftigen Schmerzen und chronischen Schmerzen unterschieden werden.
Ist die Ursache eines akuten Schmerzes (z. B. Schmerz bei Bewegungen des Augapfels bei Sehnerventzündung, Knieschmerz nach Sturz) klar, sollte eine rasche und ausreichende Schmerzlinderung ohne und gegebenenfalls auch mit Medikamenten erfolgen. Das Prinzip lautet: „So früh und so intensiv wie möglich". Die zu Recht bestehende Sorge vieler Betroffener und Ärzte vor einem zu häufigen Einsatz von Schmerzmitteln (Analgetika) mit dem Risiko einer Schmerzverstärkung durch diese Medikamente sollte nicht dazu führen, dass der Arzt einem Patienten zumutet, den „Schmerz einfach aushalten" zu müssen. Andererseits ist beim chronifizierten Schmerz ein ganz anderes Vorgehen nötig, das sich natürlich nicht nur auf das Empfehlen eines Schmerzmittels beschränken darf.

Die Behandlung chronischer Schmerzen erfordert in jedem Fall eine enge Zusammenarbeit zwischen Physiotherapeuten, Pflegekräften, Ärzten und Hilfsmittel-Versorgern. Die realistischen Ziele der Therapie sollten zuvor mit dem Patienten und möglichst auch seinen (betreuenden) Angehörigen besprochen und festgelegt werden. Ihre aktive Mitarbeit ist Voraussetzung für eine erfolgreiche Behandlung.

Behandlungsmaßnahmen

- wirksame Schmerztherapie so früh und so intensiv wie möglich
- Einbeziehung des Patienten, seiner Angehörigen, Physiotherapeuten, Pflegekräfte sowie Hilfsmittel-Versorger in die Behandlung
- vor allem beim chronischen Schmerz: Entwicklung eines umfassenden Gesamtkonzepts einschließlich psychologischer Schmerztherapie
- Ausschaltung, Verminderung oder Vermeidung von schmerzauslösenden oder -verstärkenden Faktoren
- nicht-medikamentöse Therapien: insbesondere Physiotherapie und physikalische Therapie, psychologisches Schmerzbewältigungstraining

Physikalische Therapie

Hier können je nach Ort und Ausmaß der Beschwerden die folgenden Anwendungen eingesetzt werden:

Massagen: Verschiedene Massageformen verbessern die Durchblutung, fördern den Abtransport schmerzauslösender Substanzen und führen zu einer Freisetzung von Botenstoffen (Neurotransmittern). Sie haben dadurch eine schmerzlindernde Wirkung.

Kohlensäurebad: Hierbei wird die Empfindlichkeit von Temperatur-Fühlern (Desensibilisierung der Thermorezeptoren) verringert und die Hautdurchblutung verbessert. Hierbei kann eine leichte Blutdrucksenkung als Nebenwirkung auftreten.

Elektrotherapie: Hier kommen vermutlich zwei Wirkprinzipien zum Tragen: Zum einen soll die Aktivität schmerzleitender Nervenfasern durch eine Reizung bestimmter, normalerweise nicht schmerzleitender Nervenfasern gehemmt werden (Konvergenzhemmung). Zum anderen können durch eine schmerzhafte niederfrequente Gegenreizung übergeordnete Zentren im Hirnstamm und im Rückenmark die Schmerzhemmung anregen. Das bekannteste und bei langfristigem Erfolg auch vom Patienten selbst anwendbare Verfahren ist die transkutane elektrische Nervenstimulation (TENS) mit unterschiedlichen Stromformen.

Eine Sonderform der Elektrotherapie sind Zellenbäder als Zwei- oder Vierzellenbad bei schmerzhaften Sensibilitätsstörungen in Armen oder Beinen oder als Stangerbad bei Schmerzen am Rumpf bzw. verschiedenen Körperstellen oder am ganzen Körper.

Behandlung mit Wärme oder Kälte:

Eine Kältetherapie mit einer zeitlich begrenzten und örtlich umschriebenen Senkung der Gewebetemperatur aktiviert die Kaltrezeptoren, dämpft eine Gewebsentzündung und beeinflusst die Mikrozirkulation. Zur Anwendung kommen Eislollis („Eisstücke am Stiel"), auch zur Eismassage in der Krankengymnastik, Eisgranulat, Eiswasser für bestimmte Körperteile (Hand, Fuß), Kältepackungen oder auch Kältesprays. Als „milde Kälte" eignen sich kalte Wickel zur großflächigen Anwendung.

Medizinische Wärmetherapie wird lokal eingesetzt bei Erkrankungen des Bewegungsapparates, insbesondere bei Nackenschmerzen, chronischen Kreuzschmerzen und Gelenkbeschwerden. Sie führt über eine Muskelentspannung, verbesserte Durchblutung, verminderte Viskosität der Gelenkflüssigkeit und bessere Dehnbarkeit des kollagenen Bindegewebes zu einer Schmerzlinderung. Vor Therapiebeginn sollten Vorerfahrungen mit Wärmeanwendungen angesprochen werden, z. B. Verschlechterung von MS-Symptomen bei Fieber oder bei großer Hitze. Bei einer ersten Wärmebehandlung sollte die individuelle Reaktion des Patienten gut überwacht werden. Es besteht aber kein grundsätzliches „Verbot" einer Wärmetherapie bei MS-Betroffenen, wie manchmal zu hören ist. Eine prinzipiell mögliche erhöhte Verletzungsgefahr ist aber bei gestörter Schmerz- und/oder Temperaturwahrnehmung zu beachten!

Physiotherapie und Ergotherapie

Beide Therapien bedeuten „aktives Handeln gegen Schmerzen". Die Physiotherapie und die Ergotherapie spielen eine wichtige Rolle, wenn es darum geht, schmerzauslösende bzw. schmerzverstärkende oder auch schmerzlindernde Haltungen und Bewegungen zu analysieren. Nicht selten stellt sich bei diesen Untersuchungen überhaupt erst heraus, dass eine Schmerzproblematik vorliegt. Als Therapie steht dann eine schmerzverringernde, im Idealfall eine schmerzfreie Haltung und Mobilisierung im Vordergrund. Diese wird durch eine Anleitung des Patienten ergänzt, wie er sich langfristig möglichst optimal trotz seines Schmerzproblems verhalten kann.
Es werden verschiedene Verfahren eingesetzt, von passiven Bewegungen von Gelenken bis hin zu einer aktiven Therapie nach Bobath, Stemmführung nach Brunkow, E-Technik nach Hanke, sogenannte manuelle Techniken, die propriozeptive neuromuskuläre Fazilitation (PNF) oder andere Verfahren. Ganz besonders bei starken Schmerzen ist eine enge Zusammenarbeit mit den behandelnden Ärzten wichtig, um gegebenenfalls mit einer zeitgerechten Schmerzmittelgabe eine Behandlung überhaupt erst zu ermöglichen. Ideal ist eine gute Absprache und zeitliche Koordination zwischen allen beteiligten Therapeuten.

Hilfsmittelversorgung

Entscheidend für eine Vermeidung von Schmerzen ist, dass die Versorgung mit zuvor erprobten und angepassten Hilfsmitteln erfolgt. So kann z. B. mit einer beidseitigen Unterstützung (Unterarmgehstützen, Rollator) anstelle eines einseitig verwendeten Gehstockes ein geraderer Gang und damit eine bessere Körpersymmetrie erreicht werden. Diese wiederum wirkt einer einseitigen Überlastung der Hüfte und der Knie, dem anschließenden Beckenschiefstand und einer daraus sich entwickelnden Verbiegung der Wirbelsäule entgegen. Das physiotherapeutische Konzept einer „Symmetrie" ist hier nicht Selbstzweck, sondern soll die Entstehung bzw. die Zunahme von Schmerzen verhindern.
Nehmen die Schmerzen unter körperlicher Belastung, z. B. bei längeren Gehstrecken, zu, so kann ein sinnvoll eingesetzter Rollstuhl zur Vermeidung dieser Schmerzen beitragen. Führt das oft mühevolle Antreiben eines mechanischen Rollstuhls zu vermehrten Schmerzen, so sollte die Verordnung eines Elektrorollstuhls erwogen werden. Stets ist aber die individuelle Situation des Betroffenen in seinem persönlichen Umfeld bei der Auswahl des geeigneten Hilfsmittels zu berücksichtigen. Von ebenso großer Bedeutung ist auch die Überprüfung vorhandener Hilfsmittel durch Physiotherapeuten und Ergothe-

rapeuten. Ein nicht mehr gut adaptiertes oder gar fehlangepasstes Hilfsmittel kann für Schmerzen zumindest mit verantwortlich sein.

Psychologische Schmerztherapie, Schmerzbewältigungsstrategien
Besonders bei der Gefahr, dass Schmerzen chronisch werden, ist neben einer ausreichenden Schmerzlinderung durch medikamentöse und nicht-medikamentöse Maßnahmen auch eine psychologische Unterstützung wichtig: Der Patient selbst soll lernen, alle seine körperlichen und geistigen Mittel einzusetzen, damit der Schmerz in seinem Leben nicht den führenden Platz einnimmt. Ein systematisches professionelles Training ist sehr zeitintensiv und erfordert einen hohen personellen Einsatz. Bei der Einbeziehung der Angehörigen ist es wichtig, diesen zu vermitteln, dass ein Zuviel an Zuwendung Schmerzen manchmal sogar eher verstärken kann und eine Aktivierung des Patienten oft sinnvoller ist als seine Schonung.
Schmerzkontrolle: Für Betroffene, die teilweise oder ganz auf die Hilfe anderer angewiesen sind, ist Schmerz oft besonders quälend. In solchen Situationen kann die aktive Beeinflussung von Schmerzreizen (mehr dazu unten) die Fähigkeit verbessern, diese Schmerzen zu ertragen. Das Gefühl, den eigenen Schmerz kontrollieren zu können, kann ein positives Erlebnis sein.
Kognitiv-verhaltenstherapeutischer Ansatz: Im Vordergrund stehen hier das Erlernen von Entspannungsverfahren, die Anleitung zur Selbstbeobachtung von Schmerz, zum Verhalten und den Körperreaktionen sowie der Aufbau von Verhaltensstrategien. Daneben erhält der Patient Informationen zum Schmerz und seinen verschiedenen Auswirkungen.
Psychophysiologische Verfahren: Entspannungsverfahren wie z. B. die progressive Muskelrelaxation nach Jacobson sind bei verschiedenen Schmerzen ebenso wirksam wie Biofeedback und Hypnose.

Zusammenfassung nicht medikamentöser Therapien

- Physikalische Therapie: Suche und Erprobung des für den einzelnen Patienten und sein Schmerzproblem am besten geeigneten Verfahrens; beim chronischen Schmerz unter Umständen auch unter stationären Bedingungen im Rahmen eines multidisziplinären Gesamtkonzeptes.
- Physiotherapie und Ergotherapie: Analyse schmerzauslösender bzw. schmerzverstärkender oder auch schmerzlindernder Haltungen und Bewegungen; schmerzfreie bzw. die Schmerzen verringernde Mobilisierung; Anleitung zu einem langfristig möglichst optimalen Verhalten trotz Schmerzproblem.
- Enge Zusammenarbeit und Absprache unter den genannten Berufsgruppen und mit den behandelnden Ärzten ist eine wichtige Voraussetzung für einen Erfolg.
- Vor allem bei häufig auftretenden Schmerzen sollten noch vor einer Chronifizierung psychologische Therapien einbezogen werden.

Therapien bei verschiedenen Schmerzarten

Chronische Schmerzen als direkte MS-Folge

Unangenehme, oft als „brennend" beschriebene schmerzhafte Missempfindungen (Dysästhesien) kommen bei bis zu 45 % der befragten MS-Patienten vor. Sie sind oft beidseits vorhanden, oft asymmetrisch verteilt und finden sich besonders häufig an den Beinen, an den Armen oder am Rumpf. Sie können als „Bandagen- oder Panzergefühl" oder auch als ein Gefühl, als wäre ein Körperteil „aufgeblasen", empfunden werden. Zusätzlich können Kribbeln, Pelzigkeit oder Taubheit auftreten. Bereits eine leichte Berührung kann manchmal den Schmerz auslösen oder verstärken. Auch Hitze, Druck sowie körperliche oder seelische Überlastung können verstärkend wirken. Bei Tagesschwankungen wird der Schmerz oft nachts besonders intensiv und unerträglich empfunden.

Die ggf. regelmäßige tageszeitliche Variation der Schmerzintensität ist wichtig in der Therapieplanung. Der Patient kann dann sein Verhalten anpassen und bei der medikamentösen Schmerztherapie ist die zeitliche Verteilung der Dosis möglich. Im gezeigten Beispiel (Abb. 36b) sollte die erste Medikamenten-Einnahme möglichst früh beim Erwachen bereits erfolgen und die zweite nachmittags vor dem zu erwartenden Wiederanstieg der Schmerzintensität, ggf. je nach Wirkdauer des eingesetzten Medikaments, ergänzt durch eine weitere abendliche Gabe.

Bei der neurologischen Untersuchung zeigt sich oft ein Fehlen des Vibrations- und Lagesinns. Trotz Schmerzen kann auch eine verminderte (!) Schmerzwahrnehmung vorkommen.

Nicht-medikamentöse Therapie: Alle bereits genannten Behandlungsverfahren können nach Erprobung eingesetzt werden. Nach unserer Erfahrung haben sich besonders Zellen- oder Stangerbäder bewährt.

Orale medikamentöse Therapie

Patienten sind oft irritiert, dass bei ihren chronischen Schmerzen Medikamente mit anderen primären Indikationen wie Epilepsie oder Depression verordnet werden. Die Erklärung für die Anwendung liegt darin, dass bei Epilepsien und auch Depressionen ähnliche Stoffwechselvorgänge in Gehirn und Rückenmark wie bei Schmerzen eine Rolle spielen und bestimmte Überträgerstoffe (sogenannte Neurotransmitter) wichtig sind.

Abb. [36a] Vielfältige Möglichkeiten der Schmerz-Verteilung am Körper

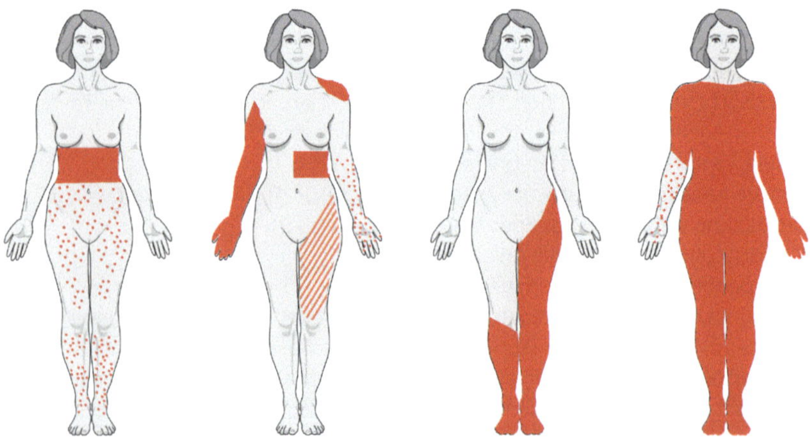

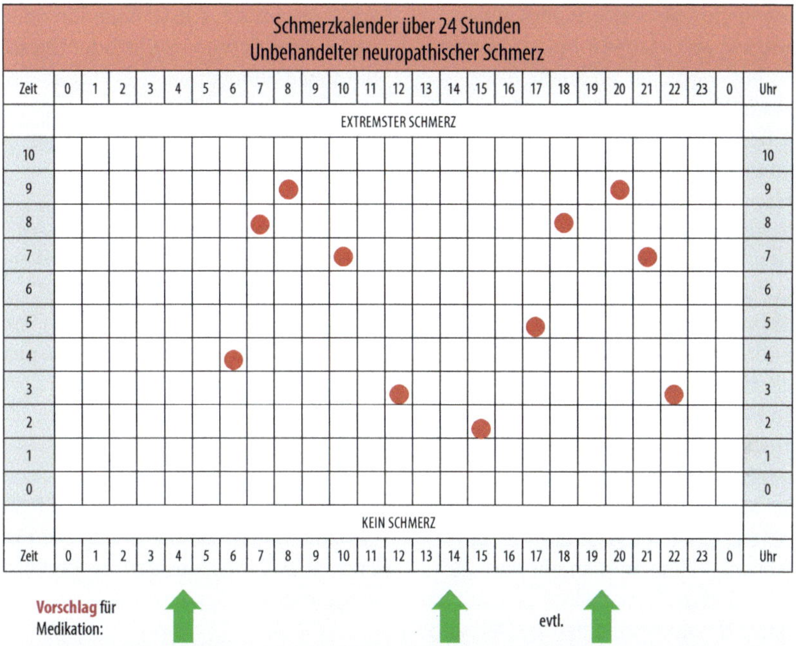

Abb. [36b] Tageszeitliche Variation der Schmerzintensität

Mittel der ersten Wahl sind Medikamente, die primär zur Behandlung von Epilepsien entwickelt wurden (sogenannte „Antikonvulsiva" oder „Antiepileptika"), die inzwischen aber einen festen Platz auch in der Therapie chronischer neuropathischer Schmerzen haben. Meist gut verträglich bei geringen Nebenwirkungen und Risiken sind **Gabapentin** mit einer extrem großen Dosierungsbreite (100–3600 mg) und **Pregabalin** (z. B. Lyrica® 25–600 mg) mit einer längeren Wirkungsdauer. Bei unzureichendem Effekt können dann oft stärker wirksame, aber auch mit mehr Nebenwirkungen verbundene Substanzen notwendig werden: **Carbamazepin** (z. B. Tegretal® retard, Sirtal®, Timonil®) oder **Oxcarbazepin** (z. B. Trileptal®, Apydan retard®) müssen oft langsam aufdosiert werden, um gerade bei stärker behinderten MS-Betroffenen Nebenwirkungen wie Müdigkeit, Benommenheit und allgemeine Schwäche möglichst zu vermeiden. Beide Substanzen werden auch erfolgreich bei anfallsartigen Störungen wie der Trigeminusneuralgie (siehe Kapitel „Paroxysmale Symptome") eingesetzt. Auch Lamotrigin (z. B. Lamictal®) ist eine Möglichkeit; es darf wegen des Risikos von Hautausschlägen allerdings nur sehr langsam gesteigert werden.
Als andere wirksame Substanzgruppe werden beim chronisch neuropathischen Schmerz Medikamente eingesetzt, die primär zur Behandlung von Depressionen entwickelt wurden, sog. **Antidepressiva**. Oft befürchten Menschen, dass ihnen

bei einer derartigen Verordnung „etwas Psychisches" als Ursache ihrer Schmerzen „unterstellt" wird oder sie durch „dämpfende Medikamente" ruhiggestellt werden sollen. Besonders wichtig ist hier die vor Verordnung ausführliche Information des Patienten über den Sinn der Gabe eines Antidepressivums in der Schmerztherapie, d. h., dass Antidepressiva auch verordnet werden, ohne dass eine psychiatrische Ursache vorliegt oder vermutet wird.
Gut untersucht und zugelassen ist z. B. das trizyklische Antidepressivum **Amitriptylin** (z. B. Saroten® Tabs und retard Tabs) zur „langfristigen Schmerzbehandlung im Rahmen eines therapeutischen Gesamtkonzeptes". Vor allem in der ambulanten Therapie ist eine langsame Aufdosierung z. B. um 25 mg alle 5–7 Tage empfehlenswert. Zu beachten sind die Nebenwirkungen auf das vegetative Nervensystem mit der Neigung zu einer Restharnbildung, zur Verstopfung und zur Mundtrockenheit und die mögliche „Dämpfung" (Sedierung) zu Therapiebeginn. Der Einsatz von Amitriptylin bietet sich vor allem auch bei „Mehrfachindikationen" an, wie sie bei der MS nicht selten vorkommen, z. B. erwünschte Dämpfung eines überaktiven Blasenmuskels bei neurogener Blasenstörung (siehe Kapitel „Blasenstörungen"), bei Schlafstörungen und natürlich bei auch tatsächlich vorhandener depressiver Symptomatik.
Von neueren Antidepressiva mit einem spezifischeren Effekt auf bestimmte Rezeptoren ist der Wirkstoff Duloxetin als Antidepressivum (Cymbalta®) wie auch als Ariclaim® für neuropathische Schmerzen bei Diabetes mellitus zugelassen.

Kombinationstherapien

Sinnvolle Kombinationstherapien bestehen unter Substanzen mit unterschiedlichem Wirkungsansatz: z. B. Gabapentin oder Pregabalin mit Carbamazepin oder Oxcarbazepin sowie Gabapentin oder Pregabalin mit Duloxetin oder Amitriptylin.
An eine Kombinationstherapie sollte man denken:

- wenn es unter einem Medikament in höherer Dosierung zu nicht erträglichen Nebenwirkungen kommt.
- wenn der Effekt einer einzelnen Substanz auch in höherer Dosierung nicht ausreicht.

Lokale Schmerztherapie

Bei sehr umschriebenen Schmerzen kann die örtliche Anwendung eines Lidocain-Pflasters (Versatis®) auf ein schmerzhaftes Hautgebiet sinnvoll sein, allerdings darf die Haut nicht vorgeschädigt oder entzündet sein.

Opioide

Wenn trotz ausreichender Dosis und ausreichend langer Therapie keine Besserung der Schmerzen eingetreten ist, kommen auch Opioide (anderer Name: Opiate = stark wirkende Schmerzmittel) in Betracht. Ihr Einsatz war lange umstritten, da sie nicht alle Schmerzarten beeinflussen und teilweise von den Betroffenen nicht als Langzeittherapie akzeptiert werden. Die oft noch verbreitete Angst vor einer Abhängigkeit von Opioiden wird oft überschätzt, eine engmaschige und langfristige Zusammenarbeit mit dem verordnenden Arzt ist deswegen wie auch wegen möglicher unerwünschter Nebenwirkungen wie Verstopfung, Übelkeit und „Schwindel" unerlässlich. Die Anwendung sollte **stets in retardierter Form** bzw. als Pflaster verordnet werden, durch vernünftige Dosisanpassung ist die zusätzliche nichtretardierte Bedarfsanwendung möglichst gering zu halten. Zu den schwachen Opioiden zählen die fixe Kombination Tilidin/Naloxon (z. B. Valoron retard®) und Tramadol (z. B. Tramal long®). Starke Opioide sind Morphin selbst, Oxycodon (z. B. Oxygesic® Retardtabl.), Buprenorphin als Pflaster (Transtec®; Norspan®) sowie Fentanyl als Pflaster (Durogesic® SMAT). Typischerweise erfolgt die Gabe von Opioiden als Zusatztherapie bei nicht ausreichender Wirkung der Mittel der ersten Wahl. Dann sind auch niedrigere Dosierungen – mit entsprechend geringeren Nebenwirkungen – möglich.

Cannabinoide

Mehrere Studien weisen auf positive Effekte von Cannabinoiden auf Schmerzen bei MS hin. Die Kombination Tetrahydrocannabinol + Cannabidiol (Sativex®) als Spray zur Anwendung in der Mundhöhle ist derzeit aber nur für die unzureichend mit Antispastika therapierbare Spastik zugelassen.

Invasive Therapien

In einer kleinen Studie reduzierte Baclofen intrathekal (siehe Kapitel „Spastik") signifikant sowohl schmerzhafte Dysästhesien als auch Spastik assoziierte Schmerzen. Mit „intrathekal" ist gemeint, dass das Medikament, in diesem Fall Baclofen, über einen dünnen Katheter direkt an das Rückenmark gegeben wird. In hartnäckigen Fällen ist auch der Einsatz invasiver neuromodulierender Verfahren wie der rückenmarknahen Stimulation („spinal cord stimulation", „Nervenstimulation") und eine intrathekale medikamentöse Therapie möglich. Beide Behandlungsmethoden sollten spezialisierten Zentren vorbehalten sein.

Fehlhaltungsbedingte Überlastungen

Kreuz- oder Hüftschmerzen können bei einem stark asymmetrischen „schiefen" Gangbild mit einseitig betonten spastischen Lähmungen auftreten. Knieschmerzen entstehen z. B. beim „Durchschlagen" des Knies (Abb. 37) zur Vermeidung einer Instabilität, Schulterschmerzen im Rahmen einer spastischen Tonuserhöhung der Schulter- und/oder Armmuskeln.

Nicht-medikamentöse Maßnahmen

Die Aufklärung der Betroffenen über die ursächlichen Zusammenhänge ist hier besonders wichtig, da es sich um prinzipiell vermeidbare Schmerzsyndrome handelt. Intensive krankengymnastische und ergotherapeutische Beratung zielt auf das Erlernen „normalerer" Bewegungsmuster bzw. eine möglichst gute Hilfsmittelversorgung, wobei häufig auch ein Umdenken beim Patienten erforderlich ist. Beispiele sind der Einsatz beidseitiger statt einseitiger Unterstützung oder auch der mögliche Einsatz

Abb. [37] Durchgeschlagenes Knie", das oft zu Knieschmerzen führt.

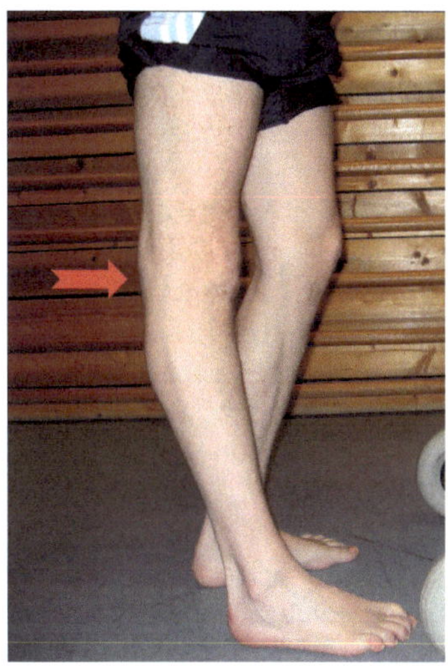

eines Elektrorollstuhles bei sehr hartnäckigen belastungsabhängigen Schmerzen. Chronische Nackenschmerzen kommen oft durch eine kompensatorische Fehlhaltung bei Patienten mit hochgradigen Lähmungen vor, vor allem bei Rollstuhlfahrern. Spastische Lähmungen führen durch Schrumpfungsprozesse an der Schultergelenkskapsel, beginnende Fehlstellung des Oberarmknochens im Schultergelenk und durch Reizung der Sehnenansätze zu Schulterschmerzen. Man spricht dann von Kontrakturen. Maßnahmen zur Vorbeugung solcher Kontrakturen kommt so – übrigens ebenso wie nach einem Schlaganfall – ein hoher Stellenwert zu. Neben einer Verringerung der Spastik steht dann die Schmerzbekämpfung mit dem Einsatz von „nicht steroidalen Antirheumatika“ (NSAR, siehe unten) im Vordergrund.

Ultraschall, Thermotherapie, Massage oder Elektrostimulation werden ebenfalls häufig angewandt, ihr Stellenwert ist jedoch nicht ganz geklärt.

Bei Knieschmerzen werden vorrangig TENS und Physiotherapie empfohlen, eventuell ergänzt durch Thermotherapie und Ultraschall. Hüftschmerzen müssen stets genau abgeklärt werden. Bei hartnäckigen Beschwerden sollten Arthrosen und gegebenenfalls auch Hüftkopfnekrosen durch eine Röntgenuntersuchung ausgeschlossen werden.

Bei den verschiedenen Formen von Gelenkschmerzen stellt die Orthopädie-Technik – zusätzlich zu den genannten Behandlungsmöglichkeiten – zahlreiche Hilfsmittel wie Schuhzurichtungen, Gehstock oder Orthesen zur Verfügung.

Medikamentöse Therapie

Bei Muskel- und Gelenkschmerzen können sowohl Paracetamol oder die stärker wirksamen nicht steroidalen Antirheumatika, z. B. Diclofenac (Voltaren® u. a.), wie auch Ibuprofen eingesetzt werden, bei Risiken für den Magen sind die sogenannten „Coxibe“ (Etoricoxib Arcoxia®, Celecoxib Celebrex®) eine Option, der Wirkungseintritt ist allerdings verzögert. Bei Versagen der genannten Medikamente werden Tilidin/Naloxon bzw. Tramadol oder auch stärker wirksame Opioide eingesetzt.

„Rückenschmerzen“: „Rückenschmerzen“ kommen bei bis zu 39 % der MS-Patienten als Folge von Muskelverspannungen, Einschränkung der Bewegungsfähigkeit (Immobilisation), Fehlhaltung bei Asymmetrie, Spastik der Rückenmuskeln und auch degenerativen Veränderungen der Wirbelsäule („Verschleißerscheinungen“) vor. In der Krankengymnastik werden die Körperhaltung, vor allem das Aufrichten des Oberkörpers und das Drehen des Körpers im Ganzen trainiert, die Spastik wird verringert und es werden bei Bedarf geeignete Hilfsmittel verordnet.

In der physikalischen Therapie spielen vor allem Massagen eine Rolle. Auch ein TENS-Gerät kann wirksam sein und dann für zu Hause verordnet werden. Für die medikamentöse Behandlung gilt das Gleiche wie bei Muskel- und Gelenkschmerzen.

Vermutet man einen Bandscheibenvorfall als Ursache der Schmerzen, sind außerdem die entsprechenden Untersuchungen erforderlich.

Osteoporose-bedingte Schmerzen werden zusätzlich mit speziellen Medikamenten – Bisphosphonaten – behandelt. Dabei muss bedacht werden, dass Kortison-Therapien einen verstärkenden Einfluss auf die Osteoporose haben. Zur Vorbeugung einer Osteoporose ist Stehen z. B. im Stehständer bei nicht gehfähigen Patienten auch unter dem Gesichtspunkt einer Schmerzprophylaxe sinnvoll.

Schmerzhafte Sensibilitätsstörungen bei Druckschädigungen

Schmerzen bzw. schmerzhafte Sensibilitätsstörungen kommen bei MS-Betroffenen auch als Folge von Druckschädigungen vor. Versuchen Patienten mit einer Rumpfinstabilität (z. B. bei Ataxie), sich im Rollstuhl zu stabilisieren, pressen sie manchmal das Wadenbein seitlich an den Rollstuhl (Abb. 38). Da hier der Peroneus-Nerv verläuft, kann dieser durch den Druck geschädigt werden, sodass eine Fußheberlähmung entsteht. Gleiches kann bei häufigem Übereinanderschlagen der Beine passieren.
Bei massivem Aufstützen der Hände auf die Unterarmstützen wird das Auftreten eines Karpaltunnelsyndroms (Schädigung des Medianus-Nerv am Handgelenk) begünstigt (Abb. 39). Hier kann die Verordnung von anatomischen Griffen sinnvoll sein. Durch Abstützen im Rollstuhl kann Druck auf den Ulnaris-Nerv am Unterarm in der Ellenbogenregion entstehen (Abb. 40). Ebenso kann eine solche Belastung bei Andrücken des Ellenbogens auf eine feste Unterlage auftreten, wenn z. B. bei einer Ataxie eine Stabilisierung zur Unterdrückung eines „Zitterns" (Tremor) versucht wird. Frühzeitig müssen hier ergotherapeutische Strategien erlernt werden (siehe Kapitel „Ataktische Bewegungsstörungen und Tremor"). Die Patienten und die betreuenden Angehörigen sollten immer auf die richtige Lagerung von Armen und Beinen achten.

Abb. [38] Peroneus-Druckschädigungen

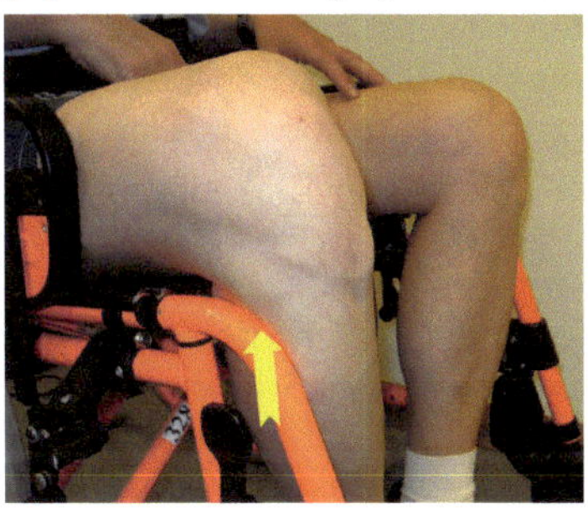

Periphere Neuropathien durch Zweiterkrankungen

Wenn sich MS-Symptome mit denen einer zusätzlichen Nervenschädigung überlagern, z. B. im Rahmen einer Zuckerkrankheit (Diabetes mellitus), lassen sich diese durch sorgfältige klinische und neurophysiologische Untersuchungen (Messung der Nervenleitgeschwindigkeit u. a.) differenzieren, um Klarheit im Hinblick auf die richtige Therapieentscheidung zu schaffen. Letztendlich geht es z. B. um die Vermeidung eines unnötigen und für die Stoffwechselsituation eventuell gefährlichen Kortisonstoßes bei schmerzhaften

Abb. [39–40] Medianus- und Ulnaris-Druckschädigungen

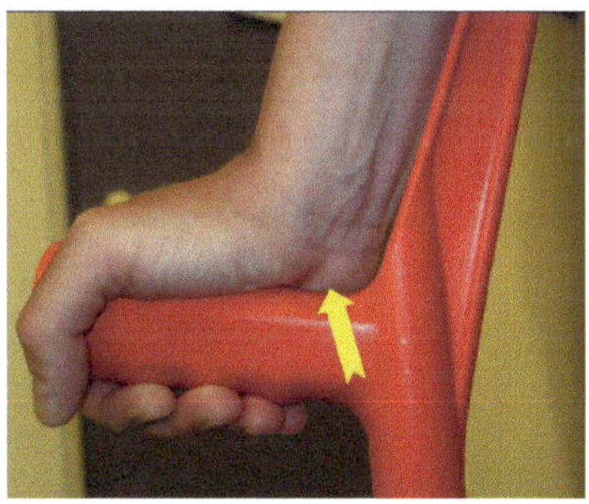

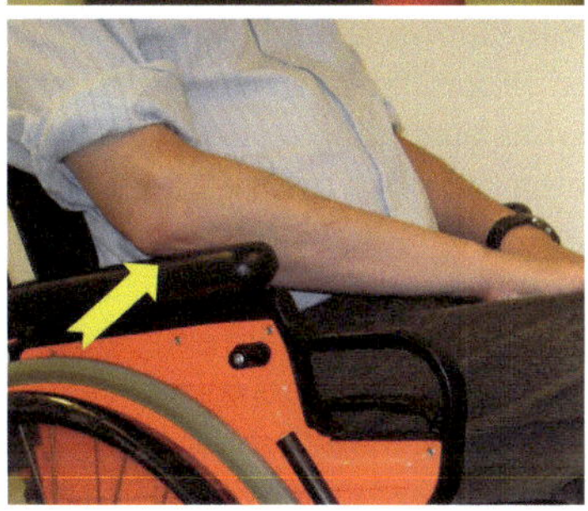

Missempfindungen, die gar nicht der MS zuzurechnen sind.

Eingeweide-(viszerale)Schmerzen

„Blasenschmerzen" kommen sowohl bei spastischen Blasenmuskeln als auch bei Blaseninfektionen vor. Nach vorheriger Diagnostik müssen zumeist Anticholinergika verordnet oder eine Therapie der Blaseninfektion eingeleitet werden (siehe Kapitel „Blasenstörungen").
Bauchschmerzen können die chronische Verstopfung begleiten, bei der neben einer bewussten Ernährung oft auch die Kolonselbstmassage hilfreich sein kann.
Bei Analschmerzen im Rahmen eines spastischen Darmschließmuskels können Antispastika oder auch Botulinumtoxin versucht werden.

Kopfschmerzen

Sie sind ein häufiges Problem bereits in der Allgemeinbevölkerung. In eigenen Untersuchungen berichteten mehr als die Hälfte der stationär behandelten MS-Patienten über ein Kopfschmerzproblem während ihres bisherigen Lebens. Besonders häufig kam eine Migräne vor. Bei der Migräne ist üblicherweise von einer eigenständigen „Zweiterkrankung" auszugehen. MS-Patienten mit einer Migräne berichteten gelegentlich über Attacken zu Beginn ihrer MS-Symptomatik und deutlich häufiger auch im Rahmen eines Schubes.
Gerade Kopfschmerzen werden oft vom Patienten nicht spontan berichtet, unter anderem aufgrund der Einschätzung, sie hätten ja „wahrscheinlich nichts mit der MS zu tun". Nach Beratung und Aufklärung ist es notwendig, regelmäßig einen Kopfschmerzkalender zu führen; hier werden Dauer, Intensität, vermuteter Auslöser, Begleiterscheinungen und Medikamenteneinnahme eingetragen. Je nach Kopfschmerzsyndrom (Migräne, Spannungskopfschmerz o. a.) wird über Verhaltensregeln, eine Akuttherapie und gegebenenfalls eine Vorbeugung informiert (www.dmkg.de).

Schmerzen durch therapeutische Maßnahmen

Schmerzen als Nebenwirkungen der Beta-Interferone (Avonex®, Betaferon®, Extavia®, Rebif®)
Es können an der Injektionsstelle örtliche Symptome wie Schmerz, Druck, Schwellung, Ziehen auftreten, vor allem nach subkutaner Anwendung; diese sprechen zumeist gut auf lokale Kühlung an. Daneben sind zu Beginn der Therapie grippeähnliche Symptome mit Muskelschmerzen ein häufiges Problem. Durch eine geeignete Begleitmedikation mit Paracetamol, Ibuprofen bzw. anderen nicht steroidalen Antirheumatika und eine optimale Schulung zur Injektionstechnik lassen sich diese unangenehmen Nebenwirkungen meist auf ein erträgliches Maß reduzieren. Die mögliche Zunahme vorbestehender Kopfschmerzen unter der Therapie erfordert eine genaue Verlaufsbeobachtung mit Führung eines Kopfschmerzkalenders. Bei einer Neueinstellung auf Beta-Interferone ist innerhalb der ersten sechs Monate nämlich eine Zunahme von Frequenz und Dauer von Kopfschmerzen bei bis zu 35 % der Patienten mit vorbestehenden Kopfschmerzen möglich. Daher ist gegebenenfalls eine möglichst gute Therapie der einzelnen Kopfschmerzattacken und gegebenenfalls auch eine vorbeugende Behandlung sinnvoll (www.dmkg.de).
Nebenwirkungen von Glatirameracetat (Copaxone®): Lokale Schmerzen an der Injektionsstelle lassen sich zum Teil durch

Optimierung der Injektionstechnik und Kühlung reduzieren.
Nebenwirkung von intravenösen Immunglobulinen (IVIG): Kopfschmerzen sind häufige Nebenwirkungen dieser Therapie, allerdings meist nur bei zu rascher Infusion. Die Behandlung erfolgt daher durch Verlangsamung der Infusionsgeschwindigkeit.

Alternative/komplementäre Therapien

Angesichts der verschiedenen Faktoren, die bei dem Entstehen und Aufrechterhalten von Schmerzen eine Rolle spielen, besteht eine breite Palette alternativer Behandlungsoptionen mit allerdings nicht immer ausreichend nachgewiesener Wirksamkeit.
Naturheilverfahren: Ausgehend von der heute viel beschworenen „ganzheitlichen" Sichtweise des Menschen sollen Selbstheilungskräfte gefördert und das Befinden verbessert werden, ohne den Organismus mit „gefährlichen" Methoden zu belasten. Hierzu gehören die „Regulationstherapien" wie Homöopathie, Phytotherapie, die klassische chinesische Medizin, „ab- und ausleitende Heilverfahren" wie Blutentziehung (Aderlass, Schröpfung, Blutegel) oder entwässernde Therapien unter der Vorstellung einer Verringerung von Ödemen und einer Drucksenkung. Bei chronischen Kopfschmerzen zeigten sich bislang keine positiven Effekte einer homöopathischen Therapie.
Akupunktur: Die jahrtausendealte Methode aus der Traditionellen Chinesischen Medizin hat in den letzten Jahren ein immer größeres Interesse in Europa gefunden. Die Erwartungen im Hinblick auf ihre Langzeiteffekte sind allerdings zum Teil weit überzogen. Die Voraussetzung für eine sinnvolle Anwendung ist ein gut und umfassend ausgebildeter Therapeut und ein klares Behandlungskonzept. Traditionelle Akupunktur erwies sich bei Kopfschmerzen und Kreuzschmerzen einer Schein-Akupunktur ebenbürtig, beide waren allerdings einer Nichttherapie eindeutig überlegen.
Magnetfeldtherapie: Auch diese Methode geht vom Konzept einer Aktivierung von Selbstheilungskräften aus und versucht, den „energetischen Zustand im menschlichen Körper" zu verbessern. So wurde über die Besserung eines schmerzhaften Nackenbeuge(„Lhermitte")-Zeichens bei drei MS-Patienten nach Anwendung gepulster elektromagnetischer Felder berichtet.
Aromatherapie: Sie geht auf das Konzept zurück, durch kontrollierte Anwendung von Ölen zu einer Besserung von Gesundheit und Wohlbefinden beizutragen. Bei MS-Patienten mit Schmerzen wird der Nutzen einer Kombination mit Massagen diskutiert.
Viele MS-Patienten mit Schmerzen werden auch alternative bzw. komplementäre Therapien erproben wollen. Wichtig ist zu wissen, welche Möglichkeiten „die Schulmedizin" mit klaren Chancen und gegebenenfalls Nebenwirkungen bietet. Bei einem guten Vertrauensverhältnis zwischen Arzt und Patient wird sich aber ein Patient hinsichtlich eventueller Risiken beraten lassen, bevor er alternative Verfahren erprobt.

8 „goldene Regeln" für den MS-Patienten mit Schmerzen

1. Sprechen Sie Ihren Arzt auf Ihre Schmerzprobleme an!
2. Bringen Sie beim Arztbesuch zum Ausdruck, wie stark Sie dieses Problem belastet!

3. Führen Sie einen „Schmerzkalender“, in den Sie eintragen, wie oft die Schmerzen auftreten, wie stark sie sind, wie lange sie dauern, welche Auslöser es gibt und welche Medikamente Sie dagegen einnehmen. Über Ihren Arzt erhalten Sie solche Schmerztagebücher in unterschiedlichen Ausführungen – suchen Sie aus, mit welchem Sie am besten zurechtkommen, oder verwenden Sie einfach einen Taschenkalender.
4. Versuchen Sie, Ihren Schmerz so zu beschreiben, dass auch ein Außenstehender sich etwas darunter vorstellen kann.
5. Lassen Sie neu aufgetretene Schmerzen immer abklären, zumal nicht immer die MS die Ursache ist!
6. Schmerzen bei MS sind behandelbar! ABER: Voraussetzung ist eine genaue Analyse, um welche Art von Schmerz es sich handelt.
7. Medikamente sind vor allem beim chronischen Schmerz ein wichtiger Teil der Therapie, aber nicht „alles“. Nicht-medikamentöse Behandlungen wie Krankengymnastik, Ergotherapie und physikalische Therapie sind neben einer psychologischen Schmerzbewältigung die wichtigsten Säulen eines erfolgreichen ganzheitlichen Konzeptes (sogenannte „multimodale Therapie“).
8. Bei einem schon lange bestehenden „chronischen“ Schmerz wird eine Linderung viel Zeit und Geduld erfordern. Bleiben Sie skeptisch, wenn Ihnen „rasche Heilung“ in Aussicht gestellt wird. Realistisch ist ein langer gemeinsamer Weg, zusammen mit Ihren Ärzten und Therapeuten.

ALLES WICHTIGE AUF EINEN BLICK

- Um Patienten mit Schmerzen optimal nach den heute bekannten Möglichkeiten behandeln zu können, muss das Problem zwischen Arzt und Patient offen angesprochen werden.
- Aus den eigenen Erfahrungen heraus scheint ein gewisser Mangel an Offenheit und Behandlungskonsequenz eine der Ursachen für die von Patienten als unzureichend empfundene Versorgung von Schmerzproblemen zu sein. Lassen Sie sich also ermutigen, über Ihre Schmerzen ausführlich mit Ihrem Arzt zu sprechen.

DEFINITIONEN VON SCHMERZBEGRIFFEN

Bezeichnung	Erklärung
Allodynie	Schmerz bei normalerweise nicht schmerzauslösenden Reizen
Analgesie	Abwesenheit von Schmerz bei normalerweise schmerzhaften Reizen
Kausalgie	Syndrom mit anhaltendem brennendem Schmerz, Allodynie und Hyperpathie nach Schädigung eines peripheren Nervs, häufig vergesellschaftet mit Störungen der Gefäßregulation und des Schwitzens und später trophischen Veränderungen
Dysästhesie	unangenehme abnormale Wahrnehmung, spontan oder getriggert; Sonderfälle sind Hyperalgesie und Allodynie; unangenehmer Wahrnehmungscharakter in Abgrenzung zur Parästhesie
Hyperpathie	Schmerzsyndrom, das durch eine abnorm schmerzhafte Reaktion auf – vor allem wiederholte – Reize bei gleichzeitig erhöhter Schmerzschwelle gekennzeichnet ist. Es kann gemeinsam mit Allodynie, Hyperästhesie, Hyperalgesie oder Dysästhesie auftreten
Hyperalgesie	verstärkte Wahrnehmung eines normalerweise schmerzhaften Reizes
Hyperästhesie	Gesteigerte Empfindlichkeit gegenüber somatosensorischer oder nozizeptiver Reizung mit verminderter Schwelle und gesteigerter Wahrnehmung normalerweise erkannter Reize; schließt Allodynie und Hyperalgesie ein
Hypalgesie	verminderte Wahrnehmung eines normalerweise schmerzhaften Reizes
Hypästhesie	verminderte Empfindlichkeit gegenüber Reizung
Neuralgie	Schmerz im Ausbreitungsgebiet eines oder mehrerer Nerven; kann anfallsartig auftreten oder auch längerfristig
Neuritis	Entzündung eines oder mehrerer Nerven
Neuropathie	krankhafte Veränderung oder Funktionsstörung eines oder mehrerer Nerven
Neuropathischer Schmerz	Schmerz, der von einer primären Schädigung im zentralen oder peripheren Nervensystem ausgeht oder verursacht wird
Nozizeptor	Schmerz-Rezeptor, d. h. Rezeptor mit bevorzugter Empfindlichkeit für schädliche Stimuli oder für Stimuli, die bei längerem Bestehen schädlich würden
Parästhesie	abnorme Empfindung, spontan oder durch Reiz hervorgerufen
Schmerzschwelle	geringste Ausprägung von Schmerz, die ein Patient erkennen kann
Schmerztoleranz	das höchste Schmerzniveau, das ein Patient zu ertragen bereit ist

Weitere Informationen

- Deutsche Migräne- und Kopfschmerz-Gesellschaft (DMKG): www.dmkg.de
- Deutsche Schmerzliga: https://schmerzliga.de/

KAPITEL 9

Paroxysmale Symptome (Andreas Steinbrecher)

Was sind „paroxysmale" Symptome?

Bei paroxysmalen Symptomen (paroxysmal: kurz, blitzartig) handelt es sich um zumeist sehr kurze, gleichförmige Beschwerden, die sich im Tagesverlauf häufig – bis zu mehreren Hundert Malen – wiederholen können. Meist sind es einschießende Schmerzen in immer die gleiche Körperregion. Es kommen aber auch – allerdings seltener – anderweitige Gefühlsstörungen (plötzliches Kribbeln, Gefühllosigkeit, Juckreiz usw.), eine plötzliche Sprechstörung, Bewegungsstörungen und vieles Weitere vor. Bei einzelnen Betroffenen können auch mehrere dieser Symptome auftreten. Die epileptischen Anfälle, denen in diesem Buch ein eigenes, kurzes Kapitel gewidmet ist, gehören ebenfalls zu diesen Symptomen.

Diese Symptome können spontan auftreten oder sie werden durch Bewegungen, Veränderungen der Körperhaltung, Berührung, durch rasche Atmung oder andere Reize ausgelöst.

Paroxysmale Symptome treten oftmals recht plötzlich auf, wiederholen sich dann über einige Tage bis Monate und können dann auch wieder verschwinden. In den ersten Jahren einer MS sind sie häufiger als in späteren Phasen und können durchaus einmal das erste Symptom einer MS überhaupt sein. Wenn solche Symptome neu oder nach längerer Zeit wieder auftreten, können sie Ausdruck eines Schubes sein, obwohl sie nicht permanent, sondern eben nur anfallsartig vorhanden sind. Insgesamt sollen sie bei etwa 10 bis 20 % aller Menschen mit MS vorkommen.

Paroxysmale Symptome können zwar störend sein, sind oft aber – solange sie nicht Teil eines Schubes sind – harmlos, vor allem dann, wenn sie lediglich als kurzzeitige schmerzlose Gefühlsstörungen auftreten. Sie bedürfen dann auch nicht unbedingt einer Behandlung. In der Mehrzahl der Fälle sind sie aber eher unangenehm bis quälend, insbesondere wenn sie sich als kurze und einschießende Schmerzattacken bemerkbar machen. Handelt es sich um kurze Muskelverkrampfungen mit Bewegungsstörungen oder um ebenso kurze Phasen undeutlichen Sprechens (paroxysmale Dysarthrie, siehe unten), können sie aber durchaus zu erheblichen Beeinträchtigungen der Betroffenen führen. Da sie – wie bereits erwähnt – zumeist plötzlich und unvorhergesehen, also nicht planbar auftreten, kann allein schon die Erwartung, das Symptom könne sich bald wieder bemerkbar machen, verunsichern. Die Lebensqualität, vor allem aber die normale Lebensführung in der Familie, im Freundeskreis oder auch die Berufsausübung können dadurch erheblich eingeschränkt sein.

Welche paroxysmalen Symptome gibt es?

Neuralgien

Die häufigsten paroxysmalen Symptome sind die Neuralgien, plötzlich auftretende, meist nur wenige Sekunden,

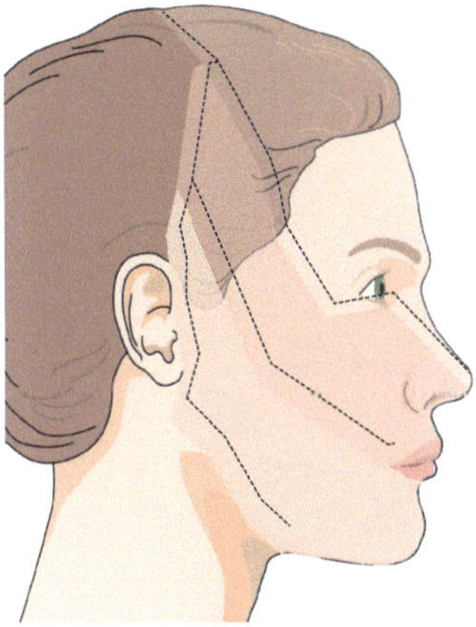

Abb. [41] Trigeminusneuralgie

höchstens 2 bis 3 Minuten dauernde, einschießende sehr heftige Schmerzen. Von ihnen wiederum ist die Trigeminusneuralgie am bekanntesten.
Hierbei handelt es sich um Schmerzen, die in immer die gleichen Teile des Gesichts einschießen (Abb. 41). Zumeist sind 1 oder 2 Nervenäste des Nervus trigeminus betroffen. Diese Neuralgie kann spontan auftreten, wird jedoch häufiger durch Berühren des Gesichts, Kauen, Schlucken, Sprechen, Lachen, Zähneputzen oder durch kalte oder heiße Speisen ausgelöst. Oft treten mehrere kurze Schmerzanfälle direkt nacheinander auf.
Die Trigeminusneuralgie kommt auch bei Menschen ohne MS vor, meist ab dem 60. Lebensjahr und dann praktisch immer einseitig. Bei Menschen mit MS macht sie sich dagegen zumeist schon in den ersten Krankheitsjahren, also auch in jungem Alter, bemerkbar. Sie kann erstes Symptom einer MS sein oder auch im Rahmen eines Schubes auftreten. Gelegentlich kommt sie bei MS-Betroffenen beidseitig vor und die einzelnen Schmerzattacken dauern oft länger als bei älteren Menschen mit Trigeminusneuralgie, aber ohne MS. Ist ein Schmerzanfall vorbei, verbleibt dort gelegentlich ein Taubheitsgefühl oder Kribbeln. Manchmal werden die Attacken auch von einem Dauerschmerz in der betroffenen Region begleitet.
Ursache der Trigeminusneuralgie bei Menschen mit MS ist in aller Regel ein Entmarkungsherd im Verlauf des Nervs an der Stelle, an der er in den Hirnstamm eintritt. Sehr viel seltener können sich auch im Versorgungsgebiet anderer Nerven Neuralgien entwickeln, z. B. am Hinterkopf (Okzipitalisneuralgie), hinter dem Ohr (Retroaurikularisneuralgie) oder im Rachen (Glossopharyngeusneuralgie), mit entsprechenden Beschwerden beim Schlucken.

Sensible Symptome

Abnorme oder unangenehme Empfindungen und Schmerzen, die sich nicht immer eindeutig von Neuralgien unterscheiden, können ebenfalls paroxysmal auftreten und betreffen in der Regel einen Teil eines Armes oder eines Beines. Die Dauer beträgt meist mehrere Minuten. Auch das Lhermitte-Zeichen, welches sich häufig im Verlauf einer MS bemerkbar macht, ist ein solches paroxysmales Symptom. Beim Lhermitte-Zeichen bemerkt der Betroffene beim Beugen des Kopfes nach vorn, seltener auch in andere Richtungen, kurze elektrische Schläge, die ihren Ausgang zumeist vom Nacken her nehmen und in die Arme und/oder Beine ziehen. Solche „Schläge" können auch einseitig auftreten (Abb. 42 und 43). Sehr selten ist ein plötzlicher heftiger lokaler Juckreiz, der durchaus 20 Minuten oder sogar länger andauern kann.

Weitere Symptome

Plötzliche Sprechstörungen können isoliert oder auch in Verbindung mit einer

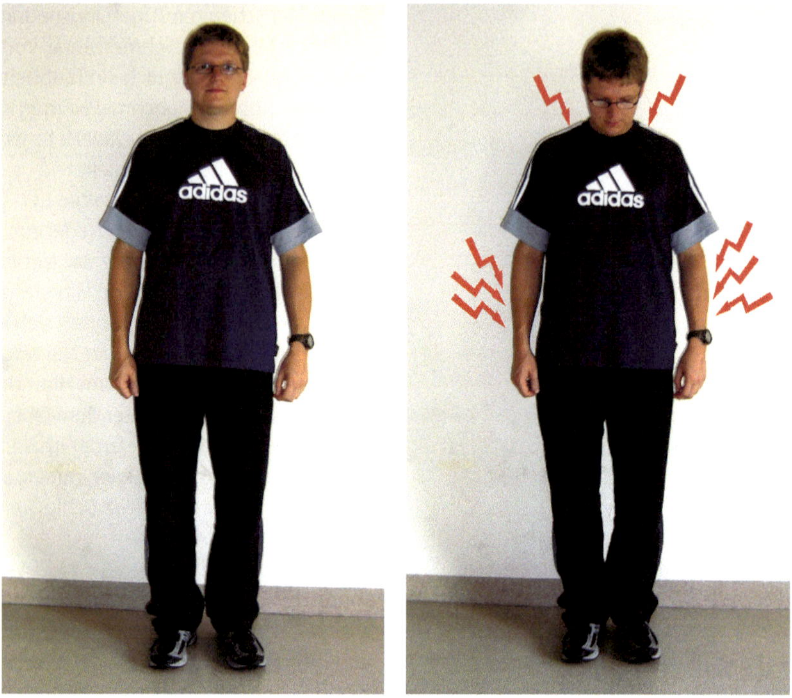

Abb. [42–43] Lhermitte-Zeichen

Unsicherheit beim Gehen, mit Gefühlsstörungen, Muskelverkrampfungen oder auch Doppelbildern auftreten. Das Sprechen wird verwaschen, man „lallt" und ist daher für den Gesprächspartner oft kaum noch verständlich (siehe auch Kapitel „Sprechstörungen"). Es wird vor allem durch Bewegungen ausgelöst und ist zumeist nach wenigen Sekunden wieder verschwunden, kann sich dafür im Tagesverlauf aber häufig wiederholen. Dieses Symptom wird oft gar nicht wahrgenommen; nicht untypisch sind z. B. Sekunden dauernde Störungen, die beim Telefonieren auffallen. Auch die paroxysmale Ataxie tritt plötzlich und ohne Vorwarnung auf. Sie führt zu einer plötzlichen Unsicherheit beim Gehen, sodass sogar ein Sturz möglich ist.

Es können aber auch brennende, kribbelnde und vor allem sehr schmerzhafte Missempfindungen und Muskelverkrampfungen auftreten, die in einem Arm oder einem Bein beginnen und sich auf den gesamten übrigen Körper, d. h. auch auf die anderen Extremitäten, den Rumpf und das Gesicht, ausdehnen können (Dystonien oder tonische Spasmen, früher: tonische Hirnstammanfälle). Diese Attacken werden ebenfalls oft durch Bewegungen ausgelöst, z. B. durch das Aufsetzen eines Fußes auf den Boden. Sie dauern zumeist einige Minuten an und kehren oft mehrmals täglich wieder. Sie können irgendwann im Verlauf einer MS auftreten, also auch als erstes Symptom überhaupt.

Auch Verkrampfungen der Muskeln um ein Auge herum (Blepharospasmus), der Halsmuskeln (Tortikollis, „Schiefhals") oder ein hartnäckiger Schluckauf (Singultus) wurden schon als paroxysmale Symptome bei MS-Betroffenen beschrieben. Gelegentlich treten sie im Gefolge eines Schubes auf. Die Liste dieser Symptome lässt sich weiter fortsetzen:

- Verschwommensehen und Doppelbilder durch Störungen der Augenbewegungen, z. B. plötzliches Auftreten schneller Augenbewegungen in unterschiedliche Richtungen;
- Uhthoff-Phänomen: Mit diesem Begriff ist eine Zunahme von eigentlich bereits bestehenden Symptomen nach körperlicher Anstrengung oder Erhöhung der Körpertemperatur (Fieber) gemeint, die innerhalb weniger Minuten einsetzen kann. Sie bildet sich oft erst nach Stunden – nach Beseitigung des Auslösers – zurück. Besonders oft sind die Muskelkraft oder das Sehvermögen betroffen. Leiden Sie an einer Fatigue, kann diese ebenfalls erheblich zunehmen. Vorsicht ist u. a. dann geboten, wenn Sie wärmeempfindlich sind und ein heißes Bad nehmen oder sich in der Sonne zu stark angestrengt haben.
- Das Uhthoff-Phänomen kann bei entsprechender Wetterlage dazu führen, dass Betroffene das Haus nicht mehr verlassen. Bis zu 80 % der MS-Betroffenen leiden unter Veränderungen ihrer Symptomatik durch Hitze.

Wie kann man paroxysmale Symptome diagnostizieren?

Bei der Diagnose dieser Beschwerden und Symptome ist der Neurologe praktisch ausschließlich auf die Angaben der Betroffenen angewiesen: Art, Ausprägung und Dauer der Beschwerden, Ausbreitung bzw. betroffener Körperteil, Häufigkeit, auslösende Situationen und Begleitsymptome. Sie sollten beim Auftreten eines der genannten Symptome ein Tagebuch führen und dieses Ihrem Neurologen beim nächsten Besuch vorlegen. Wichtig ist es herauszufinden – vor allem beim ersten Auftreten eines paroxysmalen Symptoms –, ob es vielleicht Teil eines akuten MS-Schubes ist oder in Zusammenhang mit einem fieberhaften Infekt bzw. einer anderen Erkrankung aufgetreten ist.

Therapieziele

Das entscheidende Therapieziel ist, das Auftreten dieser anfallsartigen Symptome so weit wie möglich zu vermeiden und damit die Lebensqualität wieder zu steigern. Dies gelingt nur selten einmal dadurch, auslösende Situationen zu vermeiden. Zumeist ist vielmehr eine Behandlung mit Medikamenten erforderlich.

Behandlung

Zur Behandlung paroxysmaler Symptome stehen heute zahlreiche wirksame und zumeist auch gut verträgliche Medikamente zur Verfügung. Beim Uhthoff-Phänomen spielen natürlich die Kühlung des Körpers oder die Behandlung eines bestehenden Fiebers eine wichtige Rolle. Sie selbst können auslösende Faktoren oder Situationen zu vermeiden suchen, z. B. bestimmte Bewegungen oder eben eine zu hohe Außentemperatur. Eine kalte Dusche oder sogar kalte Getränke können hilfreich sein. Krankengymnastik spielt hier – ausnahmsweise – keine Rolle. Bei der Trigeminusneu-

ralgie kann, vor allem bei sehr massiven Schmerzen, die nicht ausreichend auf Medikamente ansprechen, ein operatives Vorgehen erforderlich sein.
Eine medikamentöse Therapie ist dann erforderlich, wenn die Symptome zu einer subjektiven Beeinträchtigung und/oder auch zu merkbaren Einschränkungen des Alltags oder im Beruf führen. Ihr Neurologe wird mit Ihnen über die zu erwartenden Wirkungen und natürlich auch möglichen Nebenwirkungen des eingesetzten Medikamentes sprechen.

Paroxysmale Symptome in einem Schub

Wie bereits erwähnt, können paroxysmale Symptome Zeichen eines neuen MS-Schubes sein. Dann sollte natürlich eine Schubtherapie stattfinden, die den geltenden ärztlichen Leitlinien entspricht.

Welche Medikamente können zur Behandlung paroxysmaler Symptome eingesetzt werden?

Bei den gebräuchlichen Medikamenten handelt es sich fast durchgehend um solche, die auch zur Behandlung einer Epilepsie eingesetzt werden. Dabei spielt die Normalisierung elektrischer Vorgänge an geschädigten Nerven und Nervenzellen nämlich eine genauso große Rolle wie bei den in diesem Kapitel beschriebenen paroxysmalen Symptomen. Am häufigsten werden Carbamazepin, Gabapentin, Lamotrigin und – bei motorischen Symptomen – Clonazepam eingesetzt. Aber auch Substanzen wie Oxcarbazepin, Eslicarbazepin, Pregabalin, Topiramat, Levetiracetam, Acetazolamid, Lacosamid und Baclofen kommen gelegentlich zum Einsatz.
Carbamazepin ist seit Langem das wichtigste und wirksamste Medikament zur Behandlung paroxysmaler Symptome bei der MS. Die Therapie sollte vorsichtig, d. h. mit langsamer Dosissteigerung, beginnen. Die jeweils erforderliche Dosis ist sehr unterschiedlich. Gelegentlich reichen schon 100–300 mg pro Tag aus. Vor allem bei der Trigeminusneuralgie ist Carbamazepin sehr wirksam. Mögliche Nebenwirkungen sind – insbesondere in den ersten Tagen oder Wochen der Behandlung – Müdigkeit, Übelkeit, Schwindel und gerade bei MS-Patienten oft auch eine vermehrte Muskelschwäche. Sie bilden sich in aller Regel aber recht bald wieder zurück und sollten zunächst kein Grund dafür sein, diese Behandlung wieder zu beenden.
Gabapentin ist zur Behandlung neuropathischer Schmerzen bei Erwachsenen zugelassen und darf damit auch in der Therapie paroxysmaler Schmerzsyndrome bei der MS eingesetzt werden. Auch hier beginnt die Therapie mit einer geringen Dosis (z. B. 300 mg pro Tag), die dann langsam gesteigert wird. Gabapentin ist zumeist besser verträglich als Carbamazepin. Auch eine Kombination mit anderen ähnlichen Medikamenten ist möglich, z. B. mit Carbamazepin oder Lamotrigin.
Pregabalin wurde erst bei wenigen Patienten mit schmerzhaften paroxysmalen Symptomen eingesetzt und führte überwiegend zu einer Reduktion der Schmerzen. Es ist wie Gabapentin zur Behandlung neuropathischer Schmerzen bei Erwachsenen und damit auch zur Behandlung paroxysmaler Schmerzsyndrome bei der MS zugelassen. Es wird langsam aufdosiert, die Zieldosis liegt etwa bei 150 mg/Tag. Auch Pregabalin ist meist gut verträglich.
Lamotrigin erfordert eine sehr langsame Aufdosierung nach einem genau vorgegebenen Schema. Die erforderliche Dosis liegt zumeist bei 100–200 mg pro Tag. Dieses Medikament ist zur Behandlung

von Schmerzsyndromen nicht zugelassen (off-label), ist aber – nach den bislang vorliegenden wissenschaftlichen Daten – oft auch dann noch wirksam, wenn mit Carbamazepin keine ausreichende Wirkung erzielt werden konnte oder Letzteres nicht ausreichend hoch dosiert werden kann. Vor allem in den ersten acht Wochen der Behandlung kann es – und das ist die wichtigste Nebenwirkung dieses Medikaments – zu Hautausschlägen kommen, allerdings nur dann, wenn das vorgeschriebene Schema der Aufdosierung nicht eingehalten wird. Treten diese Hautausschläge auf, muss Lamotrigin sofort abgesetzt und ein Hautarzt aufgesucht werden.

Oxcarbazepin gilt neben Carbamazepin als Mittel erster Wahl bei der Trigeminusneuralgie, ist aber für die Indikation noch nicht zugelassen (off-label). Darüber hinaus liegen bisher erst wenige Erfahrungen zur Wirksamkeit bei paroxysmalen Störungen vor. Die möglichen Nebenwirkungen sind ähnlich denen des Carbamazepin.

Auch alle weiteren im Folgenden genannten Medikamente zur Behandlung paroxysmaler Symptome sind bisher für diese Indikation nicht zugelassen (off-label).

Topiramat wird erfolgreich bei Trigeminusneuralgien schwerer und schwerster Ausprägung eingesetzt. Es können allerdings einige unangenehme Nebenwirkungen, vor allem Müdigkeit, geistige (psychomotorische) Verlangsamung sowie Sprach- und Sprechstörungen, auftreten, sodass auch hier die Aufdosierung sehr langsam erfolgen sollte.

Levetiracetam wird als meist gut verträgliches Medikament in der Epilepsietherapie eingesetzt. Es existieren mehrere Fallberichte aus den letzten Jahren mit erfolgreichem Einsatz bei paroxysmalen motorischen Symptomen. Wichtigste Nebenwirkungen sind Reizbarkeit oder depressive Verstimmungen.

Acetazolamid wurde ebenfalls erfolgreich bei der Therapie paroxysmaler motorischer Symptome verwendet. Nebenwirkungen können Missempfindungen, Geschmacks- und Magen-Darmbeschwerden sein.

Auch *Lacosamid* und *Eslicarbazepin* sind neuere Medikamente zur Behandlung epileptischer Anfälle, die im Einzelfall auch bei paroxysmalen MS-Symptomen versucht werden können.

Baclofen, das üblicherweise bei der Therapie der Spastik Verwendung findet, kann bei der Trigeminusneuralgie im Rahmen einer MS hilfreich sein, z. B. dann, wenn die Dosierung einer Carbamazepintherapie nicht ausreichend erhöht werden kann.

Erwähnt werden soll hier auch das Medikament *Misoprostol*, welches eigentlich nur zur Behandlung Medikamenten-bedingter Magenschleimhautschäden zugelassen ist. Es wurde auch bei der Trigeminusneuralgie bei MS-Betroffenen einige Male erfolgreich eingesetzt, ist aber als Einzelsubstanz in Deutschland nicht verfügbar.

Clonazepam ist ein Medikament, das muskelentspannend wirkt und deshalb bei schmerzhaften tonischen Spasmen und anderen motorischen paroxysmalen Symptomen eingesetzt werden kann. Aufgrund seiner Nebenwirkungen, u. a. raschem Wirkverlust und der Gefahr der Abhängigkeitsentwicklung, darf es nur unter enger ärztlicher Überwachung eingesetzt werden.

Eine besondere Substanz ist *4-Aminopyridin*. Es ist seit 2011 als retardiertes Medikament (Fampridin) zur Verbesserung der Gehfähigkeit von MS-Patienten zugelassen und wurde zuvor bereits seit vielen Jahren in der symptomatischen Therapie verschiedener MS-Symptome eingesetzt.

Als Nebeneffekt kann 4-Aminopyridin bei manchen Patienten, die an einem Uhthoff-Phänomen leiden, die Wärmeempfindlichkeit verringern, vor allem im Hinblick auf die Zunahme der Schwäche. Die übliche Erhaltungsdosis liegt bei 20 mg (2 Kapseln) pro Tag. Die am schwersten wiegende, allerdings sehr seltene Nebenwirkung ist das Auslösen eines epileptischen Anfalls, dann aber zumeist erst bei einer höheren Dosierung. Häufiger können dagegen Übelkeit und Missempfindungen an Armen oder Beinen auftreten.

Operative Behandlungen

Nur dann, wenn eines oder eine Kombination der soeben genannten Medikamente keine ausreichende Wirkung zeigt, sind Operationen oder ähnliche Verfahren und dann auch nur bei der Trigeminusneuralgie sinnvoll und effektiv. Zunächst sollen die Verfahren kurz vorgestellt werden:
Thermokoagulation: Bei der Thermokoagulation des Nervus trigeminus, der Glyzerolinstillation und der Ballonkompression wird dieser Nerv entweder durch hohe Temperaturen, durch das Glyzerol oder auch mechanisch geschädigt. Diese kleine Operation wird in einer kurzen Narkose durchgeführt und ist in der überwiegenden Mehrzahl der Eingriffe sehr wirksam. Es können allerdings Gefühlsstörungen in einem oder mehreren Ästen des Nervus trigeminus auftreten (siehe Abb. 41), seltener auch unangenehme oder schmerzhafte Missempfindungen. Sehr selten ist glücklicherweise die sogenannte Anaesthesia dolorosa, bei der es zu einem massiven und schwer erträglichen Dauerschmerz im Gesicht kommt, der dann auch kaum zu behandeln ist.
Mikrovaskuläre Dekompression: Eine andere, allerdings erheblich aufwendigere Behandlungsmethode ist die Operation nach Janetta (mikrovaskuläre Dekompression), bei der im Rahmen einer Operation am Hirnstamm ein dortiger Kontakt zwischen dem Nervus trigeminus und einer benachbarten Arterie unterbunden wird. Ein solcher Kontakt ist die häufigste Ursache der Trigeminusneuralgie bei Menschen in höherem Lebensalter. Früher nahm man an, dass bei MS-Betroffenen ein solcher „Gefäß-Nervenkontakt" nur in Ausnahmefällen eine Rolle spielt, weshalb den anderen genannten operativen Verfahren der Vorzug gegenüber der mikrovaskuläre Dekompression gegeben wurde. Mittlerweile hat sich gezeigt, dass auch MS-Patienten von diesem Verfahren profitieren. Es ist beim individuell Betroffenen nicht möglich, sicher zu entscheiden, ob ein Gefäß-Nerven-Kontakt oder ein Entmarkungsherd für die Trigeminusneuralgie verantwortlich ist.
Radiochirurgie: Auch eine Bestrahlung mittels eines Gamma-Knife ist sehr wirksam und führt meist zu einer deutlichen Schmerzverringerung. Bei diesem Verfahren werden maximal gebündelte Strahlen in sehr hoher Dosis einmalig und sehr kurz auf ein genau lokalisiertes Zielgebiet gegeben, in diesem Fall einen kleinen Abschnitt des Nervus trigeminus. Der Erfolg tritt zumeist erst nach 3 bis 4 Monaten ein.
Nach den bisherigen Verfahren ist keines der genannten operativen bzw. radiochirurgischen Verfahren bei MS-Patienten mit Trigeminusneuralgie eindeutig überlegen. Die tendenziell größten Ansprechraten liegen für die Thermokoagulation vor. Die niedrigste Komplikationsrate, aber auch höchste Wahrscheinlichkeit des Wiederauftretens der Schmerzen wird für die Ballonkompression berichtet. Vor der Auswahl eines operativen Verfahrens sollten daher individuell Vor- und Nachteile der Methoden besprochen werden.

Insgesamt gibt es damit zur Behandlung paroxysmaler Symptome und ganz besonders der Trigeminusneuralgie zahlreiche Verfahren, die einen guten Therapieerfolg versprechen. Zunächst sollte immer versucht werden, die Symptome medikamentös zu behandeln. Auch bei gutem Erfolg ist es durchaus gerechtfertigt, ein solches Medikament nach einigen Monaten versuchsweise wieder abzusetzen, da paroxysmale Symptome durchaus auch nach einigen Wochen oder Monaten von selbst verschwinden können. Bei ihrem erneuten Auftreten wirken die Medikamente in aller Regel dann wieder wie zuvor. Die operativen Behandlungsmöglichkeiten sollten – auch wenn sie ebenfalls als sehr wirksam gelten – erst bei unzureichender Wirkung eines oder mehrerer Medikamente eingesetzt werden.

ALLES WICHTIGE AUF EINEN BLICK

- Paroxysmale Symptome sind kurz dauernde und sich oft viele Mal wiederholende Schmerzen, Gefühls-, Bewegungs- oder Sprechstörungen, die die Lebensqualität erheblich beeinträchtigen können.
- Eine genaue Beschreibung dieser Symptome, ihrer Häufigkeit, Intensität, Dauer und Lokalisation sowie von auslösenden Situationen ist die entscheidende diagnostische Maßnahme.
- Die wichtigste Behandlung ist eine konsequente Therapie mit Medikamenten. Nur dann, wenn keines dieser Medikamente wirkt, und nur bei der Trigeminusneuralgie stehen außerdem verschiedene Operationsmöglichkeiten zur Verfügung.

KAPITEL 10

Blasenfunktionsstörungen (Wolfgang Feneberg)

Blasenstörungen (BS) treten im Verlauf der Erkrankung bei fast allen MS-Betroffenen auf. Sie haben zumeist einen sehr negativen Einfluss auf die Lebensqualität. Selten sind sie sogar das erste Symptom einer MS. Schädigungen der Harnblase oder der Nieren, vor allem Infekte, können sich allerdings auch schon vor den ersten bewusst wahrgenommenen Symptomen entwickeln. Insbesondere bei deutlicher Spastik einiger Oberschenkelmuskeln (der Adduktoren) ist das Vorhandensein von BS sehr wahrscheinlich.

Die Tatsache, dass sich ein plötzlicher Harndrang unter psychischer Belastung oder beim Fehlen einer Toilette verstärkt, wird oft als Hinweis darauf gesehen, dass Blasenstörungen eine seelische Ursache haben. Aber: Auch wenn die Psyche sicher eine Rolle bei Blasenstörungen spielen dürfte, zunächst ist der Grund in einer fehlerhaften Funktion einiger wichtiger Nervenbahnen zu suchen.

Wie äußern sich Blasenstörungen?

Zahlreiche Symptome können auf die verschiedenen Formen von Blasenfunktionsstörungen hindeuten. Am häufigsten werden Sie einen plötzlichen Harndrang verspüren, der Sie zwingt, praktisch ohne Verzögerung eine Toilette aufzusuchen („imperativer Harndrang"). Die entleerte Urinmenge ist dann aber zumeist eher gering, sodass Sie sich fragen werden, warum der Harndrang so heftig war. Immer wieder kann dieser Harndrang auch mit ungewolltem Urinverlust (Inkontinenz) verbunden sein. Diese Situation kann sich – tags und auch nachts – viele Male wiederholen, sodass der Tagesablauf, das Familienleben, die Nachtruhe und auch die berufliche Tätigkeit erheblich beeinträchtigt werden. Längere Fahrten, ein Einkaufsbummel, Theater-, Konzert- oder Kinobesuche können praktisch unmöglich werden.

Deutlich seltener klagen Menschen mit MS darüber, dass sie zwar zunehmenden und oft dann auch schmerzenden Harndrang verspüren, die Blase aber nur sehr langsam und unvollständig entleeren können. Kleine Tricks, wie z. B. ein laufender Wasserhahn, helfen dann oft nicht mehr weiter. In wenigen Fällen kann die Blase überhaupt nicht mehr willentlich entleert werden (Harnverhalt).

Als Warnhinweise sind gehäufte Blasenentzündungen (Harnwegsinfekte) zu sehen, insbesondere bei Männern. Hierbei ist zu bedenken, dass aufgrund von Gefühlsstörungen (Sensibilitätsstörungen) auch ausgeprägte Blasenentzündungen oft nicht von Schmerzen oder Brennen beim Wasserlassen begleitet sind. Vielmehr verstärken sich Muskelschwäche und Spastik, ohne dass zunächst ein offensichtlicher Grund vorliegt. Man ist einfach müde und abgeschlagen und bemerkt gleichzeitig vermehrten starken Harndrang. Dies führt dann nicht selten zu der – falschen – Vermutung, dass ein neuer Schub aufgetreten ist. Vor allem bei häufigem nächtlichem Wasserlassen kann es infolge des gestörten Schlafes zu einer

deutlichen Verstärkung der Ermüdbarkeit kommen.
Typisch sind die rasch wechselnde Intensität der Beschwerden, die häufige Kombination von massivem Harndrang und dennoch erschwertem Wasserlassen und, leider nicht selten, gehäuften Harnwegsinfekten. Bei Männern kann eine Nebenhodenentzündung auf eine Beckenbodenspastik mit Rückfluss von Urin in den Nebenhoden hinweisen.
Mögliche, aber vermeidbare Folgen der Blasenstörung

- sozialer Rückzug (z.B. Angst, ins Theater oder Kino zu gehen)
- eingeschränkte Lebensqualität
- Gefahr von Schädigungen von Blase und Nieren
- nicht ausreichende Aufnahme von Flüssigkeit durch zu geringe Trinkmengen
- bei Inkontinenz gegebenenfalls erhöhter Pflegeaufwand
- erhöhte Gefahr für Pilzinfektionen und Hautschäden
- Schlafstörungen mit vermehrter Tagesmüdigkeit
- Unterbauchschmerzen
- Störungen des Sexuallebens

Wie funktioniert die Blasenentleerung?

Die beiden wichtigen Funktionen der Harnblase sind die Urinspeicherung (>99 % der Zeit) und die geregelte Urinabgabe (<1 % der Zeit). Die Harnblase besteht funktionell aus drei Muskelkomponenten:

- dem Blasenmuskel selbst (sogenannter Detrusor),
- dem Übergangsbereich der Blase zur Harnröhre = Blasenhals (innerer Verschlussmuskel, arbeitet unwillkürlich) sowie
- Teilen der Beckenbodenmuskulatur (äußerer Verschlussmuskel, kann willkürlich angespannt werden)

Um eine willentliche Kontrolle der Urinspeicherung und Blasenentleerung zu gewährleisten, müssen Gehirn, Rückenmark, periphere Nerven und das vegetative Nervensystem in einer komplexen Art und Weise zusammenarbeiten.
Beim Gesunden speichert die Blase etwa 400–500 ml Urin, hierbei melden Messfühler in der Blasenwand über Nerven im Becken und Bahnen im Rückenmark dem Gehirn die zunehmende Blasenfüllung als Harndrang. Der Blasenmuskel zieht sich jedoch erst zusammen, wenn er dazu den Befehl bekommt. Zuvor wird das dafür zuständige Steuerungszentrum im Hirnstamm vom Großhirn aktiv gehemmt. Das bedeutet, dass im Normalfall in der Blase immer niedrige Druckwerte herrschen.
Sind die hemmenden Bahnen gestört, zieht sich der Blasenmuskel schon bei kleinen Füllungsmengen, körperlicher Aktivität

Abb. [44] Schematische Darstellung der Blasenanatomie

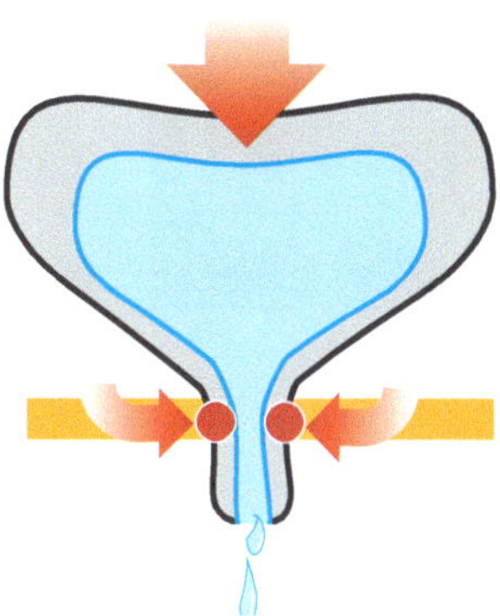

(z. B. Aufstehen, einschießende Spastik), rascher Blasenfüllung bei hohen Trinkmengen, Husten oder psychischer Belastung zusammen und man bemerkt einen plötzlichen massiven Harndrang. Diese Störung wird als überaktive Blase bezeichnet. Da der Schließmuskel durch Schädigung entsprechender Nervenbahnen oft nicht mehr ausreichend willentlich angespannt werden kann und damit eine Unterbrechung des Harnstrahls nicht möglich ist, kommt es zur Inkontinenz. Je schneller sich die Blase füllt, desto eher zieht sie sich auch zusammen. Ein erhöhter Druck in der Blase führt nicht selten zur Zunahme einer Spastik in den Beinen, sodass der rasche Gang zur Toilette zusätzlich erschwert wird.
Auf der Toilette kommt es beim Gesunden zu einer Entspannung der Blasenschließmuskulatur und erst anschließend zum Zusammenziehen des Blasenmuskels, bis der Urin ganz entleert ist. Die hierfür notwendige Koordination der Muskeln setzt voraus, dass die Nervenbahnen zwischen Hirnstamm und unterstem Rückenmark nicht beeinträchtigt sind. Ist dies jedoch der Fall, kommt es zu einer häufigen Störung – der sogenannten Detrusor-Sphinkter-Dyssynergie. Die Blase und der Blasenschließmuskel ziehen sich gleichzeitig zusammen: Trotz unter Umständen massiven Harndrangs kommt nur wenig oder gar kein Urin bzw. ist der Harnstrahl sehr schwach.

Welche Blasenfunktionsstörungen gibt es?

Die Blase dient den größten Teil des Tages der Speicherung von Urin. Herrschen in der Blase dauerhaft hohe Druckwerte als Folge einer Spastik der Blasenmuskeln, kann sich der Urin in die Nieren zurückstauen. Durch Schädigungen in der Wand-

Abb. [45] Komplikationen MS-bedingter Blasenentleerungsstörungen

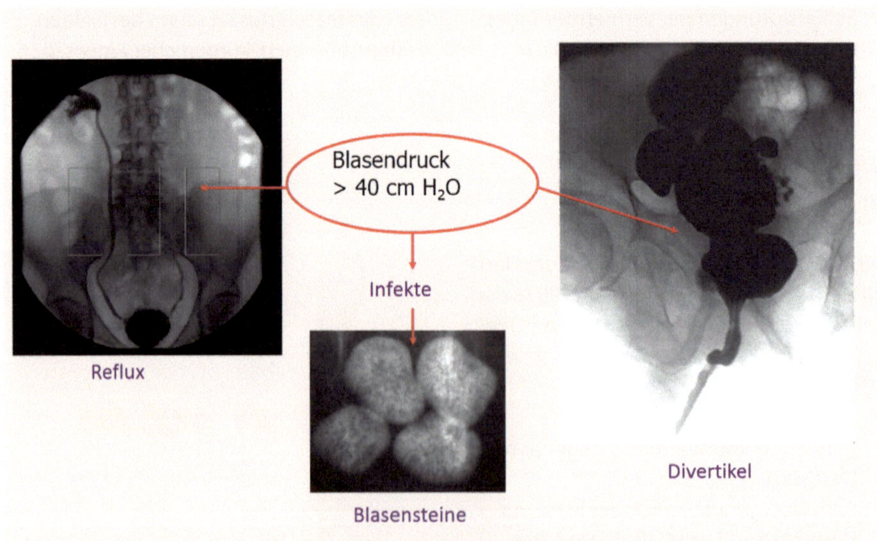

muskulatur können sich Wandaussackungen bilden, sogenannte Blasendivertikel, die sich nur unvollständig entleeren; der darin verbleibende Urin ist eine gefährliche Brutstätte für Bakterien und kann chronische Harnwegsinfekte verursachen (Abb. 45).

- Schädigungen oberhalb des mittleren Hirnstamms (Pons) führen zu einer Überaktivität des Blasenmuskels ohne wesentliche Abflussbehinderung.
- Bei Schädigungen im unteren Hirnstamm bzw. im Rückenmark findet sich häufig eine Überaktivität des Blasenmuskels mit wechselnden Störungen der Sensibilität und unvollständiger Öffnung des Schließmuskels (Detrusor-Sphinkter-Dyssynergie.)
- Bei den seltenen Herden im untersten Rückenmark kommt es zu einer schlaffen Blasenlähmung.

Haufigste Form im Langzeitverlauf ist die überaktive Blase (spastische Blase, bis zu 80 %). Eine schlaffe Blase (etwa 10 %) entsteht aufgrund einer verringerten Aktivität des Detrusors und bewirkt eine unvollständige Blasenentleerung mit erhöhten Restharn-(RH)-Mengen. Auch aus ihr entwickelt sich jedoch im Verlauf meist als Endzustand eine überaktive Blase mit einem sich nicht ausreichend öffnenden Schließmuskel.
Zusammenfassung typischer Symptome einer Blasenstörung

- Speichersymptome: häufiger oder starker Harndrang oder Inkontinenz, Entleerung oft nur kleiner Urinmengen, unbemerkter Urinabgang
- Entleerungssymptome: verzögerte oder schwer einzuleitende Blasenentleerung, unterbrochener Harnstrahl, mehrzeitige Blasenentleerung (Miktion), Nachtröpfeln, unvollständige Blasenentleerung
- gehäufte Blaseninfekte

Wegbereiter für das Auftreten von späteren Komplikationen sind vor allem ein dauerhaft zu hoher Druck in der Blase während der Speicherphase sowie das Vorhandensein einer Detrusor-Sphinkter-Dyssynergie. Beides kann willkürlich nicht wahrgenommen werden, sodass bei MS-Betroffenen selbst dann, wenn sie keine Beschwerden verspüren, eine regelmäßige Untersuchung der Blasenfunktion erhebliche Bedeutung hat.

Welche Untersuchungen sollten bei Blasenfunktionsstörungen erfolgen?

Zur Erfassung der Symptome eignet sich ein Miktionstagebuch (Abb. 46). Hier wird über einen Zeitraum von mindestens 3 Tagen eingetragen,

- wann man zur Toilette geht (Uhrzeit),
- wie hoch die Harnmenge ist (diese muss exakt gemessen werden),
- wie viel man zu welcher Uhrzeit getrunken hat,
- zu welchem Zeitpunkt am Tage eine Inkontinenz auftritt,
- wie viele Vorlagen man verwenden musste,
- die Zahl der vergeblichen Toilettengänge.

Anschließend muss ein gezieltes Gespräch mit dem Arzt erfolgen. Gezielt sollten der plötzliche Harndrang und die Inkontinenz thematisiert werden. Ebenso sollten Sie mit ihm über bereits erfolgte „Gegenmaßnah-

TOILETTEN- UND TRINKPROTOKOLL
ZUR THERAPIEKONTROLLE

der Deutschen Kontinenz Gesellschaft e.V. nach Prof. Dr. K.-P. Jünemann und Prof. Dr. D. Schultz-Lampel

Protokoll ohne und mit Medikation jeweils an zwei aufeinanderfolgenden Tagen in der Woche ausfüllen

Deutsche Kontinenz Gesellschaft
MÜSSEN WOLLEN KÖNNEN

	1. Tag ohne Medikation						2. Tag ohne Medikation						1. Tag in 4. Woche mit Medikation						2. Tag in 4. Woche mit Medikation				
Uhrzeit	Trinkmenge	Harnmenge	Harndrang	Urinverlust	Vorlagen-Wechsel	Uhrzeit	Trinkmenge	Harnmenge	Harndrang	Urinverlust	Vorlagen-Wechsel	Uhrzeit	Trinkmenge	Harnmenge	Harndrang	Urinverlust	Vorlagen-Wechsel	Uhrzeit	Trinkmenge	Harnmenge	Harndrang	Urinverlust	Vorlagen-Wechsel
*) = Gesamttrinkmenge in ml	*)						*)						*)						*)				

Trinkmenge: Anzahl Gläser/Tassen (ca. 150 ml) · **Harnmenge:** x = wenig, xx = mittel, xxx = viel · **Harndrang:** x = kaum, xx = stark, xxx = sehr stark
Urinverlust: x = Tropfen, xx = feucht, xxx = sehr nass · **Vorlagen:** Angabe in Anzahl

Deutsche Kontinenz Gesellschaft e.V. Friedrichstraße 15 60323 Frankfurt am Main www. kontinenz-gesellschaft.de

Abb. [46] Beispiel eines Miktionskalenders der Deutschen Kontinenz Gesellschaft (http://www.kontinenzgesellschaft.de/).

men" wie z. B. eine verringerte Trinkmenge, Einschränkung der sozialen Aktivitäten oder Gebrauch von Inkontinenzvorlagen sprechen.

Für das Gespräch mit Ihrem Arzt sind als Grundinformation Alltagsbeobachtungen wichtig, die Sie im Idealfall schon vorher aufschreiben könnten:

Wie häufig müssen Sie tagsüber und nachts auf die Toilette?	
Wie hoch ist die tägliche Trinkmenge?	
Was ist für Sie der Hauptgrund, auf die Toilette zu gehen?	starker Harndrang/Schmerzen im Blasenbereich/Vorsorge aus Angst vor dem Einnässen (z. B. alle 2 Stunden)
Spüren Sie vor oder beim Wasserlassen Schmerzen?	
Müssen Sie bei Harndrang sofort zur Toilette gehen?	Ja sofort./Ich erreiche die Toilette oft nicht mehr rechtzeitig./Innerhalb von 10 Minuten./Ich kann auch länger warten.
Wie verläuft auf der Toilette die Urinentleerung?	Sofort./Ich muss etwas warten./Oft passiert trotz Harndrang nichts./Ich versuche zu pressen./Ich drücke mit den Händen auf die Blase./Benutzung von Triggerzonen, z. B. Klopfen auf Unterbauch.

Wie würden Sie den Harnstrahl beschreiben?	normal stark/eher schwach/ohne Unterbrechung/mehrere Unterbrechungen/häufiges Nachträufeln
In welcher Haltung glauben Sie die Blase am besten entleeren zu können?	sitzend/stehend
Können Sie den Harnstrahl nach Beginn willkürlich unterbrechen?	
Haben Sie selbst nach dem Urinlassen das Gefühl, die Blase sei leer?	
Kommt es bei Ihnen zum ungewollten Urinabgang?	nie/selten/jeden Tag/mehrmals täglich
Kommt es auch zu ungewolltem Urinabgang ohne vorherigen Harndrang?	
Wie groß sind etwa die Urinmengen beim Einnässen?	wenige Tropfen/Wäsche bzw. Einlage wird feucht/Wäsche bzw. Einlage wird nass

Bei neu aufgetretenem Harndrang und gegebenenfalls Inkontinenz sollte immer ein Harnwegsinfekt ausgeschlossen und gegebenenfalls behandelt werden (siehe unten).
Klinische Hinweise für einen Harnwegsinfekt

- vermehrter Harndrang und Brennen beim Wasserlassen
- zunehmende Inkontinenz
- zunehmende Spastik – hierdurch eventuell auch Auftreten eines Harnverhalts
- allgemeine Verschlechterung des Befindens, Verstärkung anderer MS-Symptome
- übel riechender bzw. trüber Urin

Empfehlenswerte Laboruntersuchungen

Urinstatus, Blutbild, C-reaktives Protein (empfindlicher Test für Entzündungen im Körper), Kreatinin (Test für die Nierenfunktion), gegebenenfalls Suche nach Bakterien im Urin (Urinkultur), bei Rollstuhlfahrern auch Kreatininclearance, da das Kreatinin bei niedriger Muskelmasse nicht aussagekräftig ist.

Bei sehr häufigem Wasserlassen können auch bei bestehendem Infekt Teststreifen (z. B. Combur-Test®) fälschlicherweise einen Normalbefund anzeigen. Im Zweifelsfall empfiehlt sich die Anlage einer Urinkultur mit Testung der Keimempfindlichkeit gegen Antibiotika.

Klinische Untersuchung

Neben der allgemeinen Untersuchung sollte bei Blasenstörungen auch eine Untersuchung im Urogenitalbereich erfolgen, bei der z. B. das Gefühl in diesem Bereich, die Muskelspannung im Beckenboden, die Fähigkeit, Beckenboden und Schließmuskeln aktiv anzuspannen, sowie eine Reihe von Reflexen getestet wird; z. B. inwieweit sich der Beckenboden beim Husten anspannt, um einen Urinverlust zu vermeiden. Bei Männern wird noch die Prostata untersucht, bei Frauen ist insbesondere nach Geburten auf eine mögliche Beckenbodensenkung zu achten.

Weitere technische Untersuchungen

Ein Vorlagentest dient in Verbindung mit dem Miktionsprotokoll zur Messung des

ungewollten Urinverlustes. Für 24 Stunden werden die verwendeten Inkontinenzvorlagen in einem verschlossenen Sack gesammelt und abgewogen (> 4 g Zunahme zum Trockengewicht deuten auf einen erhöhten Verlust von Urin hin). Oft ist auch eine Uroflowmetrie sinnvoll: Auf einer speziellen Toilette werden Urinmenge, Geschwindigkeit der Blasenentleerung und anschließend der Restharn gemessen. Angesichts der starken Tagesschwankungen dieser Symptome sollte diese schmerzlose Untersuchung möglichst mehrmals wiederholt werden.
Bei länger bestehenden Beschwerden oder erhöhtem Restharn ist eine Ultraschalluntersuchung der Blase und beider Nieren erforderlich.
Eine genaue Diagnostik bei neurogenen Blasenstörungen ist nur mit der sogenannten videourodynamischen Untersuchung (UDU, Abb. 47 und 48) möglich. Mit dieser Untersuchung wird der Blasendruck bei Füllung und Entleerung gemessen. Zur Blasenfüllung wird ein Katheter gelegt und hierüber die Blase zuerst mit warmem, danach mit kaltem Kontrastmittel gefüllt. Gleichzeitig wird mehrmals der Druck in der Blase gemessen und es werden Röntgenaufnahmen angefertigt, um z. B. Veränderungen der Blasenwand, Rückfluss in die Nieren, eine Senkung des Beckenbodens usw. nachzuweisen. Anschließend wird der Katheter wieder entfernt. Nur mit dieser Untersuchung kann neben der genauen Art der Störung auch das Risiko für spätere Veränderungen der Blasenfunktion abgeschätzt werden. Die Befunde verändern sich im Verlauf der MS zumeist.

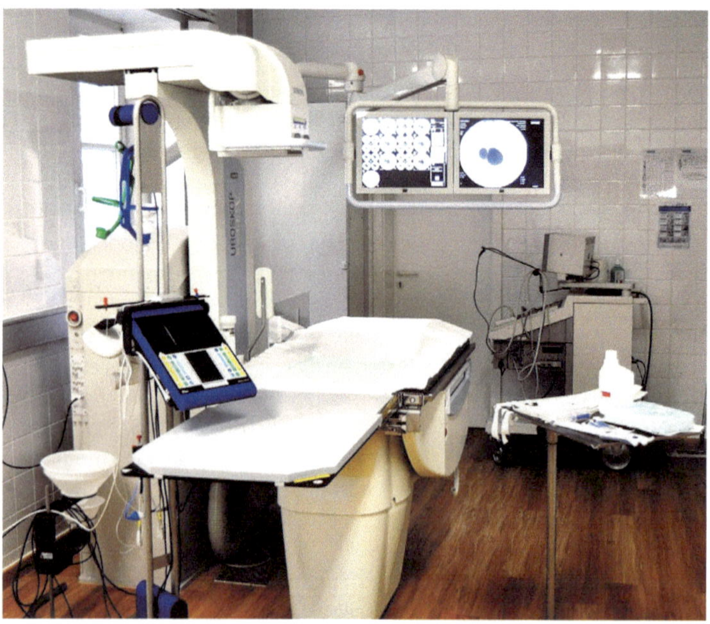

Abb. [47] Urodynamischer Messplatz in der Marianne-Strauss-Klinik.

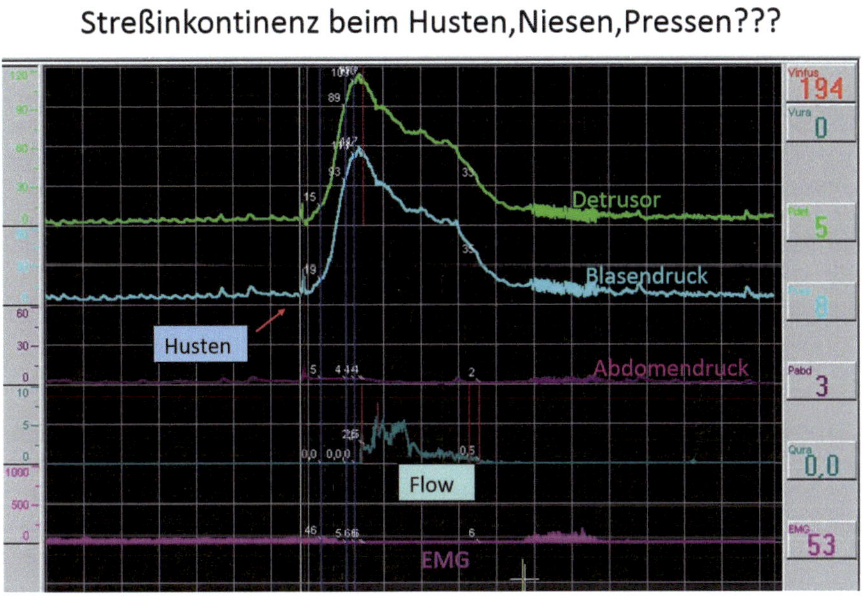

Abb. [48] Druckwerte in der urodynamischen Untersuchung Patientin Beispiel 2.

Indikationen für eine urodynamische Untersuchung sind

- Erstdiagnostik bei Inkontinenz und/ oder deutlich erhöhtem Restharn bzw. wiederkehrenden Blaseninfektionen
- Abschätzung des Risikos schon bestehender oder zu erwartender Blasen- oder Nierenschäden
- Verlaufsdiagnostik nach 1–2 Jahren bei schon bekannten Veränderungen der Blase zur Therapiekontrolle oder bei fehlender Wirksamkeit der bisherigen Therapie
- Diagnostik vor Daueranlage einer suprapubischen Blasenfistel

Fallbeispiel 1

Ein 60-jähriger Mann klagt über eine „schlaffe Blase" und gelegentlichen Harnverhalt. Der Urinstrahl sei schwach, vermehrten Harndrang habe er nicht, er müsse pressen und die Blase mit der Hand „ausdrücken".

In der Urodynamik findet man eine spastische Blase mit hohem Innendruck in der Blase und Urinrückfluss in die Nieren, außerdem einen schwachen Harnstrahl, weil sich der Schließmuskel nicht öffnet. Die Therapie besteht in regelmäßigem Selbstkatheterisieren (ISK) und einer medikamentösen Blasendämpfung.

Fallbeispiel 2

Eine ältere Frau, bei der bereits erhöhte Restharnmengen nachgewiesen wurden, bemerkt vor allem beim Niesen und Lachen, dass kleinere Urinmengen unbeabsichtigt abgehen. Sie hat ansonsten keinen starken Harndrang, eher ein Restharngefühl. In der urodynamischen Untersuchung zeigt sich nicht die vermutete

Stressinkontinenz. Vielmehr lösen Erschütterungen des Bauches Blasenverkrampfungen mit hohen Druckwerten in der Blase aus, welche die Inkontinenz verursachen (Abb. 48). Die Therapie besteht in Beckenbodengymnastik und medikamentöser Blasendämpfung unter Kontrolle der Restharnmengen.

Seltener benötigt man eine Blasenspiegelung; diese ist vor allem bei Verdacht auf Engstellen im Bereich von Harnröhre und Blasenhals sowie bei Nachweis von Blut im Urin angebracht.

Zusammenfassung wesentlicher Informationen zu den Untersuchungsmethoden

- Aufgrund der Häufigkeit unterschiedlicher und im Krankheitsverlauf gegebenenfalls wechselnder Blasenstörungen sind – neben der Basisdiagnostik (Miktionstagebuch, Blutabnahme, Urinuntersuchung, regelmäßige Restharnbestimmungen) – auch die Uroflowmetrie sowie in bestimmten Situationen die Sonographie der harnableitenden Organe und die Videourodynamik erforderlich.

Therapieziele

Die wesentlichen Ziele der Therapie bestehen in der Vorbeugung von Blasen- und Nierenschädigungen durch Erreichen einer regelmäßigen restharnfreien oder zumindest restharnarmen Blasenentleerung mit Vermeidung zu hoher Druckwerte in der Blase. Dies ist indirekt auch die beste Möglichkeit, chronischen Harnwegsinfekten vorzubeugen. Gleichzeitig sollte natürlich eine möglichst vollständige Blasenkontrolle oder zumindest eine erhebliche Verringerung der Beschwerden bei der Harnentleerung erreicht werden.

Voraussetzung für eine gezielte Therapie ist neben der oben erwähnten Diagnostik zunächst auch die Weiterführung eines Miktionstagebuches. Nur so kann die Therapie, insbesondere auch die Verteilung der Medikamente, den persönlichen Bedürfnissen entsprechend angepasst werden. Die Trinkmenge sollte normalerweise bei ca. zwei Litern pro Tag liegen, eine Blasenfüllung über 500 ml ist nicht empfehlenswert.
Da die subjektiv empfundenen Blasensymptome meist einen wesentlich höheren Stellenwert haben als mögliche Langzeitrisiken, ist zur konsequenten Einhaltung der einzuschlagenden Therapie ein Gespräch mit dem Arzt über die Therapieziele sowie mögliche Nebenwirkungen notwendig.
Leider geht nämlich eine Verringerung des Risikos für die Blase (Verringerung des Blasendrucks und des Restharns) nicht sofort mit einer Minderung der subjektiven Symptome einher.

Therapie

Das Ziel aller Therapieansätze ist die Verbesserung der Speicherfunktion, ohne die Blasenentleerung spürbar zu verschlechtern.

- Verhaltensänderungen: Harndrang nicht zu lange hinauszögern, regelmäßige Toilettengänge nach der Uhr, Verteilung der Trinkmengen, Einsatz äußerer Miktionsreize, gezielte Beckenbodenan-/entspannung, entspannende Atemtechniken, Triggerzonen
- Beckenbodentraining
- Hilfsmittel
- Medikamente
- Selbstkatheterisieren
- Elektrotherapie: äußerlich – innerlich
- Botulinumtoxin
- Operationen

Eine Behandlung der Blasenstörung ist nicht nur bei störenden Symptomen und damit eingeschränkter Lebensqualität sinnvoll. Vielmehr sollte auch bei selbst gar nicht oder nur wenig bemerkten Symptomen wie wiederkehrenden Harnwegsinfekten, hohen Restharnmengen, Urinrückfluss in die Nieren oder hohem Blaseninnendruck eine Therapie eingeleitet werden, da sie Risikofaktoren für die langfristige Entwicklung von Nierenschäden darstellen.

Nicht-medikamentöse Therapien

Physiotherapie und Verhaltensmaßnahmen

Bei erhöhtem Restharn:
Erhöhte Restharnwerte machen Blaseninfektionen wahrscheinlicher, zudem kann immer nur ein kleineres Volumen der Blase ausgenutzt werden, was zu häufigeren Toilettengängen führt. Ursache für den Restharn ist meistens eine schlechte Entspannung des Beckenbodens z. B. aufgrund einer Spastik. Die entsprechenden Symptome sind vor allem ein abgeschwächter Harnstrahl mit gelegentlichem Nachtröpfeln, eine mehrzeitige Blasenentleerung und die Unfähigkeit, den Harnstrahl willkürlich zu unterbrechen. Therapeutisch sollte versucht werden, den Gang zur Toilette bei Harndrang nicht zu lange hinauszuzögern. Insbesondere die Technik, durch Überkreuzen der Beine den Urin länger zurückzuhalten und den Harndrang zu unterdrücken, kann zur Verstärkung einer bereits bestehenden Spastik und damit dazu führen, dass sich die Blase gar nicht mehr entleert. Ratsam ist es, entspannte Sitzpositionen zu wählen und eine Entspannung des Beckenbodens über Atemtechniken, gegebenenfalls auch durch vorsichtiges Klopfen über dem Schambein oder an der Oberschenkelinnenseite (Triggern), zu erreichen. Nicht sinnvoll ist es, die Blase durch Druck der Hände auszupressen oder über verstärktes Einatmen und Bauchpresse die Blase entleeren zu wollen. Beides führt zu Schäden der Blasenwand und insbesondere auch des Beckenbodens. Auch langes Sitzenbleiben auf der Toilette ist nicht hilfreich. Eher sollten Sie noch einmal aufstehen und nach einigen entspannten Schritten einen erneuten Versuch wagen, die Blase zu entleeren. Manchmal hilft es auch, den Wasserhahn aufzudrehen oder die Hände zu waschen. Männer können in der Regel die Blase im Stehen besser entleeren.
Somit sind neben einer medikamentösen Behandlung Verhaltensänderungen ebenso entscheidend, um einen Behandlungserfolg zu erzielen.
Bei häufigem Harndrang mit Inkontinenz:
Man kann versuchen, einer Inkontinenz durch regelmäßige Toilettengänge nach Miktionskalender (z. B. alle zwei Stunden) zuvorzukommen. Voraussetzung ist allerdings, dass eine willentliche Blasenentleerung auch dann möglich ist, wenn kein massiver Harndrang besteht. Wenn dies gelingt, können Sie versuchen, im Sinne eines Miktionstrainings die Zeiten zwischen den Blasenentleerungen stufenweise und unabhängig von Harndrang zu verlängern, z. B. 15 Minuten pro Tag. Hiermit kann man die Blase wieder an größere Füllungsmengen gewöhnen. Bei erhöhten Restharnwerten kann dieses Training allerdings zum Harnverhalt führen.

Beckenbodengymnastik

Wenn Sie den Harnstrahl noch willkürlich unterbrechen können, ist auch Beckenbodengymnastik zur Kräftigung des Beckenbodens sinnvoll. Dies gilt insbesondere für Frauen zur Vorbeugung einer Beckenbodensenkung. Es profitieren vor allem weniger behinderte MS-Patienten mit geringer Spastik des Beckenbodens.

Hilfsmittel

Inkontinenzhilfen wie Vorlagen, Kondom-Urinale oder Tropfenfänger sind zur Symptomlinderung hilfreich, jedoch keine Therapie der eigentlichen Blasenstörung.

Zusammenfassung wesentlicher Informationen zu nicht-medikamentösen Therapien

- Aufklärung über die Art der Blasenstörung sowie etwaige Komplikationsmöglichkeiten
- Verhaltenshinweise: Miktionskalender, gleichmäßig auf den Tag verteilte Trinkmengen (1,5–2 l/Tag), individuell geplante Miktionsintervalle, keine zu lange Verzögerung der Blasenentleerung nach Beginn des Harndrangs
- Beratung und Blasen-/Toilettentraining
- Beratung über Hilfsmittel: Einlagen, Tropfenfänger, Windeln sowie den Urin ableitende Hilfsmittel wie Kondom-Urinale, Klebesysteme (derzeit vorwiegend für Männer)

Elektrostimulation

Die elektrische Reizung des Beckenbodens übt eine dämpfende Wirkung auf die Blasenaktivität aus. Nach mehrmals täglicher, meist niederfrequenter (20 Hz) Stimulation mit Oberflächen- oder Vaginalelektroden kann teilweise eine deutliche Reduktion des Harndrangs und der Inkontinenz erreicht werden.
Etwas anderes ist der Versuch, über elektrische Stimulation eine Besserung der Beckenbodenfunktion zu erreichen. Hier wird über ein passives Zusammenziehen der Beckenbodenmuskeln vermittelt, wo und in welcher Stärke der Muskel angespannt werden muss, um den anschließenden Einstieg in ein Beckenbodentraining zu erleichtern (Abb. 49).
Bei manchen MS-Betroffenen kann die Elektrotherapie zu einer Verstärkung der

Abb. [49] Beispiel für Elektrotherapiegerät des Beckenbodens mit Elektroden.

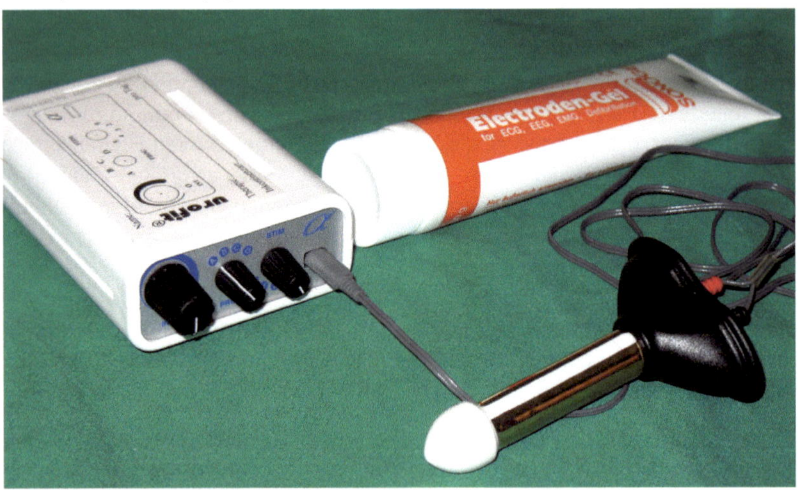

Beckenbodenspastik führen, was sie zunächst sogar als bessere Blasenkontrolle empfinden. In Wirklichkeit steigen aber der Blaseninnendruck und auch der Restharn, sodass es eher zu einer Verschlechterung der Blasenfunktion kommt.

Medikamentöse Therapien in Tablettenform

Die medikamentöse Behandlung umfasst Substanzen zur

- Dämpfung eines überaktiven Blasenmuskels (Anticholinergika)
- Entspannung der Blasenschließmuskulatur (Alpha-Blocker, Antispastika)
- bedarfsweisen Verringerung der Urinproduktion (Desmopressin)
- Therapie akuter Harnwegsinfektionen und
- Vermeidung wiederholter Blaseninfekte

Medikamente zur Dämpfung des überaktiven Blasenmuskels

Diese Medikamente unterdrücken das spastische Zusammenziehen der Blase und damit teilweise auch den Harndrang. Hierdurch kann Blasen- und Nierenschäden vorgebeugt werden. Natürlich ersetzen die Medikamente nicht die bereits empfohlenen Verhaltensregeln. Auch führen sie zu keiner Heilung, da ihre Ursache ja in den Nervenschäden durch die Multiple Sklerose liegt. Aus diesem Grunde sollten die Medikamente längerfristig eingenommen werden, denn die alten Beschwerden werden nach Absetzen mit hoher Wahrscheinlichkeit erneut auftreten. Da die Blase sich dann oft jedoch nicht mehr ausreichend entleeren kann, ist zusätzlich zu ihrer medikamentösen Dämpfung das sterile Selbstkatheterisieren erforderlich.

Mögliche Nebenwirkungen dieser Medikamente, der sogenannten Anticholinergika, sind Mundtrockenheit, eine Verstärkung der oft bereits vorhandenen Verstopfung sowie – noch seltener – Herzrhythmusstörungen und Sehstörungen (Geschwindigkeit des Umschaltens von Nah- auf Fernsicht). Diese Nebenwirkungen können durch symptomatische Maßnahmen abgeschwächt werden. Ähnlich wie bei Mitteln

TABELLE 9. BEISPIELE ÜBLICHER MEDIKAMENTE ZUR BLASENDÄMPFUNG.

Substanz	Handelsname
Trospiumchlorid	z. B. Spasmex®, Spasmolyt®
Oxybutynin	z. B. Dridase®, Kentera®
Propiverin	z. B. Mictonorm®, Mictonetten®
Tolterodin	Detrusitol®
Solifenacin	Vesikur®
Darifenacin	Emselex®
Fesoterodin	Toviaz®
Desfesoterodin	Tovedeso®
Mirabegron	Betmiga®

Diese Arzneimittel können auch bei bestimmungsgemäßem Gebrauch die Sehleistung und somit das Reaktionsvermögen im Straßenverkehr oder bei der Bedienung von Maschinen beeinflussen.

gegen hohen Blutdruck spricht nicht jeder Patient auf das gleiche Medikament gut an, sodass bei schlechter Wirksamkeit oder Verträglichkeit ein anderes Präparat der gleichen Wirkstoffgruppe versucht werden sollte. Bei stark erhöhtem Blasendruck müssen manchmal auch mehrere Medikamente kombiniert werden. Restharnkontrollen sind unter einer blasendämpfenden Therapie im Verlauf empfehlenswert.
Oxybutynin, Trospiumchlorid und Propiverin werden seit vielen Jahren erfolgreich eingesetzt. Oxybutynin ist in Deutschland mittlerweile auch als Pflaster erhältlich (Handelsname: Kentera®), das über 3–4 Tage wirkt und besser verträglich sein soll als die Tablettenform. Tolterodin ist ein neueres Medikament und soll ebenfalls geringere Nebenwirkungen haben. Mit Fesoterodin, Desfesoterodin, Darifenacin und Solifenacin kamen in den letzten Jahren neue blasendämpfende Medikamente auf den Markt, die bei guter Wirksamkeit weniger Mundtrockenheit und Nebenwirkungen am Herz haben sollen, mit denen aber noch geringere klinische Erfahrung besteht. Mirabegron hat einen anderen Wirkansatz mit geringem Risiko für eine Restharnerhöhung.
Bei Inkontinenz durch Schwäche der Blasenschließmuskulatur (Belastungsinkontinenz z. B. bei Frauen nach mehreren Geburten) besteht mit Duloxetin (Yentreve®) eine weitere Behandlungsmöglichkeit.

Medikamente zur Erleichterung des Harnabflusses

Sogenannte Alphablocker erleichtern vor allem die Öffnung des Blasenhalses. Möglicherweise haben diese Medikamente zusätzlich aber auch einen direkten Einfluss auf das Speicher- und Entleerungsverhalten der Blase. Als Nebenwirkungen können vor allem Schwindel, Blutdrucksenkung, Schwellung der Nasenschleimhaut und Ejakulationsstörungen (in der Regel aber keine Erektionsstörungen) auftreten. Die Wirkung dieser Medikamente sollte in einer Verbesserung des Urinabflusses und im Idealfall auch in einer Verminderung des Harndranges bestehen. In Einzelfällen kann es durch zu starke Entspannung des Schließmuskels jedoch auch zu einer Verstärkung der Inkontinenz kommen, was allerdings nach Absetzen des Medikaments sofort wieder aufhört. Bei Frauen mit erhöhtem Restharn wird öfter beobachtet, dass vor allem der Harndrang deutlich geringer wird.
Mit Ausnahme des alten und nebenwirkungsreicheren Phenoxybenzamins besteht für kein untersuchtes Präparat dieser Gruppe eine Zulassung für neurogene BS. Diese Medikamente wirken bei Männern und Frauen mit MS-bedingten Blasenstörungen gleichermaßen. Zu beachten ist, dass im Beipackzettel als Indikation meist nur die Prostatavergrößerung des Mannes aufgeführt ist. Daher ergeben sich manchmal Probleme mit der Kostenübernahme durch die Krankenkassen, da das Medikament in einer nicht zugelassenen

TABELLE 10. BEISPIELE FÜR BLASENWIRKSAME ALPHABLOCKER.

Substanz	Handelsname
Phenoxybenzamin	z. B. Dibenzyran®
Alfuzosin	z. B. Urion Uno®
Terazosin	z. B. Flotrin®
Doxazosin	z. B. Diblocin®
Tamsulosin	z. B. Omnic®, Alna®
Silodosin	z. B. Urorec®

Indikation eingesetzt wird (sogenannte „Off-label-Therapie").

Antispastika: Baclofen führt gelegentlich zu positiven Effekten auf die Beckenbodenspastik und somit zu einer Besserung der Blasenfunktion. Bei der schon erwähnten Detrusor-Sphinkter-Dyssynergie oder bei einer ausgeprägten Spastik der Beckenbodenmuskeln bewirkt Baclofen nicht selten eine deutliche Erleichterung der Blasenentleerung und Verringerung des Restharns. Problematisch sind allerdings die oft nicht geringen Nebenwirkungen wie Muskelschwäche, Müdigkeit oder Schwindel. Die Wirkung anderer Antispastika auf die Blasenfunktion ist bislang nicht bekannt.

Medikation zur Beeinflussung der Nierenfunktion

Desmopressin ist ein synthetisches Hormon, welches vorübergehend die Urinproduktion vermindert. Die Gabe kann als Nasenspray (z. B. Desmogalen®-Spray) oder in Tablettenform (z. B. Minirin® 0,2 mg Tabletten) erfolgen. Desmopressin führt für ca. 8 Stunden zu einer verminderten Urinproduktion. Voraussetzung für die Anwendung sind eine intakte Nieren- und Herzfunktion sowie genaue Hinweise für die Patienten über den Wirkmechanismus. Auf mögliche Entgleisungen der Blutsalze (Hyponatriämie) sowie des Blutdrucks insbesondere bei übermäßigem Gebrauch (Missbrauch) ist zu achten.

Medikation zur Infekttherapie und Prophylaxe

Akuter Harnwegsinfekt

Die antibiotische Therapie eines akuten Infektes sollte nur nach Resistenztestung erfolgen. Das Antibiotikum muss vor allem bei Patienten mit erhöhtem Restharn mindestens über 7 bis 10 Tage gegeben werden, um die Keime ganz aus der Blase zu entfernen. Aufgrund der oft kurzen Verweildauer des Harns in der Blase kann das Nitrit im Urinteststreifen (z. B. Combur-Test®) trotz bestehenden Infektes negativ sein.

Problem der wiederkehrenden Harnwegsinfekte

Harnwegsinfekte sollten so weit wie möglich vermieden werden, da zahlreiche Symptome der MS durch den Infekt und begleitendes Fieber erheblich – manchmal bis zur vorübergehenden Immobilität – zunehmen können. Auch gibt es Hinweise darauf, dass Blasenentzündungen die MS auch dauerhaft verschlechtern können. Das größte Risiko für wiederkehrende Harnwegsinfektionen bzw. komplizierte Infekte ist die Dauerableitung des Harns über einen Katheter. Diese sollte soweit möglich vermieden werden. Weitere Risikofaktoren sind erhöhte Restharnwerte (mehr als 20 % des Blasenvolumens), erhöhter Blasendruck und die daraus folgenden Veränderungen an Blasenwand und Niere, ebenso auch geringe Trinkmengen. Spätestens bei einem hartnäckigen Blaseninfekt sollte durch eine Ultraschalluntersuchung ausgeschlossen werden, dass sich Nierengrieß oder -steine in der Blase befinden. Diese können nämlich verborgene Bakterien enthalten, die von einem Antibiotikum nicht erreicht werden. Gegebenenfalls ist eine Entfernung durch Spülkatheter oder sogar einen chirurgischen Eingriff notwendig. Antibiotika sind also beim akuten Harnwegsinfekt hilfreich. Wenn es jedoch nicht gelingt, gleichzeitig Restharn und Blasendruck positiv zu beeinflussen (siehe oben), werden nach einiger Zeit die Antibiotika nicht mehr ausreichend wirksam sein, da die Bakterien in der Blase resistent ge-

worden sind. Somit ist das Erreichen einer restharnfreien Entleerung bei niedrigen Druckwerten die effektivste Vorbeugung vor Blaseninfekten. Zusätzlich sind natürlich Trinkmengen von zwei Litern pro Tag anzustreben.
Ein Ansäuern des Harns über Medikamente, die zusätzliche Gabe von Substanzen, die den Harn desinfizieren, oder auch die Gabe von pflanzlichen Wirkstoffen können hilfreich sein. Am verbreitetsten ist die Gabe von Methionin (z. B. Acimethin®, Methiotrans®), welches über eine Ansäuerung des Harns das Bakterienwachstum und zusätzlich das Anhaften an der Blasenwand behindert. D-Mannose 2 g/Tag ist zur Prophylaxe von Harnwegsinfekten einen Versuch wert. Der Zucker bindet an Bakterien und verhindert, dass diese an den Schleimhautzellen im Urogenitaltrakt andocken können. Die Wirkung von Vitamin C ist dagegen nicht sicher.
Preiselbeer- oder Cranberryextrakt (z. B. PreiselSan) wird von vielen Patienten gut akzeptiert, die Wirkung muss im Einzelfall überprüft werden. Kapuzinerkresse und Meerrettich in Tablettenform (z. B. Angocin®) können ebenfalls hilfreich sein. Auch eine Einnahme dieser pflanzlichen Präparate sollten Sie mit Ihrem Arzt besprechen, da auch hier im Einzelfall Nebenwirkungen oder Wechselwirkungen mit anderen Medikamenten auftreten können. Zur Akutbehandlung fieberhafter Blaseninfekte sind pflanzliche Präparate jedoch nicht geeignet!
Eine Dauertherapie mit Antibiotika (z. B. Nitrofurantoin, Nitroxolin, Trimethoprim) sollte nur bei Patienten mit sehr häufigen oder nach komplizierten Harnwegsinfekten erfolgen, und dies erst dann, wenn alle anderen Therapiemöglichkeiten erfolglos waren.
Leider werden alle Präparate, die Harnwegsinfekten vorbeugen, seit 1.1.2004 nicht mehr von den gesetzlichen Krankenkassen übernommen, sondern müssen vom Patienten selbst bezahlt werden.

Invasive und operative Therapien

Regelmäßiges (intermittierendes) Selbstkatheterisieren

Regelmäßiges (intermittierendes) Selbstkatheterisieren (ISK)) (Abb. 50) ist bei MS-bedingten Blasenstörungen immer dann das Mittel der Wahl, wenn aufgrund eines Abflusshindernisses (spastischer Schließmuskel, fehlende Öffnung des Blasenhalses) ständig hohe Restharnwerte nachweisbar sind und/oder keine zuverlässige willkürliche Kontrolle der Blasenentleerung möglich ist.
Die Vorstellung, sich selbst mehrfach am Tag die Blase mithilfe eines steril eingeführten Katheters zu entleeren, mag anfangs sehr ungewohnt erscheinen. Es handelt es sich hier jedoch um eine seit langen Jahren bewährte und auch langfristig sichere Methode. Das Ziel besteht in einer Verbesserung der Lebensqualität sowie einem Schutz von Nieren und Blase vor Spätkomplikationen. Seltene Komplikationen sind kleinere Harnröhrenblutungen und Bakterienbesiedelungen der Blase. Wenn andere

Abb. [50] Beispiel von Materialien zum Selbstkatheterisieren.

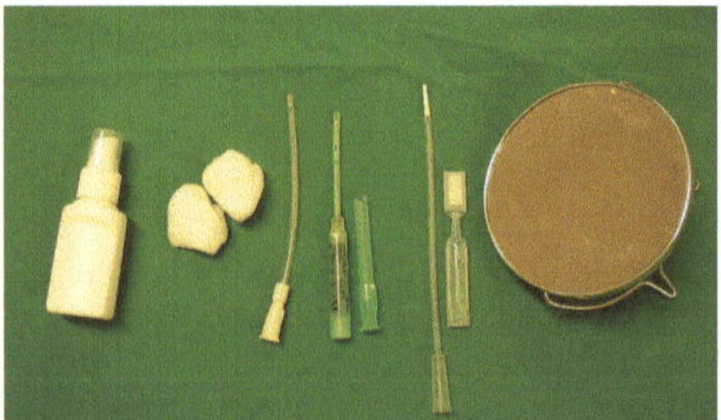

MS-Symptome wie Sehstörungen, Ataxie und eingeschränkte Geschicklichkeit sowie Konzentrationsstörungen die Handhabung erschweren, ist eine intensive Schulung nützlich. Von großer Bedeutung ist die Auswahl des individuell geeignetsten, am angenehmsten einzuführenden Kathetermaterials. Auch müssen Sie unbedingt auf steriles Katheterisieren achten.
Im Folgenden soll auf einige häufige Fragen zum Selbstkatheterisieren (ISK) eingegangen werden, was natürlich nicht das persönliche Gespräch mit dem Arzt ersetzen kann.

Sind durch das Selbstkatheterisieren mehr Blaseninfekte zu erwarten?

Zu Beginn des ISK können in Einzelfällen Blaseninfektionen auftreten, was dann vor allem an der noch fehlenden Übung liegt. Daher ist vor allem in der Lernphase eine wöchentliche Kontrolle des Harnbefundes sinnvoll, am besten sollte der Harn zur Infektvorbeugung zusätzlich angesäuert werden. Bei übel riechendem Harn, Brennen beim Wasserlassen oder vermehrtem Harndrang sollten Sie sich bei Ihrem Arzt melden! Mittelfristig treten bei den meisten Patienten bei regelhaft durchgeführtem ISK weniger Infekte auf als vorher. Patienten, die bei ausreichender Trinkmenge häufiger katheterisieren, leiden seltener unter Infekten als diejenigen, die nur selten katheterisieren und zum Ausgleich wenig trinken.

Wie häufig am Tag muss ich mich katheterisieren?

Dies hängt vom Ziel der Therapie, Ihrer Trinkmenge und Ihrem Blasenvolumen ab. Eine normale Harnblase toleriert etwa 400 bis 500 ml Harn. Bei einer Trinkmenge von 2–3 Litern und Entleerung ausschließlich über ISK ergibt sich eine Frequenz von 4- bis 6-mal täglich. Die Füllung der Blase sollte 500 ml nicht überschreiten, da es sonst zu Schädigungen von Harnblase und Nieren kommen kann. Hat man das Gefühl, deutlich mehr als 6-mal täglich katheterisieren zu müssen, sollte ein Harnwegsinfekt ausgeschlossen werden. Falls kein Infekt vorliegt, ist die medikamentöse Dämpfung des spastischen Blasenmuskels (siehe oben) nicht ausreichend und sollte nach Rücksprache mit dem Arzt erhöht werden.

Woher weiß ich, zu welchen Uhrzeiten ich katheterisieren muss?

Basis der Therapie ist ein sinnvoll geführter Miktionskalender. Hierbei werden in einen Wochen- oder Tageskalender Trinkmengen, abkatheterisierte Harnmengen, zusätzliche Toilettengänge, Einlagenwechsel, Episoden von Harndrang oder Harnabgang für mindestens drei Tage eingetragen. Hierdurch lässt sich ein Zusammenhang zwischen Trinkmenge und Blasenfüllung darstellen und das Katheterisieren gut planen. Die durchschnittlich tolerierte Blasenfüllung errechnet sich aus der Zahl der Blasenentleerungen (über Katheter oder spontan) und der Trinkmenge (z. B. 2000 ml getrunken, 10 Blasenentleerungen: durchschnittliches Blasenvolumen = 2000/10 = 200 ml). Sie sollte bei 300–500 ml liegen.

Wie lange muss ich das ISK durchführen?

Die durch die MS verursachten Schäden der Blasensteuerung v. a. im Rückenmark können durch die Blasenmedikamente bzw. auch das Katheterisieren nicht beseitigt werden. Wohl ist es aber möglich, deren Folgen zu lindern. Schon eingetretene Schäden an Blase oder Nieren können sich unter optimaler Medikation und ISK wieder zurückbilden. Insgesamt handelt es sich somit um eine längerfristige Therapie. Im Idealfall sollte nach ca. einem Jahr eine erneute urodynamische Kontrolluntersuchung erfolgen, um zu überprüfen, ob die Medikamente ausreichen.

Was ist der ideale Katheter?

In kurzen Worten derjenige, mit dem Sie am besten umgehen und schmerzfrei katheterisieren können. Ein optimales Produkt gibt es nicht. Bei guter Handfunktion werden oft sogenannte hydrophile Katheter bevorzugt, die aufgrund einer speziellen Beschichtung einen sehr niedrigen Reibungswiderstand haben. Ansonsten sollte Gleitmittel verwendet werden (oft in den Kathetersets bereits integriert). Meist sind mehrfache Gespräche und Demonstrationen mit Pflegedienst oder Herstellerfirma unumgänglich. Oft spielen Details wie Art der Verpackung, Art des Gleitmittels etc. eine entscheidende Rolle. Sie müssen mehrere Produkte probieren, um dasjenige zu finden, das für Sie am besten geeignet ist. Entscheidend ist es natürlich, zusätzlich die Technik des Katheterisierens steril und sicher zu beherrschen. Hierzu sollte eine ausführliche Schulung erfolgen.

Wie sieht im Idealfall ein „ISK-Lernprogramm" aus?

Die Krankenschwester führt mit Ihnen das Katheterisieren durch. Der Umgang mit den Materialien und die Grundbegriffe der Sterilität werden zunächst gesondert besprochen und danach geübt. In der Folge übernehmen Sie nach und nach mehr Teile der Durchführung, bis Sie es ganz allein können.
Sinnvoll ist ein gemeinsames Erarbeiten eines Merkblattes über Hygiene und die Vorgehensweise als Gedächtnishilfe für zu Hause. Wenn Sie sich sicher fühlen, sollten Vorgehensweise und Hygiene durch eine Pflegeperson noch einmal überprüft werden. Die meisten Fehler schleichen sich in der Lernphase ein. Danach sollte die Veränderung des Ablaufs in verschiedenen Stellungen und auch an unterschiedlichen Orten besprochen werden, um ein Maximum an Selbstständigkeit zu gewährleisten. Mit dem Arzt sollten auftauchende Probleme wie Veränderungen der Medikamentendosis und Einnahmezeit besprochen werden.

Medikamente, die direkt in der Blase wirken (intravesikale Therapie)

Insbesondere bei Patienten, die ohnehin ISK betreiben, bietet sich bei schlechter Verträglichkeit von Blasenmedikamenten, z.B. von Anticholinergika, die intravesikale Applikation eines solchen Medikamentes (Oxybutynin) an, da hiermit diese Nebenwirkungen umgangen werden können. Intravesikale Applikation bedeutet, dass ein Medikament direkt über den Harnkatheter in die Blase eingeführt wird. Das Medikament muss in kleinen Flaschen oder bereits in Spritzen aufgezogen in der Apotheke steril hergestellt werden und wird am Ende des Katheterisierens, wenn der Urin komplett abgeflossen ist, über den Katheter in die Blase gespritzt.

Direkte Muskelschwächung durch Botulinumtoxin

Mit Botulinumtoxin (z.B. Botox®) ist es heute möglich, einzelne Muskelgruppen gezielt auszuschalten. Das Medikament schwächt die Muskelfasern, in deren Nähe es eingespritzt wird, ohne im restlichen Körper wesentliche Nebenwirkungen zu entfachen. Das Medikament ist für die Behandlung einer Harninkontinenz bei Erwachsenen aufgrund überaktiver Blase bei Multipler Sklerose mittlerweile zugelassen und in der Regel bei guter Wirksamkeit sehr gut verträglich. Eine Therapie sollte in spezialisierten Zentren mit viel Erfahrung erfolgen. Nach Injektion in die Blasenwand im Rahmen einer Blasenspiegelung (hierfür ist

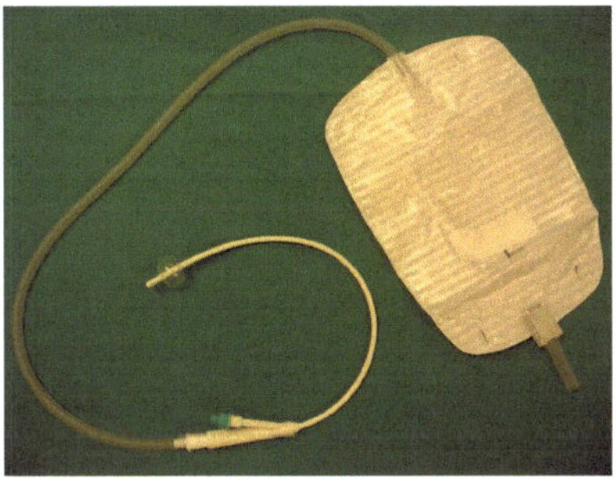

Abb. [51] Katheter für suprapubische Blasenfistel (= „Pufi") mit Beinbeutel.

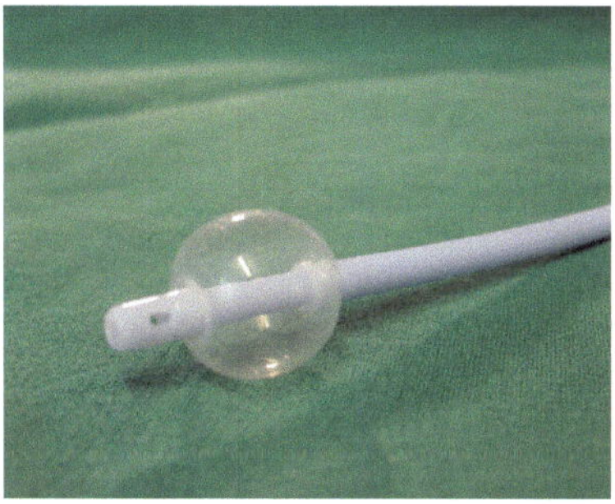

Abb. [52] Luftgefüllter Ballon am Ende eines Bauchdeckenkatheters.

meist eine kurze Narkose nötig) beeinflusst Botulinumtoxin Blasenvolumen, Dehnbarkeit, Harndrang und Kontinenz deutlich positiv. Eine Indikation besteht vor allem bei Patienten, die blasendämpfende Medikamente in Tablettenform (z.B. Oxybutynin) schlecht vertragen. Die Wirkung hält nach unseren Erfahrungen 6–9 Monate an.
Botulinumtoxin kann in Einzelfällen bei einem spastischen äußeren Blasenschließmuskel und hohen Restharnwerten sinnvoll sein, insbesondere wenn Einmalkatheterismus nicht möglich ist. Das Medikament wird hierbei meist im Rahmen einer Blasenspiegelung in den Schließmuskel gespritzt. Versucht werden sollte es vor allem bei Männern mit starker Beckenbodenspastik, hohen Blasendrücken und Unfähigkeit zum ISK. Bei guter Wirkung wäre dann eine operative Einkerbung des Schließmuskels und Benutzung eines Urinalkondoms überlegenswert, um eine Katheteranlage zu vermeiden. Im Einzelfall kann vorübergehend eine verstärkte Inkontinenz auftreten.

Katheterdauerableitungen

Eine Dauerableitung des Urins über einen Katheter sollte wegen der hohen langfristigen Komplikationsraten (chronische Infekte, Begünstigung eines Rückflusses von Harn in die Harnleiter und die Nieren, Steinbildung, Verstärkung einer Beugespastik, erhöhtes Blasenkrebsrisiko) möglichst vermieden werden, auch wenn sie im Einzelfall bei stark behinderten Patienten die einzige Lösung sein kann.
Falls es notwendig ist, ist eher ein Katheter durch die Bauchdecke zu bevorzugen („Pufi", Abb. 51) als einer durch die Harnröhre (höheres Komplikationsrisiko). Dieser wird in lokaler Betäubung angelegt und muss etwa alle 4 Wochen durch den Arzt gewechselt werden. Ein von außen befüllbarer kleiner Ballon am Ende des Katheters vermeidet ein ungewolltes Herausrutschen aus der Blase (Abb. 52). Eine optimale Hygiene ist zwingend; bei Infekthinweis ist stets zunächst die Drainage zu überprüfen (abgeklemmter Schlauch? Verstopfung durch Grieß? Beinbeutel höher als die Blase?). Bei einer Überaktivität des Blasenmuskels sollte auch unter Katheterableitung weiterhin eine medikamentöse Blasendämpfung erfolgen. Hierdurch soll einerseits eine Inkontinenz im Rahmen verstärkter Blasenkontraktionen und des Weiteren die Entwicklung einer Schrumpfblase vermieden werden. Sinnvoll ist es, den Urin anzusäuern. Blasenspülungen oder niedrig dosierte Antibiotika sollten Sie jedoch besser vermeiden.

Neuromodulation („Blasenschrittmacher")

Bei der sakralen Nervenstimulation – SNS (Neuromodulation) – gibt ein unter der Bauchhaut eingesetztes Gerät über Elektroden, die im Kreuzbein implantiert sind, einen niederfrequenten Wechselstrom an die Sakralwurzeln ab. Durch die SNS werden über sensible Nervenbahnen Informationen an Regionen des Gehirns gesendet, welche für die Spastizität des Blasenmuskels, die Wahrnehmung der Blasenfüllung, das Harndranggefühl und das Einleiten der Miktion verantwortlich sind. Blasenmuskel oder Schließmuskel werden durch die Stimulation nicht direkt beeinflusst. Hierdurch können sowohl Drangsymptome als auch Restharn positiv beeinflusst werden. Dieses vielversprechende neue Verfahren kann bei einigen im Idealfall noch gehfähigen MS-Betroffenen mit überaktiver Blase, bei denen ansonsten keine Therapie wirksam ist, helfen, die Anlage eines Dauerkatheters zu vermeiden. Auch dieses Verfahren sollte nur von sehr erfahrenen Ärzten durchgeführt werden.

Operative Verfahren

Operative Kerbungen des Blasenschließmuskels (Sphinkterotomien), Blasenvergrößerungen durch Darmanteile oder sogenannte künstliche Divertikel (Autoaugmentation der Blase), Stent-Implantation bei Detrusor-Sphinkter-Dyssynergie (DSD) oder kontinente Harnableitungen aus Darmsegmenten mit Ableitung über einen Ausgang in der Bauchdecke können wegen des nicht vorhersehbaren Verlaufs der MS nicht generell empfohlen werden. Da es sich in der Regel um nicht mehr rückgängig zu machende Eingriffe handelt, sollte die Indikationsstellung erfahrenen Kliniken vorbehalten bleiben.

Zusammenstellung der invasiven und operativen Behandlungsmaßnahmen
Etablierte Verfahren

- (regelmäßiger) intermittierender Einmalkatheterismus
- intravesikale, d.h. direkt in die Blase gegebene Medikation (Anticholinergika, (Vanilloide))
- Katheterdauerableitungen
- (Sphinkterotomie = Schließmuskelspaltung; Einkerbung des Blasenhalses)
- Einspritzen von Botulinumtoxin in den Blasenmuskel

Experimentell oder noch nicht allgemein verbreitet

- Neuromodulation = Stimulation von Blasennerven über einen „Blasenschrittmacher"
- Autoaugmentation
- (in-)kontinente Harnableitungen über Darmsegmente

Alternative/komplementäre Therapien

Pflanzliche Arzneimittel werden breit eingesetzt, wobei uns kontrollierte Studien bei neurogenen Blasenstörungen nicht bekannt sind. Bei nicht fieberhaften Infekten finden u.a. „Nieren- und Blasentees" Anwendung. Bei Fieber sind diese Präparate jedoch sicher nicht ausreichend. Manche Patienten spüren eine Linderung ihrer Blasenbeschwerden unter Präparaten mit Auszügen aus Kürbiskernen, Sägepalme, Glockenbilsenkraut, Goldrute u.a.
Unter der Anwendung von Cannabisextrakten zeigte sich eine deutliche Zunahme der Blasenfüllmenge, diese Therapie ist aber noch als experimentell anzusehen.

Reflextherapien werden unter ganzheitlichen Gesichtspunkten individuell angewendet. Dabei sollen gezielte Reize über Haut und Unterhaut tiefer liegende Strukturen und Organe positiv beeinflussen. So können eventuell auch Blasenfunktionsstörungen über diese Verfahren behandelt werden. Bei Blasenstörungen kommen Bindegewebsmassage, Fußreflexzonentherapie, manuelle Therapie und Wärmeverfahren sowie Neuraltherapie und Akupunktur zum Einsatz. Eine echte Senkung des Risikos für Blasen-/Nierenschäden ist durch diese Therapien nicht zu erwarten, eine Linderung subjektiver Beschwerden jedoch im Einzelfall möglich.

ALLES WICHTIGE AUF EINEN BLICK

- Ausschluss eines Harnwegsinfektes, gegebenenfalls Antibiotika nach Resistenztestung.
- Basisdiagnostik mit Miktionstagebuch, körperlicher Untersuchung – möglichst auch Restharnbestimmung und Uroflow; bei Abflussbehinderung Blutuntersuchung bezüglich Nierenwerten; Ultraschalluntersuchung.
- Information über regelmäßige Flüssigkeitsaufnahme, geeignetes Miktionsverhalten, gegebenenfalls Beratung über Hilfsmittel (Vorlagen, Kondom-Urinale etc).
- Bei „unkompliziertem" starkem Harndrang, geringer Behinderung und fehlenden Komplikationen: Beckenboden- und Toilettentraining bei zumindest teilweise erhaltener Schließmuskelkontrolle sowie blasendämpfende Medikation, in Einzelfällen Elektrotherapie.
- Bei Hinweis auf eine Abflussbehinderung (erschwerter Miktionsbeginn, mehrzeitige Miktion, Restharn > 20 % des Blasenvolumens) oder bei wiederkehrenden Harnwegsinfekten, Nierenfunktionsstörung ist eine urodynamische Abklärung dringend ratsam.
- Bei überaktiver Blase und Unverträglichkeit von blasendämpfenden Medikamenten Versuch mit Elektrotherapie, ansonsten Vorstellung in spezialisiertem Zentrum zur intravesikalen Therapie (Oxybutynin) bzw. Therapie mit Botulinumtoxin.
- Bei wiederkehrenden Harnwegsinfekten: Beratung und Optimierung der symptomatischen Therapie, Harnansäuerung, in schwereren Fällen kombiniert mit Methenamin, gegebenenfalls Preiselbeerextrakte; im Regelfall keine Dauertherapie mit Antibiotika.
- Bei häufigem nächtlichem Wasserlassen, trotz Verteilung der Trinkmengen: Desmopressin, ggf. auch vor einem Kino- oder Theaterbesuch
- Bei neurologisch verursachten Blasenstörungen bleibt die Fehlsteuerung der Blase bestehen! Daher ist eine völlige Heilung oft nicht möglich. Blasenstörungen sind jedoch in Frühstadien oft gut behandelbar. Auch ausgeprägte Folgeveränderungen können sich unter der richtigen Therapie gut zurückbilden. Oft ist aber eine langfristige Behandlung erforderlich.

Literatur und Links

- Deutsche Kontinenz Gesellschaft. www.kontinenz-gesellschaft.de
- Medizinische Kontinenzgesellschaft Österreich: www.inkontinenz.at
- Selbsthilfeverband Inkontinenz e.V.: www.selbsthilfeverband-inkontinenz.org
- Seidel D; Bach D: Schriftenreihe der DMSG: MS-Information Nr. 2.0.3 Störungen des autonomen Systems bei Multipler Sklerose. Deutsche Multiple Sklerose Gesellschaft, Hannover: Bundesverband e.V. (Hrsg.), 07/1998. www.dmsg.de
- Wötzel C, Wehner C, Pöllmann W, König N. Therapie der Multiplen Sklerose. Ein interdisziplinäres Behandlungskonzept. 2. Auflage. München: Pflaum; 2000

KAPITEL 11

Störungen der Darmtätigkeit (Wolfgang Feneberg)

Was ist mit „Störungen der Darmtätigkeit" gemeint?

Darmstörungen treten bei Multipler Sklerose im Verlauf bei bis zu 70 % der Patienten auf, besonders häufig zusammen mit Problemen bei der Blasenentleerung. Im Vordergrund steht dabei die Verstopfung (Obstipation) mit sehr hartem Stuhlgang. Bei Gefühlsstörungen im Enddarm (z. B. Probleme, Darmgase und Stuhlgang zu unterscheiden) und/oder der Unfähigkeit, den Darmschließmuskel aktiv kräftig und ausreichend lange zusammenziehen zu können, kann auch Stuhlinkontinenz auftreten, also das unbeabsichtigte Verlieren von Stuhl. Diese wird insbesondere durch sehr weichen Stuhlgang, z. B. bei Durchfällen durch Infekte, bei einer Therapie mit Antibiotika, einer Nahrungsumstellung oder zu starken Abführmaßnahmen, begünstigt. In einer Studie gab die Hälfte von 280 befragten MS-Patienten an, in den letzten drei Monaten mindestens einmal unbeabsichtigt Stuhl verloren zu haben.

Definitionen

Kontinenz: Die Fähigkeit, Darminhalte zurückzuhalten und ihre Entleerung zum gewünschten Zeitpunkt einleiten zu können.

Inkontinenz: wiederholter, unkontrollierter Abgang von Stuhl während eines Monats; Unterteilung in drei Grade:

I Unfähigkeit, Winde zurückzuhalten
II Unvermögen, flüssigen Stuhl zurückzuhalten
III Unfähigkeit, geformten Stuhl zurückzuhalten

Chronische Obstipation: Innerhalb der letzten 12 Monate müssen in drei Monaten mindestens zwei oder mehr der folgenden Kriterien zutreffen:

- Pressen zur Stuhlentleerung (bei mind. 25 % der Stuhlentleerungen)
- harter Stuhlgang (bei mind. 25 % der Stuhlentleerungen)
- Gefühl der unvollständigen Entleerung (bei mind. 25 % der Stuhlentleerungen)
- Gefühl der Enddarm-Blockierung (bei mind. 25 % der Stuhlentleerungen)
- manuelle Unterstützung der Entleerung erforderlich (bei mind. 25 % der Stuhlentleerungen)
- weniger als 3 Stuhlentleerungen pro Woche

Insbesondere die Stuhlinkontinenz ist stark tabuisiert und zieht oft einen sozialen Rückzug nach sich. Leider berichten viele Patienten spontan kaum einmal über ihre Stuhlprobleme.

Mögliche Konsequenzen für die Lebensführung

- sozialer Rückzug
- Depression
- Scham und Frustration
- erheblich eingeschränkte Lebensqualität

- Gefahr von Darmschädigungen (Hämorrhoidenblutung, Dickdarmentzündung, Rektozele)
- bei Stuhlinkontinenz deutlich erhöhte Gefahr für die Entstehung eines Dekubitus (Wundliegen)
- Schmerzen
- Störungen des Sexuallebens

Wie entstehen Störungen der Darmentleerung bei MS?

Störungen des Nervensystems führen häufig auch zu Einschränkungen der Darmfunktion, wobei die Symptome vom Patienten zumeist noch seltener erwähnt werden als die bei Blasenstörungen.
Die Passagezeit des Nahrungsbreis bzw. Stuhls durch den Darm (Kolontransitzeit) kann von normalerweise 40–70 Stunden auf über 120 Stunden verlängert sein, auch der Magen entleert sich z. T. sehr viel langsamer. Dies wiederum kann dann zu einer Verzögerung von Medikamentenwirkungen führen. Periphere Nervenfasern, die das Rückenmark über Nervenwurzeln im Kreuzbeinbereich verlassen, sind für das Zusammenziehen des Analschließmuskels, die Sensibilität im Analbereich und die Wahrnehmung des Enddarminhalts zuständig.

Charakteristika der Darmstörungen:

- häufig Kombination von Verstopfung und Inkontinenz
- Blähungen als Ausdruck der Verstopfung
- schmerzhafte Darmentleerung bei einer Spastik des Schließmuskels
- Entstehung von Hämorrhoiden und Beckenbodenschädigung durch überstarke Aktivierung der Bauchpresse
- Verstärkung der Spastik in den Beinen durch Verstopfung

Ursachen der Obstipation (Verstopfung)

Zu geringe Trinkmengen und eine verlangsamte Passage des Stuhls durch den Darm sind die häufigsten Gründe für eine Verstopfung. Auch findet sich teilweise eine fehlende Entspannung oder sogar ein paradoxes Zusammenziehen des Schließmuskels beim Versuch, Stuhl zu entleeren. Das Pressen ist bei schwacher Bauchmuskulatur ebenfalls oft kaum möglich. Darüber hinaus kann der Einsatz von Medikamenten, die die Darmfunktion behindern, problematisch sein. Für die anschließende Therapie ist es entscheidend, ob eine Verlängerung der Passagezeit oder eine Entleerungsstörung des Enddarmes im Vordergrund steht!

Ursachen der Inkontinenz

Bei einer Stuhlinkontinenz öffnet sich der unwillkürliche innere Schließmuskel bei Stuhldrang zu früh und der willkürlich aktivierbare äußere Schließmuskel kann nicht ausreichend angespannt werden. Oft ist auch die Sensibilität im Enddarmbereich gemindert.
Wenn aufgrund massiver Verstopfung gleichzeitig große Mengen festen Stuhls im Enddarm vorhanden sind, kann es reflektorisch zu einer Dauerentspannung des Darmschließmuskels mit dadurch bedingter Inkontinenz kommen (Überlaufinkontinenz): Ist der Dickdarm mit verhärteten Stuhlmassen ausgefüllt, ist manchmal nur noch die Passage von sehr weichem bis flüssigem Stuhl möglich, was dann zu einer Inkontinenz als Folge der massiven Verstopfung führt (Pseudodiarrhö).

TABELLE 11. CCS-SCORE.

Qualität	nie	selten	manchmal	meistens	immer
Fest	0	1	2	3	4
Flüssig	0	1	2	3	4
Wind	0	1	2	3	4
Vorlagen	0	1	2	3	4
Soziale Beeinträchtigung	0	1	2	3	4

Zur zielgerichteten Therapie sollte also erfasst werden, ob Probleme der Sensibilität im Enddarmbereich, der Kontrolle des Schließmuskels, der Stuhlbeschaffenheit oder eine massive begleitende Obstipation im Vordergrund stehen!

Was also löst Störungen der Darmtätigkeit aus?

- deutlich verminderte Darmbeweglichkeit (Kolontransitzeit)
- bei Stuhlentleerung entspannt sich der Schließmuskel nicht
- der Darmschließmuskel kann nicht willentlich betätigt werden
- reduziertes Gefühl im Anal- und Genitalbereich
- Beckenbodenspastik
- darmlähmende Medikamente (z. B. bestimmte Blasenmedikamente, Antispastika)
- Überlaufinkontinenz

Welche Untersuchungen sind bei Störungen der Darmentleerung erforderlich?

Häufig werden Probleme mit dem Stuhlgang aus Scham selbst dem Arzt gegenüber verschwiegen. Er kann jedoch nur helfen, wenn er möglichst genaue Angaben auf folgende Fragen erhält:

- Wann haben die Beschwerden beim Stuhlgang begonnen?
- Wie oft haben Sie Stuhlgang und wie ist der Stuhl beschaffen?
- Wurden bei Ihnen Nahrungsmittelunverträglichkeiten festgestellt?
- In welchen Situationen verlieren Sie ungewollt Stuhl und wie ist dieser beschaffen?
- Wurde bereits früher eine Behandlung durchgeführt und mussten Sie sich Operationen am Magen und/oder Darm unterziehen?
- Bei Frauen: Wie wurden Ihre Kinder geboren (auf natürlichem Weg; mit Kaiserschnitt) und gab es Komplikationen?

Zur Selbstbeurteilung der Inkontinenz kann der sogenannte CCS-Score genutzt werden. Er reicht von 0 Punkten (= perfekte Kontrolle über die Stuhlentleerung) bis zu 20 Punkten (= vollständige Inkontinenz für Stuhl). Mit diesem Score werden die Beschaffenheit des Stuhls, der Gebrauch von Vorlagen und die Beeinträchtigung durch die Stuhlinkontinenz im Alltag erfragt.
Desweiteren erleichtert das Führen eines Stuhltagebuches über zumindest eine Woche, die Störung besser einschätzen und dann auch therapieren zu können.

Deutsche Kontinenz Gesellschaft

Stuhltagebuch	Tag 1 Datum____	Tag 2 Datum____	Tag 3 Datum____	Tag 4 Datum____	Tag 5 Datum____	Tag 6 Datum____	Tag 7 Datum____
Wie oft hatten Sie heute Stuhlgang?	Anzahl	Anzahl	Anzahl	Anzahl	Anzahl	Anzahl	Anzahl
Wie oft mussten Sie sich beeilen, die Toilette zu erreichenr?	Anzahl	Anzahl	Anzahl	Anzahl	Anzahl	Anzahl	Anzahl
Wie oft hatten Sie davon unkontrollierten Stuhlabgang, weil Sie die Toilette nicht mehr erreichen konnten?	Anzahl	Anzahl	Anzahl	Anzahl	Anzahl	Anzahl	Anzahl
Wie oft haben Sie davon den unkontrollierten Abgang überhaupt nicht gespürt?	Anzahl	Anzahl	Anzahl	Anzahl	Anzahl	Anzahl	Anzahl
Haben Sie wegen Ihrer Stuhlhalteschwäche heute Vorlagen benutzt?	❑ ja ❑ nein	❑ ja ❑ nein	❑ ja ❑ nein	❑ ja ❑ nein	❑ ja ❑ nein	❑ ja ❑ nein	❑ ja ❑ nein
Waren Ihre Unterwäsche oder Ihre Vorlagen heute verschmutzt?	❑ ja ❑ nein	❑ ja ❑ nein	❑ ja ❑ nein	❑ ja ❑ nein	❑ ja ❑ nein	❑ ja ❑ nein	❑ ja ❑ nein
Haben Sie heute Einlaufe oder Abführzäpfchen zur Stuhlentleerung genutzt?	❑ ja ❑ nein	❑ ja ❑ nein	❑ ja ❑ nein	❑ ja ❑ nein	❑ ja ❑ nein	❑ ja ❑ nein	❑ ja ❑ nein
Fühlten Sie sich heute durch Ihre Stuhlinkontinenz bei Ihren normalen Alltagstätigkeiten eingeschränkt (Einkaufen, Verlassen der Wohnung, Sport, etc.)?	❑ ja ❑ nein	❑ ja ❑ nein	❑ ja ❑ nein	❑ ja ❑ nein	❑ ja ❑ nein	❑ ja ❑ nein	❑ ja ❑ nein
Wie war die Beschaffenheit des Stuhles heute überwiegend?	❑ fest ❑ weich ❑ flüssig	❑ fest ❑ weich ❑ flüssig	❑ fest ❑ weich ❑ flüssig	❑ fest ❑ weich ❑ flüssig	❑ fest ❑ weich ❑ flüssig	❑ fest ❑ weich ❑ flüssig	❑ fest ❑ weich ❑ flüssig

Stand: Juni 2015

[53] Beispiel eines Stuhltagebuches der Deutschen Kontinenz Gesellschaft.

Basisdiagnostik

Nach dem Arztgespräch folgt eine klinische Untersuchung mit Inspektion und Tastbefund der Afterregion, Ruhespannung des Schließmuskels, Analreflex, Hustenreflex, willkürlicher An- und Entspannung des Schließmuskels sowie Testung der Sensibilität in der Afterregion. Bei schlaffem Schließmuskel oder Blutbeimengung zum Stuhl sollte eine Enddarmspiegelung (Proktoskopie und Rektoskopie) erfolgen. Falls eine Stuhlinkontinenz vorwiegend nach wiederholten Durchfällen aufgetreten ist, sollten auch eine Suche nach Bakterien und Viren und gegebenenfalls auch eine komplette Darmspiegelung (Koloskopie) durchgeführt werden.

Erweiterte Diagnostik

Eine solche ist nur selten notwendig, jedoch zur Abgrenzung von möglichen Zweiterkrankungen – z. B. Verletzungen des Beckenbodens – wertvoll. Zu diesen Untersuchungen gehören die Rektum-Manometrie (Messung des Drucks des äußeren Schließmuskels), die anale Endosonographie (Ultraschalluntersuchung des Enddarms), die Defäkographie (bildliche Darstellung der Entleerung des Enddarms), die Kolontransitzeit (Messung der Zeit, in der der Nahrungsbrei den Darm durchläuft) sowie Nerven- und Muskeluntersuchungen im Bereich des Beckenbodens (Nachweis für Störungen der Reizleitung verschiedener Nerven im kleinen Becken, vor allem bei Verdacht auf periphere Nervenläsionen).

Therapieziele

Oberste Therapieziele sind

- eine ausreichend häufige und regelmäßige Stuhlentleerung ohne größere körperliche Anstrengung und
- eine ausreichend sichere Stuhlkontrolle bzw. Vermeidung einer Stuhlinkontinenz.

Diese beiden Therapieziele sollen gleichzeitig zu einer verbesserten Lebensqualität beitragen.

Therapie

Die Vermeidung der sehr unangenehmen und auch peinlichen Inkontinenz steht absolut im Vordergrund. Dies sollte beim Einsatz von Abführmitteln bedacht werden. Die Obstipation ist vor allem bei stärker behinderten Patienten mit Neigung zum Darmverschluss problematisch.
Große Bedeutung haben vor allem Ernährungsumstellungen und Verhaltensänderungen. Sie sollten versuchen, eine geregelte Darmtätigkeit mit geformtem Stuhlgang sowie gleichzeitig eine optimierte Beckenbodenkontrolle zu erreichen. Medikamente können ergänzend die Darmbeweglichkeit oder Festigkeit des Stuhlgangs beeinflussen, wobei die Besserung im einen Bereich (Obstipation/ Inkontinenz) sehr oft Verschlechterungen im anderen nach sich zieht. Insbesondere die Therapiemöglichkeiten der Inkontinenz sind aufgrund von Schäden des Nervensystems nach wie vor gering. Entscheidend für die Behandlung einer Darminkontinenz ist es, eine zusätzlich bestehende Obstipation zu verbessern.

Behandlungsmaßnahmen:
- Verhaltensänderungen
- Physiotherapie
- Beckenbodentraining
- Elektrostimulation
- Medikamente
- Operation (selten, z. B. bei Schädigungen des Beckenbodens)

Nicht-medikamentöse Therapien

Empfohlene Verhaltensänderungen sind von der Art der im Vordergrund stehenden Beschwerden abhängig.

Wenn Obstipation im Vordergrund steht

Wichtig ist eine ausreichende Flüssigkeitszufuhr (1,5–2 Liter täglich), gegebenenfalls ergänzt durch Fruchtsäfte (z. B. Pflaumensaft morgens). Zumeist wird eine ballaststoffreiche Mischkost empfohlen. Die zusätzliche Gabe von Ballaststoffen, wie z. B. Leinsamen darf nur zusammen mit viel Flüssigkeit erfolgen, Flohsamen scheint weniger Blähungen hervorzurufen.
Bei eingeschränkter Beweglichkeit und Mobilität empfiehlt sich der Versuch einer Darmanregung über verstärkte Physiotherapie, Stehen in Stehständern oder Übungen im fremdkraftbetriebenen Beintrainer. Bei geringer Behinderung und noch erhaltener Kontrolle des Schließmuskels sind Biofeedback zur gezielten Entspannung und Beckenbodentraining im Einzelfall sinnvoll. Im klinischen Alltag hat es sich bewährt, den Patienten oder gegebenenfalls seinen Angehörigen die Kolonmassage zu lehren, die sie morgens vor dem Aufstehen (drei Minuten Bauchmassage entlang des Kolonverlaufes, Abb. 54) durchführen. Die Massage greift an fünf präzise definierten Punkten des Dickdarms an und orientiert sich in ihrem Tempo am Rhythmus der Atmung.

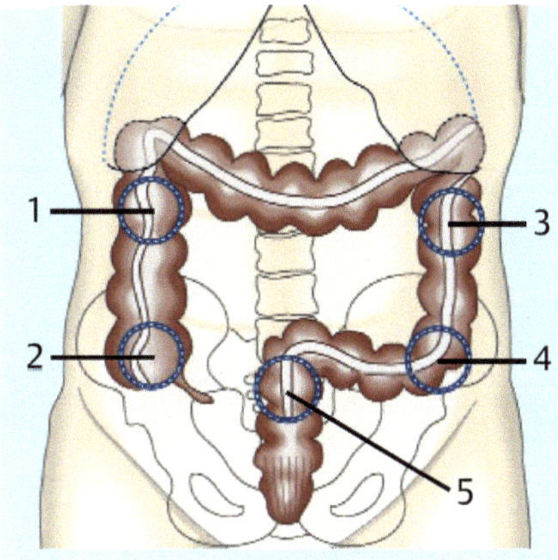

Abb. [54] Druckpunkte bei der Kolonmassage nach Vogler. Aus Hüter-Becker A, Dölken M. Physiotherapie in der Inneren Medizin. Stuttgart: Thieme; 2004

Bei schlechter Beckenbodenentspannung sollte man sich zur Darmentleerung ohne Stress ausreichend Zeit lassen, zusätzlich empfiehlt sich die gezielte Nutzung von „Reflexentleerungen" (Darmentleerung bei voller Blase, Suche nach Triggerpunkten, aber Vermeidung einer gröberen Dehnung des Schließmuskels). Massives Pressen sollte vermieden werden, da es bereits bestehende Schädigungen des Beckenbodens zusätzlich verstärkt.
Falls nach 2–3 Tagen trotz konsequenter Weiterführung obigen Vorgehens kein Stuhlgang erfolgt, sollten am 4. Abend ein Klistier oder Abführzäpfchen (siehe unten) eingesetzt werden, bei massivem Kotstau im Enddarm ist eine vorsichtige Ausräumung per Hand und/oder mit Hebe-/Senkeinläufen erforderlich.

- ausreichende Flüssigkeitszufuhr, gegebenenfalls Ballaststoffe
- Ernährungsumstellung
- regelmäßige Physiotherapie, Beckenbodentraining, gegebenenfalls Biofeedback
- Kolonmassage
- Reflexentleerungen bzw. geregeltes Abführen
- intensive Hautpflege und adäquate Hilfsmittelversorgung

Wenn Stuhlinkontinenz im Vordergrund steht

Stuhlinkontinenz ist oft auch mit Obstipation kombiniert; hier hilft eine individuell auszuprobierende Ernährungsumstellung mit Vermeidung von

- Reizstoffen wie Kaffee, Alkohol und Kohlensäure sowie
- blähenden (große interindividuelle Unterschiede!) oder
- massiv die Darmtätigkeit anregenden Nahrungsmitteln.

Die Stuhlhäufigkeit und Beschaffenheit sollten so verändert werden, dass der Stuhl voluminös geformt ist und die Stuhlentleerung in bestimmten Zeiträumen reflektorisch erfolgt und der Enddarm danach mehrere Stunden leer bleibt.
Angesichts der oft schlechten Kontrolle des Schließmuskels sollte ein zu weicher Stuhlgang bzw. ein zu intensiver Gebrauch von Abführmitteln unbedingt vermieden werden. Sinnvoll ist gezieltes regelmäßiges Abführen – z. B. Klistier jeden 3. oder 4. Tag –, ideal ist ein weicherer, aber geformter Stuhlgang.
Reichen Klistiere zum Abführen nicht aus, kann ein gezielter Einlauf 2-mal wöchentlich mit einem Darmspülungssystem (z. B. Peristeen® Anale Irrigation) sinnvoll sein. Diese Produkte sind schnell und einfach anwendbar und führen zu einer deutlichen Verkürzung der Darmentleerungszeit. Da sich in der Regel der gesamte absteigende Schenkel des Dickdarms entleert, kann

danach für einige Zeit eine Kontrolle der Stuhlentleerung und damit eine deutliche Verbesserung der Lebensqualität erreicht werden.
Bei Pseudodiarrhö oder Überlaufinkontinenz (siehe oben) bessert sich die Symptomatik nicht selten nach einmaligem intensivem Abführen, gegebenenfalls unter Zuhilfenahme von Hebe-/Senkeinläufen. Wenn noch eine leichte willkürliche Beckenbodenanspannung möglich ist, kann Beckenbodentraining versucht werden. Ansonsten kann Elektrostimulation einen gewissen Effekt haben.
Ist die Inkontinenz kaum vermeidbar, steht die gezielte Versorgung mit Pflegehilfsmitteln im Vordergrund. Zwingend ist dann eine intensive Hautpflege, da bei regelmäßiger Stuhlinkontinenz die Gefahr groß ist, dass sich ein Dekubitus entwickelt. Bedarfsweise ist der Einsatz von Analtampons sinnvoll (Abb. 55). Diese werden meist mit einer Gleitcreme wie ein Zäpfchen eingeführt und quellen im Darm innerhalb kurzer Zeit so auf, dass ein ungewollter Stuhlabgang recht sicher verhindert wird.

Medikamentöse Therapien

Im Vordergrund steht der Einsatz von Abführmitteln. Bei vorherrschender Obstipation ist eine medikamentöse Therapie der oft begleitenden Stuhlinkontinenz – bis auf den Einsatz von z. B. Loperamid (z. B. Imodium®, Lopedium®) bei gelegentlichen Durchfällen – nicht sinnvoll möglich. Auch sollten andere regelmäßig erforderliche Medikamente daraufhin geprüft werden, ob sie – als Nebenwirkung – die Darmtätigkeit zusätzlich dämpfen können.
Zu den Abführmitteln gehören

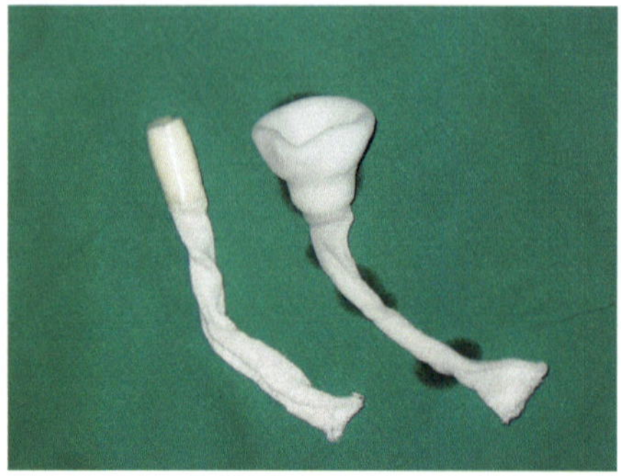

Abb. [55] Analtampon im originalen und aufgequollenen Zustand.

- Quellmittel, z. B. Flohsamen (Plantago ovata Samenschalen, z. B. Mucofalk®), nimmt ca. das 40fache seines Gewichts an Wasser auf. Entscheidend ist daher eine ausreichende zusätzliche Trinkmenge. Dadurch wird der Stuhl voluminöser und bleibt weich, die Darmtätigkeit wird angeregt und die Passagegeschwindigkeit erhöht – der Einsatz bei massivem Kotstau ist jedoch nicht sinnvoll.
- Osmotisch wirksame Laxanzien halten Wasser im Darm zurück und beschleunigen dadurch die Stuhlpassage.
  - Lactulose (z. B. Bifiteral®, Eugalac®) wird erst im Dickdarm vor allem zu Milch- und Essigsäure sowie Methan und Wasserstoff abgebaut. Durch Letztere können bei langem Verbleiben im Darm erhebliche Blähungen entstehen. Zucker und Säuren vermehren durch das zurückgehaltene Wasser das Stuhlvolumen und regen die Darmperistaltik dadurch indirekt an. Durch die Säuren soll die Darmperistaltik zudem direkt stimuliert werden.
  - Macrogol 3350 (z. B. Movicol®) ist ein Gel mit einer starken Wasserbindungskapazität. Der verhärtete Stuhl wird aufgeweicht. Es ist als einziges

dieser Medikamente bei massivem Kotstau (Koprostase) zugelassen! Die enthaltenen Mineralien stellen sicher, dass es zu keiner nennenswerten Verschiebung des Natrium-, Kalium- oder Wasserhaushaltes kommt. Der Zeitpunkt des Wirkungseintrittes ist von der Dauer und Schwere der Verstopfung abhängig. Es wird im Magen-Darm-Trakt so gut wie nicht resorbiert, reizt die Darmwand nicht und hat keine wesentlichen Wechselwirkungen mit anderen Medikamenten.

- Osmotisch wirkende Klistiere wie z. B. Microklist® (enthält als Wirkstoffe Natriumcitrat, Sorbitol und Natriumlaurylsulfoacetat) wirken dadurch, dass die harten Stuhlmassen im Enddarm erweicht werden.
- Stimulierende Laxanzien wirken durch eine direkte Reizung der Darmwand: z. B. Sennesfrüchte (Liquidepur®), Rizinusöl (Rizinusöl®), Bisacodyl (wirkt erst nach 6–10 Stunden, z. B. Laxbene®), Natriumpicosulfat (Wirklatenz 2–4 Stunden, z. B. Laxoberal®).
- Stuhl„weichmacher": Dickflüssiges Paraffinöl (z. B. Obstinol®) wird nur in geringer Menge aus dem Darmtrakt resorbiert, durchdringt den Darminhalt, verringert dessen Konsistenz bzw. vermindert die Bildung fester Kotballen und erleichtert durch diesen Gleitmitteleffekt die Stuhlentleerung, der Einsatz verbietet sich bei Schluckstörungen!
- Relistor® (Methylnaltrexoniumbromid) 8–12 mg ist zur Behandlung der Obstipation im Rahmen einer notwendigen Schmerzbehandlung mit Opiaten bei schwer kranken Patienten zugelassen, wenn die üblichen Abführmittel keine ausreichende Wirkung zeigen (Wirkung innerhalb von 4 Stunden). Das Medikament wird als Spritze unter die Haut verabreicht.
- Resolor® (Prucaloprid) ist für die symptomatische Behandlung chronischer Verstopfung bei Erwachsenen bestimmt, bei denen Laxativa keine ausreichende Wirkung erzielen: 1–2 mg Tbl. Wirkung nach 2–3 Stunden

Wenn Obstipation im Vordergrund steht

Wenn dies durch harten Stuhl bedingt wird, dann ist die Gabe von Lactulose oder Macrogol zu empfehlen. Vorsicht: Bei zu weichem Stuhl kann durch die meist gleichzeitig bestehende Gefühlsstörung und die eingeschränkte Kontrolle des Schließmuskels allerdings eine Inkontinenz entstehen.

Bei Entleerungsstörungen des Enddarms kann die gezielte Gabe von Glycerinzäpfchen (z. B. Glycilax) oder kohlensäurebildenden Zäpfchen (z. B. Lecicarbon), gegebenenfalls auch Klistieren sinnvoll sein. Patienten mit gleichzeitiger Inkontinenz kommen mit dem gezielten Einsatz stimulierender Laxanzien alle 3–4 Tage gut zurecht. Dies ist aber nur dann möglich, wenn keine Steigerung der Dosis über längere Zeit erforderlich wird.
Bei schmerzhafter Spastik des Schließmuskels ist teils die lokale Anwendung einer nitroglycerinhaltigen Salbe (z. B. Rectogesic 4 mg/g) hilfreich, als Nebenwirkungen können gelegentlich Kopfschmerzen auftreten. Ansonsten kann niedrig dosiertes Botulinumtoxin A (z. B. 20–50 MU Dysport® oder 5–30 MU Botox®) im Sinne eines experimentellen Heilversuches sinnvoll sein. Die Wirkung des Medikamentes hält etwa drei Monate an. Bei schmerzhafter Stuhlentleerung aufgrund einer Spastik des

TABELLE 12. ABFÜHRMITTEL.

Substanz	Wirkweise	Anfangsdosis	Höchstdosis	Nebenwirkungen
Flohsamen	pflanzliches Quellmittel	1 x 1 Btl.	6 x 1 Btl.	Blähungen und Völlegefühl vor allem während der ersten Behandlungstage, Einnahme von mind. 150 ml Flüssigkeit/Btl.
Lactulose	osmotische Wasserretention	5 g/d	20 g/d	Bauchschmerzen, Blähungen; bei hoher Dosierung Übelkeit, Erbrechen und Diarrhö mit Elektrolytstörungen
Macrogol 3350	Wasserbindung im Darm	1 Btl. am Tag	3 Btl. in Dauertherapie 8 Btl. bei Koprostase	zu Beginn Blähungen und Bauchschmerzen, vermehrte Darmgeräusche und Übelkeit, leichte Diarrhö
Bisacodyl	blockiert Wasseraufnahme und fördert Sekretbildung der Darmwand für Wasser und Elektrolyte	5 mg	10 mg	Blähungen, Bauchkrämpfe oder leichter Durchfall, dadurch ggf. Inkontinenz. Bei Dauertherapie Verstärkung der Darmträgheit, bei zu langer oder zu häufiger Anwendung Verlust von Wasser, Kalium und anderen Blutsalzen
Natriumpicosulfat		5 Tr.	20 Tr.	
Paraffin	Stuhlweichmacher	50 ml	100 ml	Selten Störungen des Salzhaushaltes, Stuhlinkontinenz und Hautschäden im Analbereich. In Einzelfällen nach langjährigem Gebrauch Lungenschädigungen.

Schließmuskels machten wir in Einzelfällen gute Erfahrungen mit Anlage eines Elektrostimulationsgerätes zur Schmerztherapie (TENS-Gerät), wobei die Elektroden über dem Kreuzbein aufgeklebt werden. Antispastika, insbesondere Baclofen, wirken sich oft negativ auf die Darmbeweglichkeit aus. Ausgeprägte Blähungen sind meist Folge einer Verstopfung und verschwinden mit deren Behandlung. Kurzfristig kann bei starken Blähungen auch Dimeticon (Sab simplex®) oder Simeticon (z. B. Lefax®) zusätzlich versucht werden.

Wenn Stuhlinkontinenz im Vordergrund steht

Hier sind die medikamentösen Möglichkeiten sehr eingeschränkt, wenn gezieltes Abführen ggf. inkl. Darmspülung 2–3x/Woche nicht zum Ziel führt. Der Einsatz von Opioiden (z. B. Loperamid® 1 Kapsel nach jedem Durchfall, maximal 6 Kapseln/Tag) kann im Bedarfsfall oder bei erworbenen Durchfällen sinnvoll sein, führt als Dauertherapie jedoch unter Umständen rasch zu einer massiven Obstipation. Gleiches gilt für den Einsatz von Anticholinergika wie Butylscopolamin (z. B. Buscopan®).

Invasive/operative Therapien

Diese Maßnahmen haben bei MS in der Regel keinen Stellenwert. Selten sind chirurgische Eingriffe bei wiederkehrenden Dickdarmentzündungen (Divertikulitis), massiven Beckenbodensenkungen (Rectozelen), Rissen im Schließmuskel oder massiver Hämorrhoidenbildung indiziert. Infrage kommen neben der Sanierung von proktologischen Befunden Sphinkterrekonstruktionen, Implantation eines künstlichen Schließmuskels sowie in Einzelfällen eine sakrale Neuromodulation (Sakralwurzelstimulation), wobei alle diese Verfahren bei der MS experimentellen Charakter haben.

Alternative/komplementäre Therapien

Die Anzahl empfohlener Diätvorschläge bei MS ist fast unüberschaubar, wissenschaftliche Nachweise ihrer Wirkung fehlen jedoch fast immer. Von Betroffenen werden oft sehr unterschiedliche Wertungen abgegeben. Relativ übereinstimmend wird berichtet, dass unter Therapie mit Enzympräparaten (z. B. Wobenzym®, Phlogenzym®) eine Besserung der Obstipation sowie des Allgemeinbefindens auftritt.

ALLES WICHTIGE AUF EINEN BLICK

Wenn Obstipation im Vordergrund steht („Verstopfung"):

- ausreichende Flüssigkeitszufuhr (1,5–2 Liter täglich)
- strenge Indikationsstellung für den Darm dämpfende Medikamente (Anticholinergika)
- Ernährungsberatung
- Darmanregung über verstärkte Physiotherapie
- bei harter Stuhlkonsistenz Gabe von Lactulose oder Macrogol
- Nutzung von „Reflexentleerungen"
- Erleichterung der Enddarmentleerung durch Zäpfchen/Klistiere
- Beckenbodengymnastik/Entspannungstechniken für den Schließmuskel
- bei schmerzhafter Spastik des Schließmuskels Versuch mit niedrig dosiertem Botulinumtoxin

Wenn Stuhlinkontinenz im Vordergrund steht:

- Ernährungsberatung und gezieltes regelmäßiges Abführen
- massives Abführen bei Pseudodiarrhö oder Überlaufinkontinenz
- Beckenbodengymnastik
- intraanale Elektrotherapie
- adäquate Hilfsmittelversorgung und intensive Hautpflege

Literatur und Links

- Adam Olaf: Ernährungsrichtlinien bei Multipler Sklerose. DMV, Deutscher Medizin Verlag 2003, ISBN: 393652503X
- Pöhlau Dieter, Werner Gudrun: Gesund und bewusst essen bei Multipler Sklerose. Trias Verlag, 2000, ISBN: 3893735917
- Seidel, Dietmar; Bach, Dietmar: Schriftenreihe der DMSG: MS-Information Nr. 2.0.3 Störungen des autonomen Systems bei Multipler Sklerose. Deutsche Multiple Sklerose Gesellschaft, Hannover: Bundesverband e.V. (Hrsg.), 07/1998.
  www.dmsg.de
- Deutsche Kontinenz Gesellschaft. www.kontinenz-gesellschaft.de
- Selbsthilfeverband Inkontinenz e.V.: www.selbsthilfeverband-inkontinenz.org

KAPITEL 12

Störungen der Sexualität (Dietmar Seidel)

Störungen der Sexualität stellen im Leben MS-Betroffener ein häufiges Problem dar. Je nach Schweregrad und Alter zeigen entsprechende Untersuchungen unterschiedliche Angaben zu deren Häufigkeit. Im Gesamtverlauf der Erkrankung treten diese bei 70–80 % aller MS-betroffenen Männer und bei etwa 40–50 % MS-betroffener Frauen auf.

Von daher überrascht, dass dieses Thema von Betroffenen und Ärzten immer noch tabuisiert und seine Erwähnung oft aus falscher Scham unterlassen wird. Stattdessen werden vor allem Männer anfällig dafür, viel Geld für meist nutzlose Sexualtonika oder andere dubiose Mittel zur äußeren Anwendung auszugeben, die in einschlägigen Erotik-Versandhäusern oder im Internet angeboten werden.

In behutsamen Gesprächen mit den Betroffenen und deren Partnern wird zudem oft deutlich, wie wenig diese selbst über das Thema einer erfüllten Sexualität miteinander sprechen. Sexuelle Funktionsstörungen gehen oft mit Rückzugsverhalten in der Partnerschaft, Depressivität oder unberechtigten Unterstellungen (Eifersucht) einher. Hier kann ein vertrauensvolles Gespräch mit Ärzten oder anderen geschulten Personen helfen, übertriebene Ängste, aber auch falsche Erwartungen an den und vom Partner zu korrigieren.

Für einen ungefährdeten Fortbestand der Partnerschaft trotz sexueller Funktionsstörungen ist erfahrungsgemäß nicht primär eine funktionell ungestörte Sexualität, sondern ein bestimmtes Maß an Harmonie, achtsamer Zuneigung und Verständigungsbereitschaft entscheidend. Daher stellen Klagen über sexuelle Funktionsstörungen des Partners oder fehlende sexuelle Attraktivität als vermeintliche Ursache einer von Scheidung bedrohten Ehe oft nur vordergründige Anlässe, selten aber wirkliche Ursachen einer problematischen Partnerschaft oder Familie dar.

Und noch etwas: Nicht alle Störungen oder Differenzen im Rahmen der Sexualität haben eine körperliche Ursache. Oft ist einer der Partner aktuell nicht „in der Stimmung" dazu, oft kommen seelische oder situative Aspekte aufgrund von Versagensängsten, Verstimmungen oder Spannungen innerhalb der Beziehung hinzu. Wir wissen alle, dass dies durchaus auch Menschen ohne MS betrifft.

Wie äußern sich die Störungen und wie entstehen sie?

Bei ungestörter Sexualität unterscheiden wir 3 Phasen des sexuellen Kontakts: Verlangen nach Sexualität (Libido) – Erregungsphase – Höhepunkt (Orgasmus). Im Rahmen der 1. Phase vermitteln unsere Sinnesorgane bei Stimulation durch Umgebungsreize oder die Nähe des Partners entsprechende Informationen an das Gehirn. In der 2. Phase laufen in den Genitalorganen mehrere körperliche Reaktionen ab: Bei der Frau kommt es zum Anschwellen der Schamlippen und der Klitoris und zur Absonderung von Flüssigkeit (Lubrikation), beim Mann zum Anschwellen

bzw. zur Verhärtung des Penis (Erektion). In der 3. Phase, dem Orgasmus, treten bei der Frau rhythmische Kontraktionen der Beckenboden- und Scheidenmuskulatur auf, beim Mann erfolgt der Samenerguss (Ejakulation).
Störungen der Sexualität bei MS-Betroffenen können aus unterschiedlichen Gründen auftreten. Dementsprechend unterscheiden wir bei MS-bedingten sexuellen Funktionsstörungen üblicherweise zwischen primären, sekundären und tertiären Ursachen:
MS-bedingte Läsionen (Entmarkungsherde) in für die Sexualität wichtigen Hirngebieten und Regelkreisen führen zu den *primären* Störungen: MS-betroffene Männer klagen hierbei über Schwierigkeiten, eine ausreichende Erektion zu erreichen oder aufrechtzuerhalten, sowie über eine nachlassende Intensität des Samenergusses. Frauen leiden unter einer verringerten Feuchtigkeit der Vagina und eine verringerte sensible Stimulierbarkeit der Klitoris. Die Trockenheit der Scheidenregion kann für die Partnerin den Verkehr unangenehm schmerzhaft erschweren und einen befriedigenden Orgasmus beeinträchtigen.
Auf dieser Ebene kann bei Frauen und Männern mit MS das sexuelle Verlangen (Libido) bereits abnehmen oder fast ganz zum Erliegen kommen, was jedoch nicht mit einem weiterhin vorhandenen natürlichen Verlangen nach Körperkontakt, Zärtlichkeit und Harmonie verwechselt werden darf.
Als *sekundäre* Sexualstörungen werden diejenigen bezeichnet, die als Folge anderer MS-Symptome auftreten können, z. B. durch Einschränkungen der Beweglichkeit, eine störende Spastik, vorzeitige Ermüdbarkeit, Störungen der Blasen- und Darmfunktionen, der Bewegungskoordination (Ataxie, Tremor) oder Schmerzen, aber auch durch eingeschränkte Aufmerksamkeit und Konzentration sowie bei depressiver Verstimmung. Auch Nebenwirkungen bestimmter Medikamente gehören hierzu. Ihr Arzt wird daher nachfragen, ob Sie regelmäßig z. B. Psychopharmaka, Schlafmittel, blutdrucksenkende oder entwässernde Medikamente einnehmen müssen. Diese, wie übrigens auch übermäßiger Alkoholgenuss, können nämlich normale Sexualfunktionen beeinträchtigen.
Die *tertiären* Sexualstörungen entstehen durch die vielfältigen psychischen Reaktionen auf die Erkrankung, sie sind daher oft komplex: MS-Betroffene sind bei der MS-Diagnose zumeist jung. Obwohl sie funktionell oft kaum beeinträchtigt sind, erzeugt die Unwägbarkeit des weiteren Verlaufs oft Ängste, Stimmungsschwankungen und eine veränderte, oft negative Einstellung zum eigenen Körper. Man traut sich weniger zu, findet sich vielleicht nicht mehr attraktiv genug. Einschränkungen sowohl im privaten und beruflichen Bereich als auch bei Hobbys und Freundschaften können am Selbstwertgefühl zehren und das sexuelle Verlangen vermindern.

Welche Untersuchungen sind erforderlich?

Die Voraussetzungen einer jeden ärztlichen Behandlung sexueller Funktionsstörungen bei MS sind eine ausführliche neurologische und sexualitätsbezogene Anamnese (= Erhebung und Dokumentation der Krankheitsvorgeschichte und der aktuellen Beschwerden) sowie die körperliche Untersuchung durch einen erfahrenen Neurologen, eventuell mit zusätzlichen technischen Untersuchungen. So kann dieser durch Ableitung der sog. Pudendus-SSEP

im Zweifelfall überprüfen, ob die sensible Reizübermittlung von der Genitalregion zum Zentralnervensystem noch intakt ist. Derartige Untersuchungen werden jedoch nur selten eingesetzt. Neben dem Neurologen ist bei sexuellen Funktionsstörungen der Frau eine gynäkologische (Frauenärztin/-arzt) und bei denjenigen des Mannes eine urologische (möglichst mit Schwerpunkt Andrologie/Männerheilkunde) Untersuchung erforderlich. Sie haben zum Ziel, andere Erkrankungen auszuschließen, die die Sexualität beeinträchtigen können.
Stets wird der Arzt auch nach anderen Erkrankungen fragen, die häufig mit sexuellen Funktionsstörungen einhergehen können (z. B. Diabetes, Bluthochdruck), sowie nach Medikamenten, die, wie bereits erwähnt, eine erektile Dysfunktion hervorrufen oder verstärken können.

Therapieziele

Ziel der Behandlung ist es, durch fachlich fundierte Beratung, gegebenenfalls Psychotherapie oder Partnertherapie, sowie auch durch medikamentöse Behandlung ein trotz MS erfülltes Sexualleben zu erreichen.

Welche Behandlungsmöglichkeiten gibt es?

Kommt der Arzt zu der Überzeugung, dass die vorliegende Sexualstörung vor allem organisch und MS-bedingt ist und wohl auch bestehen bleiben wird, sollte dies offen und taktvoll angesprochen werden. Dies betrifft eine Änderung bisheriger sexueller Praktiken genauso wie den Einsatz wirksamer Medikamente oder die Verwendung sinnvoller Hilfsmittel. Dies können z. B. Vibratoren zur zusätzlichen Stimulation vor allem des weiblichen äußeren Geschlechtsorgans wie auch chemische Gleitmittel bei fehlender oder unzureichender Sekretion von Vaginalfeuchtigkeit bei sexueller Erregung sein.
Für eine erfüllte Sexualität ist die Verbreitung einer erotischen Atmosphäre im Vorfeld des eigentlichen Sexualaktes genauso wichtig wie das Einhalten einer bestimmten Intimhygiene. Letzteres wird vor allem bei massiver Spastik der Beckenboden- und Beinmuskulatur oft schwierig. Zudem erschweren Harndrang und Inkontinenz eine Einstellung auf die sexuellen Wünsche des Partners oder führen zu störenden Unterbrechungen. Diese Symptome bedürfen entsprechender Behandlung.
An Partnerschaftskonflikten, die möglicherweise erschwerend hinzukommen, kann über gesprächstherapeutische Ansätze gearbeitet werden.

Wie wirken Medikamente?

Zum besseren Verständnis der medikamentösen Therapie von Erektionsstörungen sind Kenntnisse der anatomischen Strukturen und der physiologischen Abläufe hilfreich, die deshalb hier kurz umrissen werden sollen: Die eigentliche Erektion setzt eine entsprechende sexuelle Stimulation voraus (Nähe des Partners, visuelle Reize oder intime Berührungen). Vom Gehirn ausgehend verläuft die Erregung zu tiefer liegenden Rückenmarksabschnitten (sakrales Erektionszentrum) und bewirkt über eine verstärkte arterielle Durchblutung des Penis eine Vergrößerung der Schwellkörper. Gleichzeitig wird dadurch der Abfluss des venösen Blutes aus dem Penis massiv erschwert. Nur dadurch kommt es zu einer anhaltenden Versteifung des Gliedes. Die

vermehrte Durchblutung des Penis und damit die Vergrößerung der Schwellkörper erfolgt durch einen chemischen Botenstoff, der wiederum durch Enzyme (Phosphodiesterasen) sehr schnell abgebaut wird. Werden diese Enzyme wirksam medikamentös gehemmt, kommt es zu einer kräftigeren und länger anhaltenden Erektion.
Prototyp dieser Phosphodiesterase-(PDE-5)-Hemmstoffe ist das Sildenafil, das als erstes Präparat dieser Art seit seiner Markteinführung 1998 in den USA unter seinem Handelsnamen Viagra® schnell weltweit bekannt wurde. Seine Wirkung wurde mittlerweile auch bei MS-Patienten in mehreren Studien erfolgreich geprüft. Es zeigte sich gegenüber der Placebo-Gruppe mehrheitlich eine deutliche Verbesserung der Erektion nach Einnahme des Sildenafil. Dessen Einsatz bei MS-betroffenen Frauen war dagegen nicht erfolgreich.
Als wirksame Dosierungen gelten 25–100 mg als Tablette. Die Wirkung setzt nach 30–60 Minuten ein, erfordert aber immer eine gleichzeitige sexuelle Stimulation. Die Wirkdauer beträgt bis zu 6 Stunden. Mögliche Nebenwirkungen sind Kopfschmerzen, Gesichtsrötung, Trockenheit der Nasenschleimhaut, Farbsehstörungen, Schwindel oder Verdauungsstörungen. Das Medikament darf zur Vermeidung von im Einzelfall sogar lebensbedrohlichen Komplikationen bei vorbestehender Erkrankung der Herzkranzgefäße, frischen Herz- und Hirninfarkten sowie einer Vormedikation mit bestimmten „Herzmitteln" (vor allem Nitraten oder Molsidomin) auf keinen Fall eingenommen werden! Deshalb sollten diese Medikamente unbedingt weiterhin verschreibungspflichtig bleiben, da vor Einnahme dieser Präparate in jedem Fall der Hausarzt oder Internist konsultiert werden muss.

Das später auf den Markt gekommene Vardenafil (z. B. Levitra®) ist dosisbezogen etwa zehnfach wirksamer als Sildenafil und kann demnach bei etwas geringerer Wirkdauer deutlich niedriger dosiert werden. Üblicherweise wird mit 10 mg begonnen. Bei sexueller Stimulation stellt sich auch hier eine Wirkung innerhalb von etwa 30 Minuten ein. Es gibt diesen Wirkstoff seit Kurzem auch als 10-mg-Schmelztablette, die man nicht schluckt, sondern im Mund zergehen lässt. Sie wird wohl auf diese Weise besser resorbiert, sodass sie in der Wirksamkeit einer 20-mg-Tablette entspricht.
Der dritte PDE-5-Hemmer ist Tadalafil (z. B. Cialis®). Es hat eine sehr viel längere Wirkdauer (bis zu 36 Stunden), weswegen es zunehmend an Bedeutung gewinnt. Üblicherweise wird mit 10 mg begonnen. Eine Wirksamkeit stellt sich bei sexueller Stimulation innerhalb von 30 Minuten ein. Trotz der langen Wirkung zeigt das Medikament keine vermehrten Nebenwirkungen. Bei regelmäßiger Einnahme der 5-mg-Dosierung über 2–3 Tage führt es darunter schnell zu stabilen Wirkspiegeln mit anhaltend zuverlässiger Wirksamkeit. Zudem haben sich darunter kaum negative Einwirkungen auf die Netzhaut („Blausehen") gezeigt und gegenüber von Sildenafil und Vardenafil auch kein Nachlassen des Effektes bei vorausgehender fettreicher Mahlzeit.
Als letztes Medikament dieser Art ist auf dem deutschen Markt seit 2014 das Avanafil (Spedra®) hinzugekommen, mit wohl geringeren Nebenwirkungen. Der Wirkeintritt setzt hier mitunter bereits nach 15 Minuten ein, die Effektivität ist möglicherweise etwas schwächer.
Als Medikament mit einem völlig anderen Wirkstoff soll hier noch das Yohimbin (z. B. Yocon-Glenwood® oder Yohimbin®) erwähnt werden. Seine Wirksamkeit ist

allerdings sehr umstritten. Es wird daher kaum noch verordnet.
Ebenso werden die Schwellkörper-Autoinjektions-Therapie (SKAT) mit Prostaglandinen (Alprostadil, Handelsname z. B. Caverject® oder Viridal®) und auch dessen transurethrale Applikation (Einführung in die Harnröhre mittels eines Applikators) (z. B. MUSE®) immer seltener eingesetzt, meist nur dann, wenn eine Therapie mit PDE-5-Hemmern aufgrund der genannten Kontraindikationen nicht in Frage kommt.
Die Kosten für diese Arzneimittel zur Behandlung der erektilen Dysfunktion werden in Deutschland seit 2004 nicht mehr von der gesetzlichen Krankenversicherung übernommen.
Nach Ablauf des Patentschutzes (für Sildenafil seit 2013) sind diese Präparate unter anderem Namen als rezeptpflichtige Generika sehr preiswert in jeder Apotheke erhältlich. Kostete bei Markteinführung eine 100-mg-Viagra-Tablette noch etwa 18 Euro, sank der Preis eines 100-mg-Generikums mit dem gleichen Wirkstoff auf derzeit etwa 2 Euro. Vor einem (illegalen) Bezug dieser Medikamente über dubiose Internet-Anbieter, meist aus Indien oder China, wird jedoch ausdrücklich gewarnt. Wie einschlägige Kontrollen ergaben, enthielten viele dieser „blauen" Pillen nicht den angegebenen Wirkstoff oder diesen nicht in der angegebenen Dosierung.
Bei Frauen können bei mangelndem Feuchtwerden der Genitalregion (Lubrikation) und daraus resultierenden Schmerzen beim Geschlechtsverkehr (sog. Dyspareunie) sowie nachlassender Libido Hormonpräparate (Tibolon, Handelsname: Liviella®, oder östrogenhaltige Salben) versucht werden. Tibolon ist ein künstlich hergestellter Abkömmling des Hormons Testosteron. Wegen seiner möglichen Nebenwirkungen (Thrombose und Embolien, vaginale Blutungen, vermehrte Körperbehaarung) sollten regelmäßig Kontrollen durch einen Gynäkologen erfolgen. Auch bei Brustkrebsverdacht oder bei geplanter oder bestehender Schwangerschaft verbietet sich eine Einnahme.

Gibt es noch andere Behandlungsmöglichkeiten?

Als nicht-medikamentöse Alternativen kommen heute Vakuumpumpen oder Penisprothesen (Schwellkörperimplantate) kaum noch in Betracht. Vakuumpumpen führen oft zu einer unbefriedigenden Erektion, ihre Handhabung wird von der Partnerin meist als störend und lästig empfunden. Zur Verbesserung der Gliedsteife kann Beckenbodengymnastik oder die lokale Elektrotherapie versuchsweise eingesetzt werden. Gespräche allein, mit Partner oder in der Gruppe, die von geschultem Personal heute vielerorts angeboten werden, erleichtern den Umgang mit Störungen dieser Art bzw. ihren sich daraus ergebenden Problemen.

ALLES WICHTIGE AUF EINEN BLICK

- Bei sexuellen Funktionsstörungen sollten Sie „falsche" Scham zu überwinden versuchen. Vertrauen Sie sich Ihrem Neurologen an und schildern Sie Ihre Probleme. Notieren Sie sich vorher alle regelmäßig von Ihnen eingenommenen Medikamente, da einige eine erektile Dysfunktion hervorrufen oder verstärken können. Teilen Sie mit, ob bei Ihnen ein Bluthochdruck oder eine Zuckerkrankheit besteht, wann Sie das letzte Mal beim Frauenarzt bzw. beim Urologen waren und ob dort Ihre sexuellen Probleme bereits angesprochen wurden (z. B. zum Ausschluss hormoneller Störungen).
- Sprechen Sie mit Ihrem Partner über Ihre sexuellen Probleme? Bestehen bei Ihnen Partnerschaftskonflikte? Auch darüber sollten Sie mit Ihrem Arzt reden!
- Medikamentös sind bei erektiler Dysfunktion Mittel wie Sildenafil unter genauer Beachtung der Kontraindikationen erste Wahl. Beim Vorliegen von Kontraindikationen oder Unverträglichkeit gegenüber Phosphodiesterase-Hemmern: Versuch mit intrakavernösem oder intraurethralem Alprostadil oder Vakuumpumpen. Bei Libidoverlust oder Dyspareunie: Versuch mit einem Hormonpräparat (z. B. Tibolon).

Literatur

- Haas, J. und M. Karl. Familienleben mit MS. Broschüre der DMSG. 2009.
- Hellwig, K. Sexualität und Schwangerschaft bei Multipler Sklerose. Deutscher Medizin Verlag. Münster. 2011.
- Henze, T. und M. Nobs. Sexualität und Partnerschaft. Broschüre der DMSG. 2007.
- Jasper, T. Familie, Partnerschaft und Sexualität bei Multipler Sklerose. Deutscher Medizin Verlag. Münster. 2004.
- Pöhlau, D. und S. Schipper. MS und die Lust am L(i)eben. Verlag und Herstellung: pvv Ratingen, 2008.

KAPITEL 13

Seh- und Augenbewegungsstörungen (Michaela Starck)

Im Verlauf einer multiplen Sklerose können zahlreiche Sehstörungen auftreten, die zum Teil wieder verschwinden, zum Teil jedoch auch über lange Zeit fortbestehen können. Es kann einerseits der Sehnerv, der Nervus opticus, betroffen sein, sodass sich eine Sehnerventzündung entwickelt. Andererseits können aber auch entzündliche Herde an den Stellen im Gehirn entstehen, an denen die Augenbewegungen gesteuert werden. Dann treten Augenbewegungsstörungen auf.

Wie äußern sich Sehstörungen?

Eine Sehnerventzündung (Optikus- oder Retrobulbärneuritis) kann typischerweise mit folgenden Symptomen einhergehen:

- Verschlechterung der Sehschärfe bis hin zum völligen Sehverlust auf einem oder beiden Augen
- Nebel bzw. Schleiersehen
- Verschwommensehen
- veränderte Farbwahrnehmung, z. B. „rot" auf dem betroffenen Auge nicht so intensiv wie auf dem nicht betroffenen
- Schmerzen bei Bewegung des betroffenen Auges oder Kopfschmerzen in der Augenhöhle
- Gesichtsfeldausfälle (Skotome) in sehr unterschiedlicher Form: Unregelmäßig verteilte Flecken verminderter Schärfe oder Fehlen von Teilen des Gesichtsfeldes, z. B. am Rand.

Meistens sind die Krankheitserscheinungen vorübergehend und es kommt – spontan oder nach Kortison-Pulstherapie – zu einer guten Besserung. Die Sehnerventzündung ist bei etwa einem Drittel der MS-Betroffenen das Erstsymptom.

Eine akute Sehverschlechterung muss immer rasch – auch bei bekannter MS-Diagnose! – durch einen Augenarzt und Neurologen abgeklärt werden. Das ist notwendig, um andere Ursachen auszuschließen.

Als Restsymptom nach einer Sehnerventzündung kann das Uhthoff-Phänomen (siehe auch Kapitel „Fatigue") auftreten: Hierbei kommt es bei großer Wärme, bei starker körperlicher Anstrengung, unter Umständen aber auch bei grellem Licht zu einer vorübergehenden Sehverschlechterung (für Minuten bis Stunden), die durchaus der durchgemachten Sehnervenentzündung ähneln kann. Typisch ist die rasche Rückbildung, wenn es wieder kühler wird oder in Ruhe. Hierbei ist es wichtig zu wissen, dass es Derartiges gibt und dies NICHT ein neuer Schub ist.

Wie äußern sich Augenbewegungsstörungen?

Augenbewegungsstörungen machen sich in sehr unterschiedlicher Form bemerkbar:

- Doppelbilder in Ruhe oder bei Blick in eine bestimmte Richtung
- Bildzittern beim Blick geradeaus und/ oder in verschiedene Blickrichtungen

- Schwindel und Gleichgewichtsstörungen
- Fallneigung und Sturzgefahr
- Vegetative Symptome wie Übelkeit und Erbrechen
- Beeinträchtigungen beim Lesen und Fernsehschauen
- Probleme der Haltungskontrolle beim Stehen und Gehen.

Etwa 1/3 aller MS-Betroffenen entwickelt im Verlauf der Erkrankung Augenbewegungsstörungen, über die Hälfte aller MS-Betroffenen haben im Verlauf einen Nystagmus (Augenzittern). Bei der neurologischen Untersuchung finden sich sogar bei 60–80 % der MS-Patienten Augenbewegungsstörungen, die aber nicht immer spürbare Probleme für den Patienten mit sich bringen müssen. Auch Augenbewegungsstörungen können sich bei Erschöpfung des Betroffenen oder großer Wärme (hohe Außentemperatur, Fieber; Uthoff-Phänomen) verstärken.

Blickrichtungsnystagmus: richtungsbestimmtes „Augenzittern"

Die häufigste Augenbewegungsstörung ist der Blickrichtungsnystagmus. Er tritt meist erst beim starken Seitwärtsblick auf und führt nur selten zu alltagsrelevanten Beeinträchtigungen. Er setzt sich aus einer langsamen Phase (Wegdriften) und einer schnellen (Rückstell-)Phase zusammen. Die Nystagmusrichtung wird durch die Richtung der schnellen Phase bestimmt. Der Blickrichtungsnystagmus kann auf beiden Augen mit gleicher Auslenkung (Amplitude) schlagen, d. h. konjugiert, oder auch mit unterschiedlicher Amplitude, d. h. dissoziiert.

Verschiedene Medikamente, besonders aus der Gruppe der Antikonvulsiva und der Antidepressiva, die häufig zur Therapie MS-bedingter Symptome eingesetzt werden, können als Nebenwirkung zu einem Nystagmus führen.

Spontannystagmus: in Ruhe spontan auftretendes „Augenzittern"

Ein Spontannystagmus tritt beim Blick geradeaus auf und verstärkt sich beim Blick in die Nystagmusrichtung. Beim Blick zur Gegenseite schwächt er sich ab, wobei er seine Schlagrichtung beibehält. Der Spontannystagmus kann durch Fixation unterdrückt werden und ist daher oft nur unter der Frenzel-Brille (starke Vergrößerungsbrille, siehe Abb. 58) zu sehen.
Bei MS-Betroffenen tritt er als Symptom eines akuten Krankheitsschubes bei einem Entzündungsherd am Gleichgewichtsnerv bzw. dessen Kerngebiet auf. Vor allem zu Beginn bestehen dabei ein heftiger Dauerdrehschwindel mit Übelkeit und Erbrechen und eine Fallneigung zu einer Seite.

Upbeat-/Downbeatnystagmus

Der aufwärts schlagende Upbeat- wie auch der nach unten schlagende Downbeatnystagmus manifestieren sich beim Geradeausblick und verstärken sich jeweils beim Blick in die entsprechende Nystagmusrichtung. Klinisch bestehen beim Upbeat- und Downbeatnystagmus neben Scheinbewegungen der Umwelt (Oszillopsien) eine Stand- und Gangunsicherheit sowie eine Fallneigung nach vorne und hinten (Upbeat) bzw. nach hinten (Downbeat).
Bei Patienten mit Downbeatnystagmus ist

außerdem das Lesen (Blick nach unten!) beeinträchtigt.

Pendelnystagmus

Der erworbene Pendelnystagmus ist eine seltene, aber äußerst quälende und unangenehme Augenbewegungsstörung bei MS. Der Pendelnystagmus kann in allen Bewegungsrichtungen des Auges auftreten und verstärkt sich beim Fixieren. Es kann nur ein Auge betroffen sein, aber auch beide Augen, unter Umständen in unterschiedlichem Ausmaß. Die Bewegung der Augen beim Pendelnystagmus erfolgt wie bei einem Uhrpendel in beide Richtungen mit derselben Geschwindigkeit und Auslenkung, sodass nur die Ebene (z. B. horizontal, vertikal, rotierend), nicht aber eine Richtung festgelegt werden kann. Typisch sind

- Bildwackeln
- Verschwommensehen
- Scheinbewegungen der Umgebung, die Lesen, Fernsehen und Arbeiten am PC erschweren oder unmöglich machen
- Stehen und Gehen können ebenfalls wegen der fehlenden visuellen Kontrolle beeinträchtigt sein. Dies wird oft als „Schwindel" erlebt.

Der erworbene Pendelnystagmus kommt bei großen bzw. multiplen Hirnstammherden vor.

Augenmuskelparesen = Lähmungen von Augenmuskeln

Das Auge wird durch insgesamt sechs äußere Muskeln, vier gerade (zwei seitliche, ein oberer und ein unterer) und zwei schräge, in den drei Ebenen des Raumes ausgelenkt. Lähmungen der Augenmuskeln treten bei 13 % der MS-Patienten im Rahmen der Erstsymptomatik auf, am häufigsten (10 %) ist der äußere seitliche Muskel (Abduzenzparese) betroffen. In der Regel zeigen sich Augenmuskellähmungen als Schubsymptom, klinisch bestehen neben- oder übereinanderstehende Doppelbilder entsprechend des/der betroffenen Muskeln. Durch Abdecken eines Auges verschwinden die Doppelbilder.

Internukleäre Ophthalmoplegie und Eineinhalb-Syndrom

Internukleäre Ophthalmoplegie und Eineinhalb-Syndrom sind komplexe Koordinationsstörungen der Augen mit – langfristig – oft nur geringer subjektiver Beeinträchtigung der Betroffenen. Allerdings kommen Probleme beim Lesen vor, wenn die Augen beim Seitwärtsblick nicht synchron zusammenarbeiten und damit die Zeile „verloren" wird. Hier kann ein Lineal hilfreich sein, das von Zeile zur Zeile nach unten verschoben wird. Bei einer internukleäre Ophthalmoplegie (INO, Abb. 56) kann z. B. das rechte Auge beim Seitwärtsblick nach links nicht ganz bis in die Endposition Richtung Nase bewegt werden (bleibt gegenüber dem linken Auge zurück; nach der zurückbleibenden Seite wird die Schädigung benannt). Gleichzeitig besteht ein dissoziierter Nystagmus nach links mit einem heftigeren Blickrichtungsnystagmus links (größere Amplitude) im Vergleich zum rechten Auge (kleinere Amplitude). Häufig besteht zusätzlich ein Blickrichtungsnystagmus nach oben. Die Ausprägung der INO ist variabel. Bei längerem Bestehen vor allem einer beidseitigen INO kann es zu einer „Außenschielstellung" der Augen kommen.
Der INO liegt eine Läsion der Verbindungsbahnen zwischen den Augenmuskelkernen

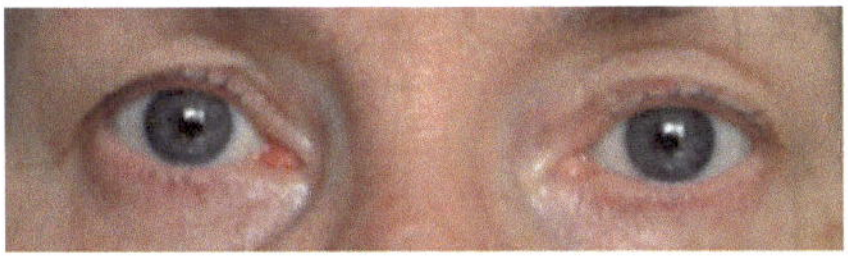

Abb. [56a] Internukleäre Ophthalmoplegie. Blick geradeaus, die Augen stehen parallel.

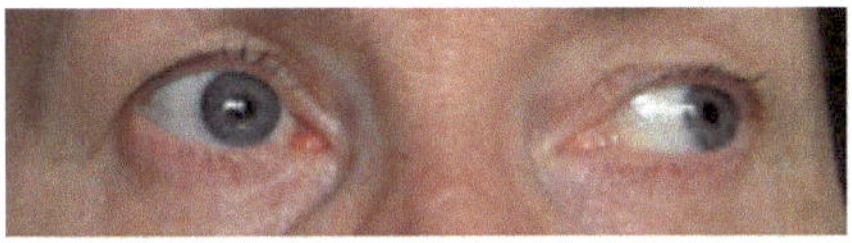

Abb. [56b] Internukleäre Ophthalmoplegie. Blick nach links, das rechte Auge bleibt „hängen" (Adduktionshemmung), INO rechts.

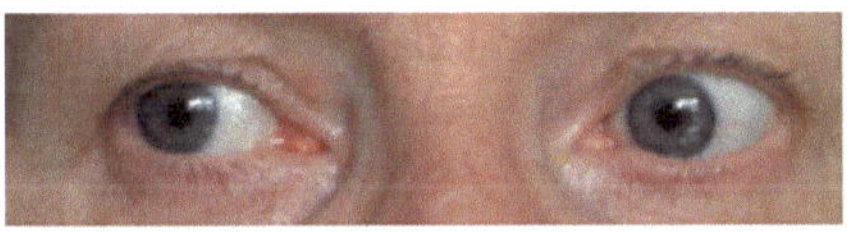

Abb. [56c] Internukleäre Ophthalmoplegie. Blick nach rechts, beide Augen kommen nicht ganz nach rechts (Blickparese), Eineinhalb-Syndrom rechts.

im Hirnstamm zugrunde. Bei zusätzlicher Schädigung der horizontalen Blicksteuerung kommt es zu einem sogenannten „Eineinhalb-Syndrom" mit einer INO in Kombination mit einer Blicklähmung (z.B. INO rechts mit Abduktionshemmung des rechten Auges und dissoziiertem Nystagmus mit größerer Amplitude auf dem linken Auge beim Blick nach links und Blickparese nach rechts). Trotz z.T. ausgeprägter Fehlstellungen der Augen bemerken die Betroffenen nur selten Doppelbilder.

Welche Untersuchungs- und Messmethoden werden eingesetzt?

Die Leitung optischer Sinnesreize im Sehnerv bzw. in der Sehbahn kann mit den visuell evozierten Potenzialen (VEP, siehe Abb. 8 auf S. 24) gemessen werden.
Als neuere Methode steht die Okuläre Kohärenztomographie (OCT, Schnittbilddarstellung der Netzhaut mittels Laser, Abb. 57) zur Verfügung. Hier sieht man im Akutstadium unter Umständen eine leichte Schwellung des Sehnervkopfes. Der Verlust von Nervenfasern nach Sehnerventzündung kann gemessen und neurodegenerative Prozesse können beobachtet werden.
Bei Gesichtsfeldausfällen kann der Augenarzt diese mittels Perimetrie nachweisen.

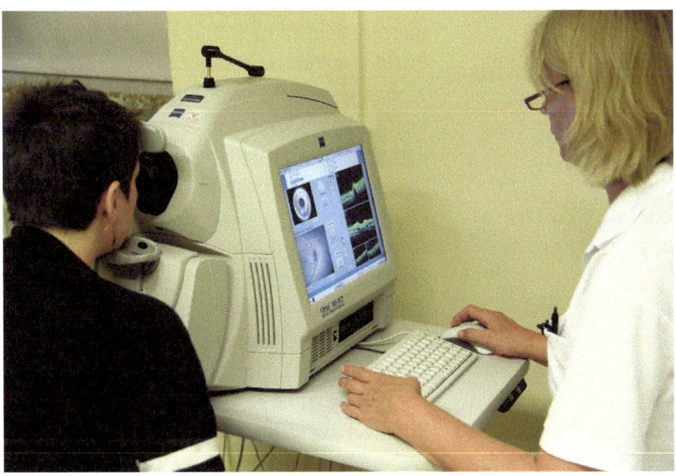

[57] Okuläre Kohärenztomographie.

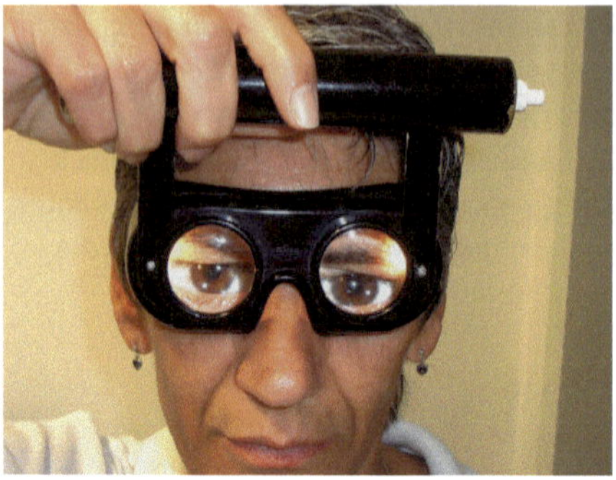

Abb. [58] Frenzelbrille

Augenbewegungsstörungen werden in der Regel klinisch durch eine neuro-ophthalmologische Untersuchung beim Neurologen oder Augenarzt diagnostiziert.
Ein Spontannystagmus ist am besten mit Hilfe einer Frenzelbrille (Abb. 58) zu diagnostizieren. Diese hat zwei starke Vergrößerungsgläser, durch die die Fixation aufgehoben wird und der Untersucher die Augen des Patienten stark vergrößert beobachten kann. So können auch gering ausgeprägte Störungen festgestellt werden.
Eine Quantifizierung von Augenbewegungsstörungen ist mittels Videonystagmographie (Abb. 59) möglich. Hierbei werden die Augenbewegungen und gleichzeitig ein Video aufgezeichnet.

Therapieziele

- Verbesserung der Sehkraft, wenn diese durch eine akute Sehnerventzündung beeinträchtigt wird.
- Verbesserung des Sehens, wenn es durch eine der vielfältigen Augenbewegungsstörungen beeinträchtigt wird.

Diese Ziele sollen die Möglichkeiten der betroffenen Patienten erhöhen, möglichst unbeeinträchtigt von Sehstörungen wie gewohnt Anteil an ihrer Umgebung zu nehmen.

Behandlung

Verhaltensänderungen

Sehstörungen können zum Teil durch eine Verhaltensänderung beeinflusst und gebessert werden. Treten die Symptome bei einem Saunabesuch, beim Sonnenbad oder in sehr warmem Bade- oder Duschwasser auf, sollte man die entsprechenden Auslöser reduzieren (niedrigere Temperatur, kürzere Verweildauer in der Wärme!). Auch eine Fiebersenkung ist sinnvoll, wenn die Symptomatik bei erhöhter Körpertemperatur auftritt. Bei einem Auftreten unter körperlicher Belastung sollte man dies als Warnsymptom auffassen, jetzt eine Pause einzulegen. Getönte Brillen sind bei starkem Sonnenlicht sinnvoll, sollten aber nicht ständig im Innenbereich getragen werden, da sie Farb- und Kontrastsehen einschränken.
Bei Belastungs- und temperaturabhängigen Symptomen kann ein Therapieversuch mit 4-Aminoyridin sinnvoll sein, das die elektrische Impulsleitung entlang der Nerven im zentralen Nervensystem verbessert, deren Myelinschicht durch die MS geschädigt oder zerstört wurde. Fampridin (retardiertes Aminopyridin = Fampyra®) ist derzeit für diese Indikation nicht zugelassen, es liegen auch keine wissenschaftlichen Untersuchungsergebnisse bei Sehstörungen vor.
Bei Doppelbildern kann bedarfsweise ein Auge abgedeckt werden. Hierbei fällt das räumliche Sehen und somit die Einschätzung von Entfernungen ebenso wie das Erfassen der räumlichen Beziehung von Gegenständen zueinander weg. Im Ge-

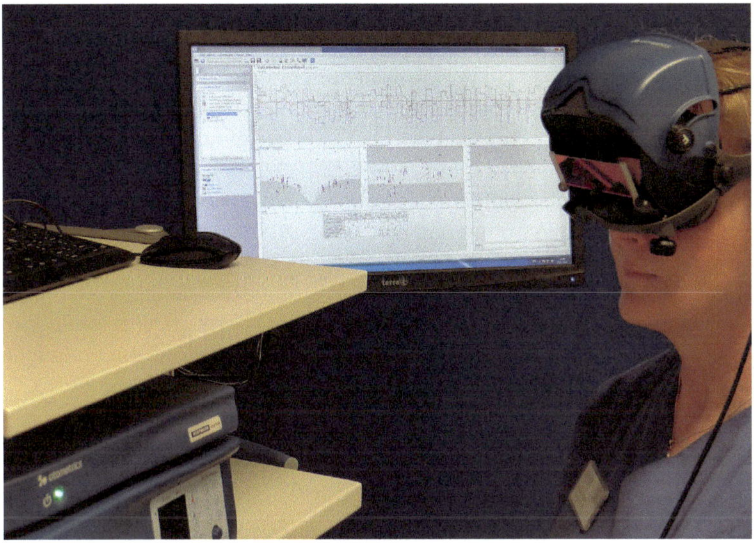

Abb. [59] Videonystagmographie

gensatz zu einem Einäugigen, der gelernt hat, sich mit nur einem Auge im Raum zu orientieren, ist das in der Akutsituation sehr schwierig.
Bei akuten Seh- und Augenbewegungsstörungen sollten Sie wegen der erhöhten Unfallgefahr nicht selbst Auto oder Fahrrad fahren.

Medikamentöse Therapie der Sehnervenentzündung

Neben der klinischen Untersuchung mit der Bestimmung der Sehschärfe ist eine Ableitung der visuell evozierten Potenziale (VEP) nötig. Bei gesicherter Sehnerventzündung erfolgt eine hoch dosierte Kortison-Pulstherapie mit 3- bis 5-mal 1 g Methylprednisolon (mit oder ohne Ausschleichen). Bei fehlendem oder nicht ausreichendem Effekt kann nach 10–14 Tagen ein zweiter Behandlungszyklus – eventuell in höherer Dosierung – angeschlossen werden. In den seltenen schweren Fällen, bei denen es auch dann nicht zu einer ausreichenden Besserung kommt – und wenn auch wirklich alle anderen Ursachen ausgeschlossen sind, gegebenenfalls mit nochmaliger Vorstellung beim Augenarzt –, kann eine Plasmapherese bzw. Immunadsorption (Blutwäsche) erwogen werden, möglichst innerhalb eines Zeitraums von 4 bis 6 Wochen.
Zur Behandlung einer fortbestehenden Verminderung der Sehschärfe (Visusminderung) nach abgelaufener Sehnerventzündung wurden u. a. Erythropoetin, Simvastatin, Phenytoin und Opicinumab untersucht, bislang jedoch ohne Erfolg.

Medikamentöse Therapie von Augenbewegungsstörungen

Treten Augenbewegungsstörungen im Rahmen eines MS-Schubes auf, so erfolgt eine Schubbehandlung mit hoch dosierten Kortikosteroiden.

Besteht gleichzeitig ein ausgeprägter Schwindel mit Übelkeit und Erbrechen, kann die Gabe von sogenannten „Antivertiginosa" (z. B. Dimenhydrinat, Vomex®) erforderlich sein.
Upbeat- und Downbeatnystagmus: Medikamentöse Therapien wurden für den Upbeat-/Downbeatnystagmus und den erworbenen Pendelnystagmus in kleineren Studien untersucht. Da die Fallzahlen gering und die zugrunde liegenden Erkrankungen und z. T. auch die klinische Symptomatik der Augenbewegungsstörung meist nicht einheitlich waren, sind diese Studien wenig aussagekräftig. Daher ist auch keines dieser für andere Anwendungen einsetzbaren Medikamente für die Therapie von Augenbewegungsstörungen zugelassen. Es handelt sich hierbei um Baclofen (3 x 5 mg/Tag), Gabapentin (bis zu 900 mg/Tag) und – beim Downbeatnystagmus – 3,4-Diaminopyridin (3–4 x 5–10 mg/Tag).
Erworbener Pendelnystagmus: Hierzu liegen ebenfalls nur wenige Erfahrungen vor. Bewährt haben sich aber Gabapentin (900–1200 mg/Tag in 3–4 Einzelgaben) und Memantine (40–60 mg/Tag). Unwirksam sind bei diesem Nystagmus Scopolamin-Pflaster, Vigabatrin und Baclofen.
Wichtig: Werden Baclofen, Gabapentin, oder Memantine zur Behandlung von Augenbewegungsstörungen eingesetzt, sollte die Eindosierung noch vorsichtiger als bei der Therapie der Spastik erfolgen, da der erworbene Pendelnystagmus häufig in Kombination mit ataktischen Symptomen auftritt, die sich unter diesen Medikamenten verstärken können.
Eine spezifische medikamentöse Behandlung von Augenmuskelparesen und der INO ist nicht bekannt.

Weitere Therapien

Als nicht-medikamentöse Therapien kamen Augenmuskeloperationen analog dem angeborenen Pendelnystagmus, Brisbane Brillen und elektronische Bildstabilisatoren zur Anwendung. Operative Korrekturen von Augenfehlstellungen können aus kosmetischen Gründen erwogen werden; bei INO-bedingten Fehlstellungen muss jedoch mit einem Wiederauftreten der Fehlstellung gerechnet werden.

ALLES WICHTIGE AUF EINEN BLICK

- Seh- und Augenbewegungsstörungen sind bei MS häufig.
- Akute Störungen müssen schnell durch einen Augenarzt und Neurologen abgeklärt werden. Das ist auch bei bekannter MS-Diagnose wichtig, da die Augenstörungen auch durch andere, zusätzliche Erkrankungen verursacht sein können.
- Für die Behandlung einer dauerhaften Visusminderung nach Sehnerventzündung gibt es bisher keine gesicherten Therapien.
- Der erworbene Fixationspendelnystagmus und der Downbeatnystagmus können gut mit Medikamenten behandelt werden. Es handelt sich jeweils um Therapien außerhalb der Medikamentenzulassungen (off label), die Medikamente sind verschreibungspflichtig.
- Die Behandlung muss durch einen erfahrenen Arzt oder ein Fachzentrum erfolgen.

KAPITEL 14

Sprechstörungen (Holger Albrecht)

Wie funktioniert das Sprechen und welche Symptome treten bei Sprechstörungen auf?

Das normale Sprechen basiert auf einem ungestörten Zusammenspiel von drei Funktionssystemen, nämlich Atmung, Stimme und Artikulation (Abb. 60). Die Ausatmungsluft versetzt im Kehlkopf die Stimmlippen in Schwingungen und bildet damit die Stimme. Die Stimmbildung wird auch als Phonation bezeichnet. Je nach Spannung der Stimmlippen werden hohe oder tiefe Töne produziert. Die Stimme wird im Mund und Schlund durch koordinierte Bewegungen von Lippen, Zunge, Zähnen und Gaumensegel (Artikulationsorgane) zu Sprechlauten geformt. Ist bei einer Sprechstörung lediglich die Artikulation gestört, wird der Begriff Dysarthrie verwendet, sind auch Stimme und Atmung beeinträchtigt, spricht man von Dysarthrophonie. Das völlige Unvermögen zu sprechen wird als Anarthrie bezeichnet. Im Gegensatz zur Sprachstörung (Aphasie) sind Sprachverständnis, Wortschatz und Sprachplanung ebenso wie Lesen und Schreiben bei der Dysarthrie nicht beeinträchtigt. Krankheitsherde im Zentralnervensystem (ZNS) bei MS können die Steuerung dieses komplexen Vorganges oder seiner einzelnen Komponenten beeinträchtigen und zu Sprechstörungen führen. Sprechstörungen können akut im Rahmen von Krankheitsschüben auftreten oder sich im Laufe der Erkrankung als ein chronisches Symptom entwickeln. Dysarthrien können unabhängig von Krankheitsschüben auch als wiederholte, nur wenige Sekunden andauernde, anfallsartige Störung auftreten (siehe auch Kapitel „Paroxysmale Symptome“).

Allgemeine Charakteristika der Sprechstörung

- verwaschenes und undeutliches Sprechen
- heisere, raue oder gepresste Stimme
- eintönig monotone Stimmmelodie
- zu langsame oder zu schnelle Sprechgeschwindigkeit
- Schwankungen der Lautstärke und Tonhöhe

Abb. [60] Funktionssysteme des Sprechens: Sprechatmung, Phonation und Artikulation.

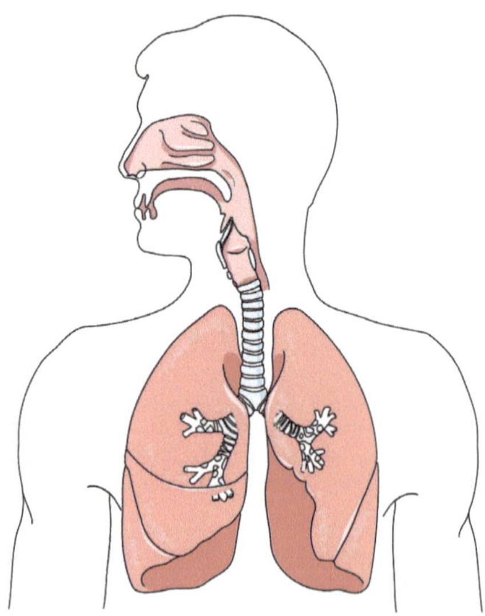

Charakteristische subjektive Symptome bei Dysarthrie

- Ermüdbarkeit während des Sprechens
- Kurzatmigkeit beim Sprechen
- Sprechen von nur wenigen Wörtern pro Atemzug
- Unfähigkeit, beim Sprechen die Lautstärke zu erhöhen oder zu schreien
- abgeschwächter Hustenstoß
- Gefühl, wie gegen einen Widerstand zu sprechen

Sprechstörungen führen je nach Lokalisation der MS-Herde zu unterschiedlichen Beeinträchtigungen des Sprechens, u.a. zu einer spastischen oder einer ataktischen Dysarthrie. Eine genaue Einordnung dieser Störungen ist für die anschließende Behandlung wichtig. Bei der spastischen Dysarthrie ist der Muskeltonus erhöht und daher die Stimme rau und gepresst, die Artikulation stoßweise mit undeutlicher Konsonantenbildung, die Sprechgeschwindigkeit verlangsamt. Der ataktischen Form liegt eine Koordinationsstörung zugrunde. Lautstärke, Tonhöhe und Sprechgeschwindigkeit schwanken unnatürlich, die Artikulation ist ungenau. Dabei wird die Sprechweise von der Umgebung des Betroffenen häufig als „wie betrunken" umschrieben. Bei Patienten mit MS findet man vorwiegend eine Kombination beider Formen (spastisch-ataktische Mischform).

Wie wirken sich Sprechstörungen aus?

Der Schweregrad der Dysarthrie bei MS reicht von kaum wahrnehmbaren Störungen bis zur Unverständlichkeit des Sprechens. Das Ausmaß der subjektiven Beeinträchtigung ist allerdings individuell unterschiedlich. Bei Patienten mit Sprechberufen kann bereits eine leichte Störung der Sprechfunktion, die bei anderen Personen kaum eine Beeinträchtigung hervorruft, zu massiven Problemen führen. Deutlichere Sprechstörungen führen häufig zu Verständigungsschwierigkeiten, die Sprecher und Zuhörer belasten und zu Missverständnissen führen. Bei ausgeprägten Störungen wird das Sprechen gemieden, die Betroffenen vereinsamen und verlieren ihre Sozialkontakte.

Fallbeispiel

Ein 52-jähriger Radiosprecher wird wegen einer geringgradigen Gangunsicherheit neurologisch untersucht. Zusätzlich erwähnt er, dass nach längerem Sprechen die Sprache undeutlich werde und er Schwierigkeiten beim Aussprechen von Konsonanten hätte, was in der neurologischen Erstuntersuchung nicht bestätigt werden konnte. Nach ausführlichen Untersuchungen wird eine MS diagnostiziert. Drei Jahre später fällt nun auch den untersuchenden Neurologen eine geringgradig „verwaschene" Sprache auf. Obwohl keinerlei Verständigungsprobleme bestehen, beendet er seine erfolgreiche Laufbahn als Radiosprecher. Er wechselt seine Tätigkeit und wird stellvertretender Chefredakteur einer Sendung für Behinderte. „Ich musste zwar wegen meiner Krankheit meinen Beruf aufgeben, aber ich bin – wie viele andere Betroffene – deshalb nicht auf dem Abstellgleis. Das möchte ich bei meiner Arbeit im Radio zeigen und damit anderen Mut machen." Dieses Beispiel zeigt einerseits, wie in bestimmten Berufsgruppen bereits eine minimale Sprechstörung zu einer deutlichen Beeinträchtigung, nämlich zum Verlust des Arbeitsplatzes, führen kann, andererseits aber auch eine Möglichkeit besteht, Benachteiligungen positiv zu bewältigen.

Wie häufig sind Sprechstörungen und wie diagnostiziert man sie?

Angaben zur Häufigkeit der Sprechstörung bei MS-Patienten sind je nach Patientenauswahl, Behinderungsgrad und Untersuchungsmethode unterschiedlich. In einer Untersuchung an allen 739 MS-Betroffenen einer geographischen Region gaben 31 % der Befragten an, unter milden und 9 % unter mäßigen bis schweren Sprechstörungen zu leiden.
Die Diagnose einer Sprechstörung basiert zunächst auf Angaben des Betroffenen oder seiner Angehörigen. Dabei wird vom Untersucher gezielt nach den charakteristischen Beschwerden gefragt (s.o.).
Im Rahmen einer auditiven Befundung durch gezieltes Hören erfasst eine speziell geschulte Fachkraft (Logopäde, Sprechtherapeut) Störungen von Sprechatmung, Stimmgebung, Artikulation und Sprechgeschwindigkeit nach standardisierten Verfahren. Zu diesen zählen z. B. die „Frenchay Dysarthrie Untersuchung" oder das „Münchner Verständlichkeitsprofil (MPV)". Letzteres liefert neben einem Gesamtwert für die Verständlichkeit auch therapierelevante Informationen. Nach dieser Prüfung der Verständlichkeit folgt eine gezielte Untersuchung der Sprechorgane, in der Muskeltonus, Bewegungsstörungen sowie Sensibilität und Reflexauslösbarkeit beurteilt werden.
Ergänzend können apparativ-technische Untersuchungen (Fiberendoskopie, Elektroglottographie, Elektropalatographie, Messungen von Atembewegung und Luftstrom, elektromagnetische Artikulographie) Zusatzinformationen liefern und auch als Biofeedback-Methode therapeutisch eingesetzt werden. Diese hoch spezialisierten Untersuchungen sind allerdings Spezialabteilungen vorbehalten.
Ziel aller Untersuchungen ist eine möglichst optimale Therapieplanung.

Therapieziele

Ziel der Behandlung von Sprechstörungen ist es, eine ausreichende Kommunikationsfähigkeit aufrechtzuerhalten oder wiederherzustellen und damit vor allem einer sozialen Isolation oder auch einem möglichen Verlust des Arbeitsplatzes vorzubeugen.

Behandlung

Die Indikation zur Behandlung einer Dysarthrie ergibt sich beim Vorliegen folgender Umstände:

- Sprech- und Stimmstörungen lenken von der übermittelten Botschaft ab.
- Sprechfähigkeit und Stimme reichen nicht mehr für den täglichen Bedarf an Kommunikation aus.
- Sprech-, Stimm-, und Kommunikationsprobleme beeinflussen die Lebensqualität (soziale Isolation, Arbeitsplatzverlust).
- Sprech-, Stimm- und Kommunikationsprobleme werden vom Patienten oder seiner Umgebung als belastend empfunden.

Die Wahl der Behandlung richtet sich nach Art und Schweregrad der Dysarthrie, nach begleitenden Störungen und nach den Bedürfnissen des Betroffenen. Die Therapie erfolgt gezielt an den Defiziten der einzelnen Funktionsbereiche Atmung,

Stimmgebung, Artikulation und Sprechgeschwindigkeit. Behandlungsziele sind die Verbesserung sprechmotorischer Leistungen und kommunikativer Fähigkeiten und dadurch die Verringerung der Behinderung. Nicht alle MS-Betroffenen mit Dysarthrie eignen sich für eine Behandlung. Zahl und Schweregrad betroffener Funktionssysteme, fehlende Unterstützung der Umgebung und fehlende Motivation können eine Behandlung erschweren. Oft ist das Wiedererlangen eines normalen Sprechmusters unrealistisch und der bestmögliche Erhalt der Kommunikationsfähigkeit wird der Sprechqualität als Therapieziel vorgezogen werden müssen. Dabei kommt aufklärenden Gesprächen mit Betroffenen und Angehörigen über realistisch erreichbare Behandlungsziele ein hoher Stellenwert zu.
Die therapeutischen Verfahren beinhalten

- verhaltensändernde Maßnahmen einschließlich instrumenteller Hilfen
- prothetische Behelfe
- medikamentöse Behandlungen
- chirurgische Maßnahmen
- alternative Kommunikationsmittel

Die verhaltensmodifizierenden Maßnahmen gliedern sich in direkte Verfahren, denen eine Veränderung des Sprechvorganges zugrunde liegt („Sprechen wird durch Sprechen wiedererlernt"), und in indirekte Verfahren, die außerhalb des Sprechvorganges ansetzen (Entspannungstechniken, Verbesserung der Kopf- und Oberkörperhaltung beim Sprechen, Abbau falscher Reflexe, sensible Stimulation etc.). Beide Techniken können durch instrumentelle Hilfen und Biofeedback-Verfahren unterstützt werden. Dabei werden mit computergesteuerten Geräten verschiedene Aspekte der Sprechbewegungen objektiv gemessen und dem Behandelten sichtbar gemacht z. B. „Laryngograph", „Elektroglottograph" (Stimmlippenschwingungen), „Visipitch" (Tonhöhe und Lautstärke), „Nasometer" (Gaumensegelbewegungen und Nasalität), „Spektrograph" (Artikulationsparameter einzelner Laute) usw. Beide verhaltensmodifizierende Maßnahmen ergänzen einander und werden häufig gemeinsam eingesetzt.
Prinzipien der Dysarthriebehandlung nach *Darley* 1975 und *Vogel* 2002:

- Früher Therapiebeginn, um Fehlanpassungen zu vermeiden.
- Erlernen von Ersatzstrategien zur maximalen Ausnutzung verbliebener Funktionen, z. B. verbessert ein verlangsamtes Sprechtempo die Verständlichkeit.
- Erlernen einer adäquaten Selbstwahrnehmung, Sprechen „bewusst werden lassen".
- Zunächst bei den Störungen von Atmung, Stimmgebung und Artikulation beginnen, da sich Funktionskreise gegenseitig beeinflussen.
- Kompensatorische Sprech- und Kommunikationstechniken müssen für den Betroffenen und seine Umgebung akzeptabel sein.
- Motivation schaffen und erhalten. Dies ist nicht mit Hoffnung auf Wiederherstellung eines verständlichen Sprechens zu verwechseln.

Medikamente, die zur Behandlung assoziierter MS-Symptome wie Spastik, Tremor, Ataxie oder MS-Müdigkeit verwendet werden, können in Einzelfällen auch die Dysarthrie therapeutisch günstig beeinflussen, z. B. 4-Aminopyridin. Zur spezifischen medikamentösen Behandlung der spas-

tischen Dysphonie, die mit einer verminderten Entspannung der Stimmbänder einhergeht, wurden lokale Injektionsbehandlungen mit Botulinumtoxin mit Erfolg durchgeführt.
Alternative Kommunikationsmittel sind dann indiziert, wenn die sprachliche Kommunikation nicht mehr ausreichend gewährleistet ist. Die einfachsten Hilfsmittel sind Buchstaben- oder Kommunikationstafeln. Daneben existiert eine große Anzahl elektronischer Kommunikationsbehelfe, beginnend bei elektronischen Mini-Schreibmaschinen bis hin zu hoch entwickelten Mikrocomputern mit synthetischer Sprachausgabe. Die Akzeptanz des Patienten und seiner Gesprächspartner sollte vor der Anschaffung solcher hoch entwickelter Kommunikationshilfen überprüft werden. Mit einer längeren Lernphase ist zu rechnen.

Allgemeine Verhaltensregeln bei Sprechstörungen

- Kopf- und Körperhaltung überprüfen. Eine aufrechte Haltung ist eine wichtige Voraussetzung für verständlicheres Sprechen.
- Vermeiden von Hektik und von lauter Umgebung, Einsatz von Entspannungstechniken: Stress und Aufregung verstärken eine Sprechstörung.
- Langsam mit Sprechpausen und in geringer Entfernung zum Gesprächspartner sprechen, Blickkontakt halten.
- Zusätzliche Ursachen für Sprechprobleme beseitigen. Zahnprothesen müssen fest haften. Zu viel Speichel bewirkt undeutliches Sprechen, häufig bewusst schlucken.
- Bei Verständigungsschwierigkeiten gezielt nachfragen.
- Bei nicht ausreichender sprachlicher Kommunikation alternative Kommunikationshilfen verwenden.
- Sich Zeit nehmen sowohl für das Sprechen wie auch für das Verstehen.

ALLES WICHTIGE AUF EINEN BLICK

- Die Behandlung der Dysarthrie richtet sich nach Art und Ausprägung der zugrunde liegenden Funktionsstörung sowie nach den individuellen Bedürfnissen der Betroffenen.
- Voraussetzung sind Bereitschaft, Fähigkeit und Motivation zur Sprechtherapie.
- Nach Analyse der Sprechstörung – meist handelt es sich bei MS-Patienten um eine spastisch-ataktische Mischform der Dysarthrie – werden in erster Linie verhaltensändernde Verfahren, unterstützt durch Biofeedback-Techniken, zur Anwendung kommen.
- Die volle Wiederherstellung eines gut verständlichen Sprechens wird als Therapieziel oft nicht zu erreichen sein.
- Häufig wird die Klarheit der Verständigung der Sprechqualität vorgezogen werden müssen.
- Wird eine ausreichende sprachliche Kommunikation trotz Behandlung nicht erreicht, können alternative Kommunikationsmittel zur Anwendung kommen.

KAPITEL 15

Schluckstörungen (Holger Albrecht)

Wie funktioniert das Schlucken und welche Symptome treten bei Schluckstörungen auf?

Schlucken und Nahrungsaufnahme sind eng miteinander verbundene lebenswichtige Funktionen und gehören zu den grundlegenden Bedürfnissen des Menschen. Über das Schlucken erfolgt der Transport von Nahrung und Speichel aus der Mundhöhle in den Magen. Dieser Vorgang basiert auf einem koordinierten Zusammenspiel von 25 verschiedenen Muskelpaaren. Für den korrekten Ablauf des Schluckvorganges ist daher eine komplexe Steuerung erforderlich.

Der Schluckvorgang läuft in vier Phasen ab (Abb. 61). Er wird zunächst bewusst über Zentren des Großhirns eingeleitet. Speisen oder Getränke werden in den Mund aufgenommen, die Lippen geschlossen, Speisen gekaut und mit Speichel durchmischt. Der zum Schlucken vorbereitete und mit Speichel durchmischte Speisebrei (Bolus) oder die zum Trinken vorgesehene Flüssigkeit werden von der Zunge über den hinteren Mundbereich zum Schlund (Pharynx) transportiert. Sobald der Speisebrei durch den Gaumenbogen in den Rachen gelangt, wird der Schluckreflex ausgelöst. Der weitere Schluckvorgang verläuft vom Menschen nicht beeinflussbar nach einem automatischen Bewegungsmuster ab. Dabei wird der Nasenraum durch Anheben des weichen Gaumens geschlossen. Der Verschluss des Einganges zur Luftröhre erfolgt durch Anheben und Vorwärtsbewegen des Kehlkopfes (Larynx), Absenken des Kehldeckels (Epiglottis) und Schluss von Taschenfalten und Stimmbändern. Somit ist gewährleistet, dass Nahrung beim Schluckvorgang weder in den Nasenraum

Abb. [61] Phasen des Schluckens: Der Speisebrei wird zwischen Zunge und hartem Gaumen gehalten (a). Er wird in den Schlund vorgeschoben und der Schluckreflex ausgelöst (b). Das Gaumensegel wird gehoben und verschließt den Nasenraum, die Luftröhre wird durch Absenken des Kehldeckels, Schluss der Taschenfalten und Stimmbänder verschlossen, sodass der Speisebrei in die reflektorisch erweiterte Speiseröhre gelangt (c). Speisebrei: rot; Gaumen und Unterkiefer: rot schraffiert.

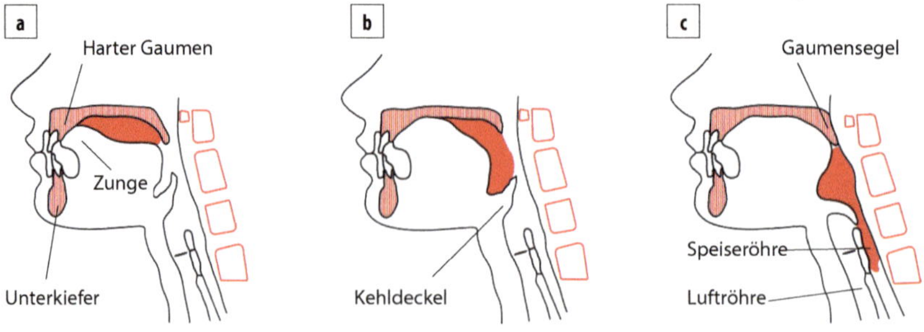

noch in die Luftröhre gelangen kann und der Kreuzungsbereich von Luftweg und Speiseweg gesichert ist. Schließlich wird der Speisebrei in die Speiseröhre (Ösophagus) und von dort in den Magen befördert. Krankheitsherde im Zentralnervensystem (ZNS), z. B. bei MS, können die Steuerung dieses komplexen Vorganges oder seiner einzelnen Komponenten beeinträchtigen und zu Schluckstörungen führen.
Die häufigsten Symptome, durch die sich eine Schluckstörung bemerkbar macht:

- häufiges Verschlucken, Husten, Räuspern
- feuchte oder „gurgelnde" Stimme nach dem Schlucken
- vermehrter Speichelfluss, verstärkte Verschleimung
- erschwerte oder verlängerte Nahrungsaufnahme
- mehrmaliges Schluckenmüssen zur Entleerung des Rachens
- Essensrückstände im Mund nach Beendigung der Mahlzeit
- Vermeidung bestimmter Nahrungskonsistenzen
- Veränderung der Kopfhaltung beim Schlucken
- Hervorwürgen von Nahrungsteilen aus dem Rachen
- Steckenbleiben der Nahrung im Hals oder Rachen
- Husten oder Erstickungsanfälle bei der Nahrungsaufnahme

Bei Auftreten eines oder mehrerer Symptome, die auf eine Schluckstörung hinweisen, sollte eine weitere fachärztliche Abklärung erfolgen.

Wie wirken sich Schluckstörungen aus?

Die wichtigsten Folgen von Schluckstörungen sind einerseits die unzureichende Aufnahme von Nahrung und Flüssigkeit, anderseits die Aspiration. Mangelhafte Aufnahme von Nahrung und Flüssigkeit führen zu Unterernährung und Austrocknung (Exsikkose). Unter Aspiration versteht man das Eindringen von Speichel und Nahrung, manchmal auch von Magensäure in die tiefen Atemwege. Besonders wenn sie wiederholt auftritt, kann sie Ursache für Lungenentzündungen in manchmal lebensbedrohlichem Ausmaß sein. Die akute Aspiration größerer Speisebrocken oder Fremdkörper kann zu plötzlichem Ersticken führen. Bei Gefühlsstörungen der Rachenschleimhaut tritt eine sogenannte „stille Aspiration" auf. Dabei fehlt das normalerweise beim Verschlucken einsetzende reflektorische Abhusten. Diese Aspiration bleibt für den Betroffenen und häufig auch für den Arzt unbemerkt.
Neben gesundheitlichen sind auch psychosoziale Folgen der Schluckstörung nicht zu unterschätzen, da Essen und Trinken in unserer Gesellschaft einen besonderen Stellenwert besitzen. Den Betroffenen sind vermehrter Speichelfluss, Husten und Verschlucken peinlich, sodass sie sich zurückziehen und dadurch in eine soziale Isolation geraten können. Die Lebensqualität nimmt ab, da die Freude am Essen und den damit verbundenen Sozialkontakten fehlt.

Fallbeispiel

Ein 61-jähriger Mann, der seit 24 Jahren an einer MS mit zuletzt sekundär chronischem Verlauf erkrankt ist, wird im Dezember in

einem bewusstseinsgetrübten Zustand mit einer beidseitigen Lungenentzündung stationär aufgenommen und muss mit Antibiotika behandelt werden. Er war zuletzt in der Wohnung wenige Schritte mit einem Rollator gehfähig und für weitere Gehstrecken auf einen Rollstuhl angewiesen. Schluckstörungen waren nicht aufgefallen. Atemprobleme und ein verminderter Sauerstoffgehalt seines Blutes machen eine Verlegung auf die Intensivstation erforderlich, wo der Patient im weiteren Krankheitsverlauf über zwei Wochen künstlich beatmet werden muss. Schließlich kommt es zur Ausheilung der Lungenentzündung und er kann ohne Verschlechterung seines neurologischen Zustandes das Krankenhaus wieder verlassen. Im folgenden Dezember folgt eine neuerliche Lungenentzündung, die ebenfalls antibiotisch behandelt wird und abheilt. Ende Februar muss er wegen einer neuerlichen beidseitigen Lungenentzündung wieder stationär aufgenommen werden. Die Verschlechterung seines Zustandsbildes macht wiederum eine Behandlung auf der Intensivstation erforderlich. Eine künstliche Beatmung kann diesmal vermieden werden. Nach Abklingen der Lungenentzündung unter antibiotischer Behandlung fällt eine „feuchte" Sprache auf. Eine Videofluoroskopie des Schluckaktes (siehe nächster Abschnitt) zeigt eine verzögerte Auslösung des Schluckreflexes mit unvollständiger Kippung des Kehldeckels. Kontrastmittel bleibt im unteren Schlundbereich liegen und wird nach dem Schluckvorgang in geringer Menge aspiriert, ohne einen wesentlichen Hustenreiz auszulösen.
Erst wiederholte Lungenentzündungen haben bei diesem Patienten, der zunächst keine Hinweise auf eine Schluckstörung zeigte, an eine Schluckstörung denken lassen. Seit einer logopädischen Therapie sind keine weiteren Lungenentzündungen aufgetreten.

Wie häufig sind Schluckstörungen und wie werden sie diagnostiziert?

Die Häufigkeit von Schluckstörungen bei MS-Patienten schwankt je nach Schweregrad der Erkrankung. Während sie bei 17 % der Patienten mit geringer Behinderung beobachtet werden, steigt dieser Anteil auf 65 % bei schwer behinderten MS-Betroffenen. Wegen der oft gravierenden Folgen einer „stillen Aspiration", die oft unbemerkt verläuft, sollte bei allen MS-Betroffenen auf Symptome von Schluckstörungen geachtet werden.
Besteht der Verdacht auf eine Schluckstörung, so soll zunächst der Hausarzt oder der behandelnde Neurologe um Rat gefragt werden, der gegebenenfalls die weiteren diagnostischen Maßnahmen in die Wege leitet, für die eine Zusammenarbeit mit Schlucktherapeuten/Logopäden, HNO-Ärzten und Radiologen erforderlich ist.
Die Untersuchungen beinhalten eine genaue Befragung nach Symptomen der Schluckstörung, eine Untersuchung der am Schluckvorgang beteiligten Muskeln und Nerven sowie einen Schluckversuch. Als Screening-Untersuchung wird häufig ein standardisierter Trinkversuch (50 ml Wasser-Test) in Verbindung mit einer Sensibilitätsprüfung der Rachenhinterwand und einer Messung der Sauerstoffsättigung im Blut (Pulsoximetrie) eingesetzt. Erhärtet sich der Verdacht auf eine Schluckstörung, werden apparative Zusatzuntersuchungen – in erster Linie die Videoendoskopie und die Röntgen-Videokinematographie – angeschlossen. Bei der videoendoskopischen Schluckdiagnostik wird über die Nase ein biegsames Sichtgerät (flexibles Fiberendoskop) eingeführt, mit dessen Hilfe Schlund und Rachen beim Schluckvorgang unter Videoaufzeichnung beobachtet werden.

Bei der Röntgen-Videokinematographie oder Videofluoroskopie des Schluckaktes werden breiige Röntgenkontrastmittel unterschiedlicher Konsistenz geschluckt. Mittels einer dynamischen Röntgenuntersuchung wird der Weg, den das Kontrastmittel beim Schluckvorgang zurücklegt, in einem Video dargestellt. Dadurch können Störungen in den einzelnen Phasen des Schluckvorganges und das Ausmaß einer Aspiration analysiert werden. Beide Methoden ergänzen sich und dienen einer exakten Diagnostik der Schluckstörung, der Festlegung ihres Schweregrades, der Therapieplanung und Therapieüberwachung. In seltenen Fällen werden bei speziellen Fragestellungen noch weitere apparative Zusatzuntersuchungen eingesetzt.

Therapieziele

Die Behandlung von Schluckstörungen hat zum Ziel,

- eine regelmäßige und ausreichende Aufnahme von Nahrung und von Flüssigkeit zu gewährleisten,
- eine ausreichende Sicherheit beim Schlucken zu gewährleisten, sodass ein häufiges, eventuell unbemerktes Verschlucken sowie gefährliche Lungenentzündungen vermieden werden und
- die Lebensqualität dadurch, dass regelmäßiges und sicheres Schlucken gewohnter Speisen und Getränke ermöglicht wird, zu erhalten oder wieder zu verbessern.

Behandlung

Wird die Schluckstörung von einem akuten MS-Schub verursacht, ist eine medikamentöse Therapie mit hoch dosiertem Methylprednisolon („Kortison") sinnvoll. Sonst spielen Medikamente zur Behandlung von Schluckstörungen nur eine geringe Rolle. Sie sollten immer auf eine optimale Mundhygiene achten, um das Risiko einer Lungenentzündung zu senken. Bei Schluckstörungen, die auf eine gestörte Öffnung des oberen Speiseröhrenschließmuskels zurückzuführen sind, können bei Versagen einer funktionellen Schlucktherapie lokale Injektionen mit Botulinumtoxin zur Anwendung kommen. Die Therapie der Schluckstörungen ist überwiegend eine Übungsbehandlung, die von speziell ausgebildeten Fachkräften (Schlucktherapeuten/Logopäden) durchgeführt wird. Sie beginnt mit einer Aufklärung über die anatomischen und physiologischen Grundlagen des Schluckvorganges. Als nächster Schritt wird anhand der diagnostischen Befunde ein individuell abgestimmter Therapieplan erstellt. Dieser zielt auf eine Verbesserung von Körperhaltung und Körperspannung sowie auf eine Beeinflussung der am Schlucken beteiligten Muskeln durch gezielte aktive Übungen und passive Methoden (funktionelles Schlucktraining). Ob in diesem Rahmen auch die neuromuskuläre Elektrostimulation therapeutisch nützlich ist, kann derzeit nicht mit Sicherheit festgestellt werden. Eine Erleichterung des Schluckens kann durch Erlernen kompensatorischer Maßnahmen erreicht werden. Diese sind je nach Art der Schluckstörung unterschiedlich (z. B. Vorwärtsbeugen, Seitwärtsneigen oder Seitwärtsdrehen des Kopfes; spezielle Schlucktechniken wie einatmen, Atem anhalten, schlucken, ausatmen und nochmals schlucken). Der Einsatz von Biofeedback-Methoden kann die funktionelle Schlucktherapie unterstützen und das Erlernen von Schlucktechniken erleichtern. Dabei werden elektromyographische Messungen

der Muskelspannung optisch auf einem Bildschirm sichtbar gemacht, akustisch begleitet und zur gezielten Muskelentspannung oder Anspannung und zum Erlernen therapeutischer Schluckmanöver eingesetzt. Eigenbeobachtungen des Schluckvorganges durch die Videoendoskopie können ebenfalls als visuelles Biofeedback therapeutisch eingesetzt werden.
Oft ist es sinnvoll, die Beschaffenheit der Nahrung, in diesem Fall ihre Konsistenz, zu ändern. Flüssigkeiten können mit im Handel erhältlichen Mitteln angedickt werden, feste Nahrung kann püriert oder weich gekocht werden. Saure oder kalte Speisen können den Schluckreflex stimulieren. Ergonomisches passendes Besteck, Teller mit erhöhtem Rand oder speziell geformte Becher mit Nasenkerbe können hilfreich sein. Über allgemeine Verhaltensregeln bei Schluckstörungen informiert die folgende Zusammenstellung.

- Mahlzeiten sollten unter Aufsicht eingenommen werden
- Mahlzeit in ruhiger Atmosphäre und aufrechter Sitzhaltung einnehmen
- auf die Kopfhaltung (je nach Art der Schluckstörung) achten
- Speisen sollen optisch anregend angerichtet sein
- beim Essen Zeit nehmen
- kleine Bissen oder Flüssigkeitsmengen in den Mund nehmen
- feste Nahrung gut kauen
- konzentriert schlucken, erst nach dem Schlucken sprechen
- bei Bedarf öfter schlucken
- Nahrung in derjenigen Konsistenz verwenden, die am leichtesten geschluckt werden kann

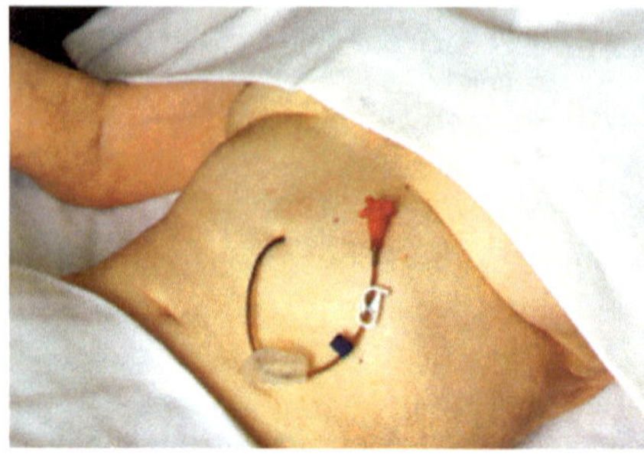

Abb. [62] Perkutane endoskopische Gastrostomie (PEG).

- unterschiedliche Konsistenzen in *einer* Speise vermeiden (z. B. Suppe mit Einlagen)
- Flüssigkeiten eindicken
- bei Verschlucken Oberkörper nach vorne beugen, kräftig abhusten, nicht auf den Rücken klopfen
- auf Mundhygiene und festsitzende Zahnprothese achten

Ist trotz Schlucktherapie bei einer schweren Schluckstörung eine ausreichende Ernährung und Flüssigkeitszufuhr nicht mehr gewährleistet, kann eine Sondenernährung über eine Ernährungssonde (die perkutane endoskopische Gastrostomie, PEG) erforderlich werden (Abb. 62). Diese wird bei einer Magenspiegelung durch die Bauchwand in den Magen eingeführt. Die Nahrungszufuhr über eine PEG-Sonde soll möglichst bei erhöhtem Oberkörper und mit langsamer Pumpgeschwindigkeit erfolgen. Auf mögliche Komplikationen der Sondenernährung (Erbrechen, Rückfluss des Mageninhaltes in die Speiseröhre und in den Schlund, Aspiration mit nachfolgender Lungenentzündung, Durchfall, Störungen des Wasser- und Elektrolythaushaltes) ist zu achten.
Bei entsprechender Pflege kann die PEG-Sonde über viele Monate und Jahre benutzt werden.

ALLES WICHTIGE AUF EINEN BLICK

- Kennzeichen einer Schluckstörung sind Schwierigkeiten beim Transport von Nahrung oder Flüssigkeit vom Mund in den Magen.
- Die schwerwiegendsten Folgen einer Schluckstörung sind Mangelernährung, Austrocknung, Erstickungsanfälle durch Verschlucken und wiederholte Lungenentzündungen.
- Schluckstörungen sind bei etwa zwei Dritteln der MS-Patienten mit schwerer Behinderung anzutreffen.
- In vielen Fällen kann durch eine Schlucktherapie geholfen werden.
- Diese wird nach einer ausführlichen diagnostischen Abklärung, bei der auch apparative Zusatzuntersuchungen wie Videoendoskopie und Videofluoroskopie erforderlich sind, von eigens geschulten Fachkräften (Schlucktherapeuten/Logopäden) durchgeführt.
- Sie stützt sich auf Übungsbehandlungen (funktionelle Schlucktherapie), kompensatorische Maßnahmen (Kopfhaltung und Schlucktechnik) und auf adaptive Maßnahmen (Änderung der Nahrungs- und Flüssigkeitskonsistenz).
- Lassen sich Mangelernährung und Austrocknung bei schweren Schluckstörungen trotz Schlucktherapie nicht beheben, kann eine Ernährung über eine PEG-Sonde erforderlich werden.

KAPITEL 16

Epileptische Anfälle (Thomas Henze)

Was sind epileptische Anfälle?

Epileptische Anfälle als Symptom einer Multiplen Sklerose sind selten. Nach neueren Zahlen wird das einmalige Auftreten epileptischer Anfälle im Verlauf einer MS auf 1,5 % und dasjenige einer Epilepsie mit wiederkehrenden Anfällen auf 0,9 % geschätzt. Diese Zahlen liegen nur wenig höher als in der übrigen Bevölkerung.
Epileptische Anfälle sind plötzliche Ereignisse. Am bekanntesten sind die sogenannten generalisierten Anfälle, bei denen die Betroffenen schlagartig ihr Bewusstsein verlieren und zumeist stürzen. Ihre Muskeln verkrampfen sich, danach bewegen sich Arme und Beine ruckweise und unkoordiniert („Zucken"). Oft ist die Atmung erschwert, es tritt Speichel aus dem Mund, der sich blutig verfärben kann, wenn man sich dabei auf die Zunge oder in die Wange beißt. Oft geht unwillkürlich Urin, selten auch Stuhlgang ab. Ein solcher Anfall dauert zumeist nur wenige Minuten. Anschließend wachen die Betroffenen nicht immer sofort auf, sondern sind oftmals noch stundenlang schläfrig, nicht vollständig orientiert und zu normaler Aktivität nicht in der Lage.
Neben diesen rasch erkennbaren und oft bedrohlichen Anfällen gibt es aber auch solche, die weniger schwerwiegend sind und nicht immer sofort bemerkt werden. Manchmal sind es nur sekunden- bis minutenlange rhythmische Bewegungen einer Gesichtshälfte, eines Armes oder Beines oder eine kurze – wenige Sekunden dauernde – „Abwesenheit", in denen die Betroffenen nicht antworten, nicht am Geschehen um sie herum teilnehmen, hierfür anschließend eine Gedächtnislücke haben, aber danach rasch wieder aufmerksam und aktiv werden. Bei einer anderen Anfallsform fehlt den Betroffenen plötzlich die Orientierung. Sie wissen dann nicht mehr, wer oder wo sie sind und können die aktuelle Situation nicht einschätzen. Zusätzlich können Halluzinationen, also Trugwahrnehmungen, auftreten, z. B. Bilder und Szenen, Stimmen oder auch angenehme oder unangenehme Gerüche. Auch ein nur sekundenlanger Bewusstseinsverlust mit anschließendem Sturz ohne weitere Symptome ist möglich. Gerade in solchen Situationen ist es für die Betroffenen oder auch einen Arzt nicht leicht, das Geschehen überhaupt als epileptischen Anfall einzuschätzen.
All diese verschiedenen Anfallsformen können bei der MS in jedem Stadium der Erkrankung auftreten, sowohl bei der schubförmigen als auch den chronischen Verlaufsformen. Auch im Schub kann es zu Anfällen kommen. Als erstes Symptom einer MS sind sie allerdings sehr selten. Viele MS-Betroffene erleben im Verlauf ihrer Erkrankung allenfalls einen Anfall oder mehrere Anfälle kurz hintereinander. In aller Regel verschwinden sie nach mehreren Monaten bis einigen Jahren.
In seltenen Fällen kann sich aus einem Anfall eine ganze, eventuell über Stunden andauernde Anfallsserie entwickeln. Kommt der Betroffene zwischen diesen Anfällen nicht wieder zu Bewusstsein, spricht man

von einem Status epilepticus. Dieser sowie eine Serie von Anfällen erfordern immer eine Behandlung im Krankenhaus, zumeist auf einer Intensivstation.
Da viele Menschen mit MS bereits durch andere neurologische Symptome beeinträchtigt sind, kann das zusätzliche Auftreten von Anfällen die Betroffenen weiter einschränken. Auch ist die Verletzungsgefahr während eines „großen Anfalls" (Grand Mal) recht hoch, ganz besonders bei denjenigen, die auf Grund der MS ohnehin in ihrer Bewegungsfähigkeit eingeschränkt sind oder unter Störungen der Feinmotorik leiden.

Wie wird die Diagnose gestellt?

Wie bereits erwähnt, kann bei vielen epileptischen Anfällen die Diagnose sofort – durch die Beobachtung des Anfalls – gestellt werden. Eine wichtige technische Untersuchung – vor allem in Zweifelsfällen – ist das EEG (Elektroenzephalogramm), mit dem die Hirnströme gemessen und dabei eine erhöhte Anfallsbereitschaft des Gehirns erfasst werden kann. Bestehen Zweifel, dass es sich um epileptische Anfälle handelt, müssen weitere Untersuchungen erfolgen, da plötzliche Bewusstseinsverluste oder Stürze auch andere Ursachen haben können.

Wie entstehen epileptische Anfälle bei MS?

Epileptische Anfälle entstehen, wenn sich plötzlich größere Gruppen von Nervenzellen im Gehirn rhythmisch und gleichzeitig entladen bzw. aktiviert werden. Diese Entladungen sind zeitlich begrenzt und treten wahrscheinlich vor allem im Bereich von MS-Herden auf, also dort, wo das Hirngewebe vorgeschädigt ist. Anfälle können auch provoziert werden, z. B. durch rasche, tiefe Atmung (Hyperventilation), durch erheblichen Schlafmangel oder durch Flickerlicht. Selten einmal können Anfälle Nebenwirkung eines Medikamentes sein, z. B. bei einer Behandlung mit Neuroleptika oder mit Fampridin (Fampyra®); Letzteres dient zur Verbesserung der Gehfähigkeit. MS-Betroffene, die auch an epileptischen Anfällen leiden, sollten daher Fampyra® nicht einnehmen. Insgesamt sind diese Situationen aber außerordentlich selten.

Therapieziel

Ziel der Behandlung ist Anfallsfreiheit, d. h. epileptische Anfälle – sobald sie zweifelsfrei diagnostiziert sind – grundsätzlich zu vermeiden. Dies gelingt mithilfe eines Medikaments praktisch immer.

Behandlung

Was ist bei einem akuten epileptischen Anfall zu tun?

Zunächst: Bewahren Sie als Beobachter Ruhe; ein großer Anfall ist zwar durchaus ein dramatisches Ereignis und wirkt auch so auf die Umstehenden, er hört aber auch zumeist nach wenigen Minuten von allein auf. Vor allem bei einem großen Anfall mit Bewusstlosigkeit und Zucken oder Verkrampfen der Arme und Beine muss immer rasch der Notarzt (Tel. 112, Vorwahl nicht erforderlich) gerufen werden. Bis dieser eintrifft, sollten Sie als Beobachter und Ersthelfer die Verletzungsgefahr für den Betroffenen verringern, indem Sie z. B. gefährliche Gegenstände außer Reichweite bringen und ein Kissen oder Kleidung unter seinen Kopf legen. Eine Brille sollten Sie entfernen. Versuchen Sie nicht, den

Betroffenen festzuhalten, auch das führt eher zu Verletzungen, als dass es nützlich wäre. Lockern Sie, wenn gefahrlos möglich, enge Kleidungsstücke wie Hemdkragen oder Krawatte.
Der Notarzt wird den Betroffenen dann in eine Klinik bringen, wo die Ursache des Anfalls untersucht wird und die weitere Behandlung erfolgt.

Welche längerfristigen Behandlungsmöglichkeiten gibt es?

Zunächst muss jeder Betroffene wissen, wie er Anfällen vorbeugen kann. Hierzu gehört vor allem ein ausreichender und regelmäßiger Schlaf. Einschlaf- und Aufwachzeit sollten also möglichst wenig verändert werden. Zu starke körperliche Anstrengungen (z. B. beim Sport) oder Flickerlicht (z. B. beim Diskobesuch) sollten Sie ebenfalls vermeiden. Auch Alkohol in größeren Mengen ist schädlich, da er das Auftreten von Anfällen begünstigen und die Wirkung von Medikamenten verstärken kann. Gegen ein Glas Bier oder Wein ist jedoch nichts einzuwenden. Schlussendlich sollten Sie alle Situationen vermeiden, in denen Sie sich im Rahmen eines plötzlich auftretenden Anfalls selbst gefährden könnten: Leitern oder Gerüste sowie andere gefährliche Orte, laufende Maschinen und andere gefährliche Gegenstände oder Schwimmen in zu tiefem Wasser; hier sollte immer eine Person zur raschen Hilfe in der Nähe sein.
Die eigentliche Behandlung epileptischer Anfälle bei MS erfolgt mit Medikamenten, den sogenannten Antiepileptika oder Antikonvulsiva. Es gibt heute viele sehr wirksame und gleichzeitig gut verträgliche Medikamente, die der Neurologe verschreibt. Die Deutsche Gesellschaft für Neurologie hat dazu umfangreiche Leitlinien entwickelt. Ob eine Behandlung mit Medikamenten bereits beim ersten epileptischen Anfall erforderlich ist, wird der Neurologe mit Ihnen besprechen. Es gilt dabei abzuwägen, ob die Gefahr weiterer Anfälle größer ist als die möglichen Nebenwirkungen des Medikamentes, welches Sie dann ja zumeist über mehrere Jahre regelmäßig einnehmen müssen. Insbesondere dann, wenn bei Ihnen aufgrund eingeschränkter Steh- und Gehfähigkeit eine erhöhte Sturz- und damit Verletzungsgefahr besteht, ist eine medikamentöse Therapie sinnvoll. Ebenso ist nach dem Auftreten zweier oder mehrerer Anfälle die Behandlung mit einem antiepileptischen Medikament notwendig.
Häufig eingesetzte Antiepileptika sind Oxcarbamazepin, Pregabalin, Levetiracetam und Lamotrigin. Bei der Auswahl eines geeigneten Medikaments wird Ihr Neurologe immer auch darauf achten, ob es sich mit einer eventuell bei Ihnen durchgeführten Immuntherapie verträgt und auch bei einer Schwangerschaft fortgeführt werden kann. Methoden der Alternativ- bzw. Komplementärmedizin zur Therapie epileptischer Anfälle sind nicht bekannt.
Wie bereits erwähnt, muss die antiepileptische Behandlung praktisch immer mehrere Jahre lang durchgeführt werden. Dies bedeutet die regelmäßige tägliche Einnahme des ausgewählten Medikaments. Bei einigen der Antiepileptika ist außerdem eine regelmäßige, zumeist im Abstand einiger Monate durchgeführte Blutentnahme zur Kontrolle des Wirkspiegels und weiterer Laborwerte erforderlich. Eine Beendigung oder Dosisänderung der Behandlung darf immer nur nach Rücksprache mit Ihrem Neurologen erfolgen.
Ein besonderes Problem ist die Fahreignung. Selbstverständlich gelten auch bei Anfällen im Rahmen einer MS die Rege-

lungen zur Kraftfahrtauglichkeit. Sie sind vor allem als Schutz vor Verkehrsunfällen im Rahmen eines epileptischen Anfalls gedacht, bei denen eventuell Unbeteiligte oder Sie selbst zu Schaden kommen könnten. Die Regelungen sind von der Bundesanstalt für Straßenwesen festgelegt und besagen, dass eine Person mit einer Epilepsie generell zunächst kein Kraftfahrzeug steuern darf. Es bestehen jedoch einige Ausnahmen. Diese beziehen sich auf auslösende Situationen der Anfälle, ihre Häufigkeit und Art. Genaueres erfahren Sie vom behandelnden Neurologen.

Literatur

- Begutachtungsleitlinien zur Kraftfahreignung, Bundesanstalt für Straßenwesen, Bergisch Gladbach, Stand 24. Mai 2018: https://www.bast.de/BASt_2017/DE/Verkehrssicherheit/Fachthemen/U1-BLL/BLL-Hintergrund.html?nn=1817128 (besucht am 30.10.2019).

ALLES WICHTIGE AUF EINEN BLICK

- Epileptische Anfälle sind ein eher seltenes Symptom der MS.
- Es gibt sehr unterschiedliche Formen von Anfällen, z. B. der als medizinischer Notfall einzustufende generalisierte Anfall (Grand Mal), aber auch kleinere Anfälle, die wegen ihrer geringen Symptome oft nicht leicht zu diagnostizieren sind.
- Neben einigen Verhaltensregelungen wie ausreichender und regelmäßiger Schlaf, Vermeidung zu großer Anstrengungen, Verzicht auf größere Mengen Alkohol ist zumeist eine konsequente medikamentöse Behandlung erforderlich.
- Ziel der Behandlung ist die sichere Anfallsfreiheit.

KAPITEL 17

Schlafstörungen und Restless-Legs-Syndrom (Sylvia Kotterba)

Was ist mit Schlafstörungen gemeint?

Nahezu jeder Mensch hat schon einmal Schlafstörungen gehabt. Gewöhnlich wird dabei zuerst an die Schlaflosigkeit (= Insomnie) gedacht. Aber auch ein zu großes Schlafbedürfnis (= Hypersomnie) kann problematisch sein, insbesondere wenn es am Tage im Sinne von ungewollten Einschlafattacken auftritt. Sind die Störungen vorübergehend, ist keine Diagnostik und Therapie notwendig. Behandlungsbedürftig sind Insomnie und Hypersomnie, wenn sie über einen Monat nahezu täglich oder über einen längeren Zeitraum episodisch auftreten. Frauen leiden in der Regel häufiger als Männer unter Schlafstörungen.

Wie werden Schlafstörungen diagnostiziert?

Der erste Schritt ist eine sorgfältige Anamnese, in der zunächst erfragt wird, was Sie vom Schlaf erwarten. Häufig führen falsche Vorstellungen über einen ‚gesunden Schlaf' zur Klage über Schlafstörungen. Statistisch beträgt die mittlere Schlafdauer 7 Stunden, es gibt aber auch Menschen, die von Natur aus weniger oder mehr Schlaf benötigen. Wichtig ist, die Gesamtschlafdauer über 24 Stunden zu betrachten. Das bedeutet, dass der Mittagsschlaf einbezogen wird. Dunkelheit fördert die Schlafbereitschaft, da dann vermehrt Melatonin ausgeschüttet wird. Die ideale Schlafzeit ist somit etwa zwischen 23:00 und 6:00 Uhr, wobei der Lichteinfluss im Jahresverlauf variiert. Auch hier gibt es Menschen, die ausgeprägte Morgen- (Lerchen) oder Abend- (Eulen) typen sind. Gerade junge Menschen neigen dazu, sehr unregelmäßig zu schlafen. Nach nächtlichen Aktivitäten am Wochenende mit spätem Aufstehen ist die Klage über einen unerholsamen Schlaf am Montag am größten. Daher werden Sie vor Einleitung einer weiteren Diagnostik gebeten, über 14 Tage ein Schlaf-/Wachprotokoll zu führen. Neben den Schlafzeiten tagsüber und nachts schätzen Sie auch Ihre subjektive Befindlichkeit ein. Ebenfalls werden Medikamente notiert, die Sie tagsüber und zur Nacht (auch neben evtl. vorhandenen Schlafmitteln) einnehmen.
Zur Messung einer Tagesschläfrigkeit wird die Epworth Sleepiness Scale genutzt (ESS, Abb. 63). Sie erfragt die Wahrscheinlichkeit, in genau definierten monotonen Situationen einzuschlafen. Ein Punktwert von 11 und mehr bedeutet, dass eine erhöhte Tagesschläfrigkeit vorliegt. Die empfundene Schlafqualität wird mit dem Pittsburgh Sleep Quality Index (PSQI) bestimmt. Mit 19 Selbstbeurteilungsfragen werden fünf schlafbezogene Komponenten erfasst:

- subjektive Schlafqualität
- Schlaflatenz (Zeit bis zum Einschlafen)
- Schlafeffizienz (Schlaf/Bettliegezeit)
- Schlafstörungen
- Schlafmittelverbrauch – Tagesmüdigkeit

Hier deutet ein Wert größer als 5 auf eine verminderte Schlafqualität hin.

[63] Fragebogen zur Tagesschläfrigkeit (Epworth Sleepiness Scale).

Code:____________________

Fragebogen zur Tagesschläfrigkeit

(Epworth Sleepiness Scale)

Datum: ....

Die folgende Frage bezieht sich auf Ihr normales Alltagsleben in der letzten Zeit.

Für wie wahrscheinlich halten Sie es, daß Sie in einer der folgenden Situationen einnicken oder einschlafen würden, - sich also nicht nur müde fühlen?

Auch wenn Sie in der letzten Zeit einige dieser Situationen nicht erlebt haben, versuchen Sie sich trotzdem vorzustellen, wie sich diese Situationen auf Sie ausgewirkt hätten.

Benutzen Sie bitte die folgende Skala, um für jede Situation eine möglichst genaue Einschätzung vorzunehmen und kreuzen Sie die entsprechende Zahl an:

0 = würde *niemals* einnicken
1 = *geringe* Wahrscheinlichkeit einzunicken
2 = *mittlere* Wahrscheinlichkeit einzunicken
3 = *hohe* Wahrscheinlichkeit einzunicken

Situation	Wahrscheinlichkeit einzunicken
Im Sitzen lesend	⓪ ① ② ③
Beim Fernsehen	⓪ ① ② ③
Wenn Sie passiv (als Zuhörer) in der Öffentlichkeit sitzen (z.B. im Theater oder bei einem Vortrag)	⓪ ① ② ③
Als Beifahrer im Auto während einer einstündigen Fahrt ohne Pause	⓪ ① ② ③
Wenn Sie sich am Nachmittag hingelegt haben, um auszuruhen	⓪ ① ② ③
Wenn Sie sitzen und sich mit jemand unterhalten	⓪ ① ② ③
Wenn Sie nach dem Mittagessen (ohne Alkohol) ruhig dasitzen	⓪ ① ② ③
Wenn Sie als Fahrer eines Autos verkehrsbedingt einige Minuten halten müssen	⓪ ① ② ③
Bitte nicht ausfüllen Summe	

Entsprechend der wissenschaftlichen Leitlinie der Deutschen Gesellschaft für Schlafforschung und Schlafmedizin (DGSM) ‚Nicht erholsamer Schlaf' wird die Anamnese weiter ergänzt, ggf. unter Hinzuziehung eines Psychologen. Bei vielen Patienten kann mit den bisher genannten Instrumenten schon die Ursache der Schlafstörung ermittelt werden.

Apparative Diagnostik

Zur weiteren Abklärung ist bei Hinweisen auf schlafbezogene Atmungsstörungen (lautes, unregelmäßiges Schnarchen, nächtliche Atemaussetzer) eine ambulante Messung von Puls, Sauerstoffsättigung und Atmung (**Polygraphie**) möglich. Hier werden Sie nach Anleitung zu Hause die entsprechenden Elektroden anlegen, die Werte werden über einen tragbaren Rekorder aufgezeichnet und können am nächsten Tag ausgelesen werden.
Eine exakte Schlafanalyse erfolgt mittels einer **Polysomnographie** (Abb. 64) in einem Schlaflabor. Hier werden in der Nacht unter Videoüberwachung Hirnströme (EEG) zur Messung der Schlaftiefe, Augenbewegungen (EOG=Elektrookulogramm) und die Muskelspannung (EMG=Elektromyogramm) registriert. Schnelle Augenbewegungen (Rapid Eye Movements=REM) zeigen den Traumschlaf an.
Zusätzlich werden über Brust- und Bauchgurte die Atembewegungen registriert, ein Sensor am Finger misst die Sauerstoffsättigung und den Puls. Ein Mikrofon nimmt Schnarchgeräusche auf. Durch Elektroden an den Beinen werden insbesondere geringe Beinbewegungen aufgezeichnet, die der Schläfer u.U. gar nicht bemerkt, die den Schlaf aber stören können.

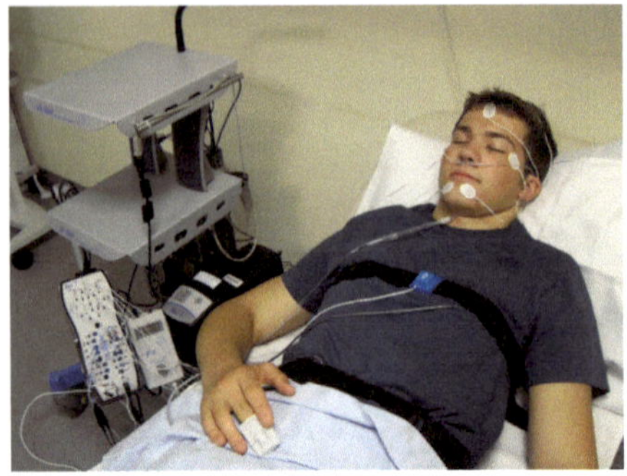

Abb. [64] Polysomnographie.

Zur Messung einer Tagesschläfrigkeit werden Tagesmessungen im Sinne des *Multiplen Schlaflatenztests* (5 Messungen in zweistündlichen Abständen mit der Aufforderung, wieder einzuschlafen) oder des *Multiplen Wachtests* (5 Messungen mit der Aufforderung, in halb sitzender Position wach zu bleiben) am Tage nach der Polysomnographie durchgeführt.

Häufigkeit von Schlafstörungen bei MS

Abhängig von Alter und Geschlecht beklagen etwa 20–30 % der Bevölkerung Schlafstörungen. Insgesamt gibt es nur wenige größere Studien zur Schlafqualität und Schlafstörungen bei MS-Patienten. Tendenziell ist aber die Klage über Schlafstörungen höher (je nach Studie 30–40 %). Etwa die Hälfte der Befragten beklagt eine schlechte Schlafqualität (gemessen mit dem PSQI). Spezielle Ursachen von Schlafstörungen bei MS-Patienten sind

1. Schmerzen (insbesondere auch bei Spastik), die vermehrt in der Nacht wahrgenommen werden;
2. bei Patienten mit Schluck- und Sprechstörungen erschlafft die Gaumen- und

Zungengrundmuskulatur nachts ausgeprägter als bei Gesunden. Hierdurch können die Atemwege verlegt werden, es resultieren Schnarchen und im Extremfall nächtliche Atemaussetzer (obstruktive Apnoen);
3. MS-Patienten können eine erhöhte Zahl periodischer Beinbewegungen aufweisen, die kurze Weckreaktionen (Arousals) induzieren. Die periodischen Beinbewegungen (Erklärung s. u.) können krankheitsbedingt sein, aber auch unabhängig davon als eigenständiges Symptom auftreten;
4. der Schlaf-Wach-Rhythmus wird über spezielle Zentren im Gehirn gesteuert. Bei Entmarkungsherden in diesen Regionen kann der Tag-Nacht-Rhythmus gestört sein;
5. einige Medikamente (z. B. gegen Spastik, zur Beruhigung, Antidepressiva) und Immunmodulatoren können Schlafstörungen hervorrufen. Bei medikamentöser Spastikbehandlung muss ein möglicher „Überhang" der abendlich eingenommenen Tabletten am Morgen mit Verursachung einer Tagesschläfrigkeit berücksichtigt werden;
6. häufig bestehen Blasenentleerungsstörungen. Durch vermehrten Harndrang insbesondere nachts wird der Schlaf zwangsläufig unterbrochen;
7. viele MS-Patienten haben depressive Symptome. Die Depression selbst verursacht Schlafstörungen (insbesondere Einschlafstörungen und morgendliches Früherwachen). Durch Antidepressiva kann ein Restless-Legs-Syndrom ausgelöst werden.

In der Polysomnographie findet man bei den meisten MS-Patienten einen reduzierten Anteil des tatsächlichen Schlafes an der Bettliegezeit (Schlafeffizienz).

Eine besondere Bedeutung kommt dem *Restless-Legs-Syndrom (RLS, „unruhige Beine")* zu. Die Patienten beklagen unangenehme Missempfindungen bis hin zu Schmerzen, die in Ruhesituationen in den Beinen, später auch in den Armen auftreten. Im Gegensatz zu anderen Nervenschmerzen, die durch die MS oder eine Polyneuropathie bedingt sein können, treten die Beschwerden zunächst vornehmlich abends und nachts auf und behindern das Ein- und Durchschlafen. Durch Bewegung lassen sich die Beschwerden lindern oder hören ganz auf. Die Diagnose wird klinisch gestellt.
Zusätzlich kann eine Polysomnographie (insbesondere zum Ausschluss anderer Schlafstörungen und vor Einleitung einer Dauertherapie bei jungen Patienten) indiziert sein. Charakteristisch für das RLS ist das Auftreten periodischer Beinbewegungen (Abb. 65), die durch Elektroden an den Beinmuskeln erfasst werden.
Periodische Beinbewegungen können auch auftreten, ohne dass RLS-Beschwerden beklagt werden. Dann kommt ihnen ein Krankheitswert zu, wenn sie zu kurzen Weckreaktionen (Arousal) im EEG führen und Schlafstörungen bzw. eine erhöhte Tagesschläfrigkeit resultieren. Das Restless-Legs-Syndrom ist mit zunehmendem Alter häufig und betrifft dann bis zu 10 % der Bevölkerung. Häufigste Ursachen sind eine Vererbung (familiäres RLS), Eisenmangel (wiederum bevorzugt bei Frauen) und eine gestörte Nierenfunktion. Zu beachten ist ferner, dass Medikamente (und hier besonders Antidepressiva) das RLS provozieren können. Obwohl es hauptsächlich auf einem Dopaminmangel (ähnlich wie der M. Parkinson) beruht, können weitere Störungen im Nervensystem sein Auftreten begünstigen. So wird beobachtet,

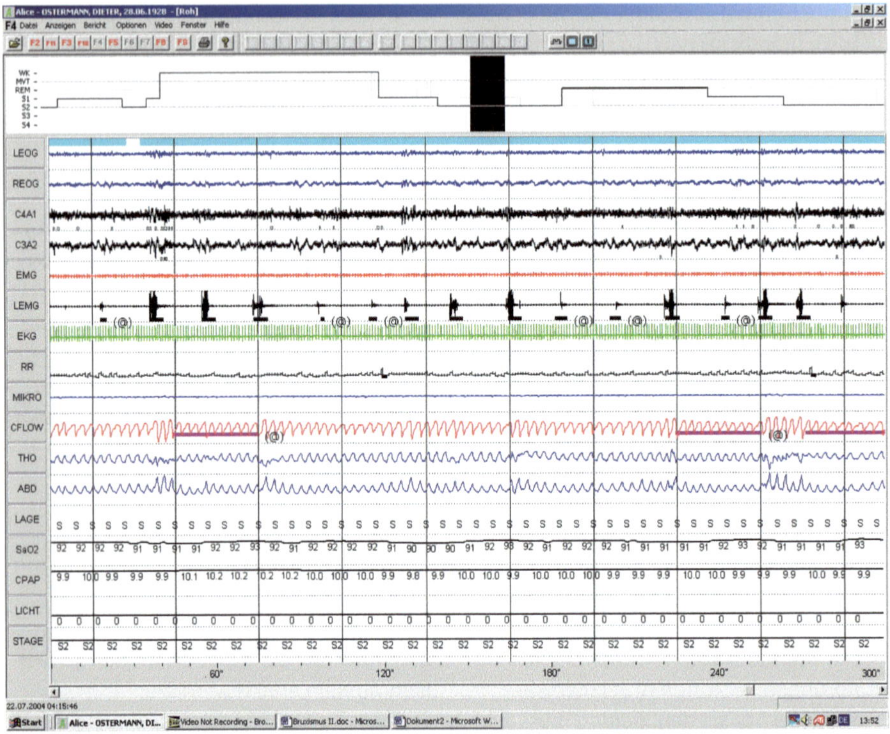

Abb. [65] PLM (periodic leg movements).

dass insbesondere nach Schädigungen im Rückenmark (z. B. nach Bandscheibenschäden) erstmals RLS-Beschwerden auftreten. Somit gewinnt die Frage nach einem RLS auch bei MS-Patienten zunehmende Bedeutung. In größeren Befragungen findet sich das RLS bei etwa 35 % aller Menschen mit MS. Betroffen sind insbesondere Patienten mit primär oder sekundär chronisch progredientem Verlauf. MS-Patienten mit einem RLS haben eine deutlich gestörte Schlafqualität und beklagen häufiger Fatigue-Beschwerden. Insbesondere bei MS-Herden im Rückenmark findet man vermehrte periodische Beinbewegungen, somit scheint hier ein RLS-begünstigender Faktor gegeben zu sein.

Tagesschläfrigkeit bei MS

Viele MS-Patienten haben eine Fatigue und würden daher spontan angeben, auch tagesschläfrig zu sein. Die Fatigue bezeichnet aber eine abnorme Ermüdbarkeit bzw. eine erhöhte Erschöpfbarkeit (Kapitel 4). Tagesschläfrige Patienten schlafen in ungewollten Situationen ein (s. S. 201: ESS). In vielen Untersuchungen ist der ESS-Wert bei MS-Patienten gering oder gar nicht erhöht. Bei massiver Erhöhung (Werte über 17) sollten daher seltene Lokalisationen von MS-Herden bedacht werden, die ein die Wachheit steuerndes System von Nervenfasern betreffen.

Beispiel einer Patientin

Eine 45-jährige Patientin wird mit Gangstörungen und strumpfförmigen Missempfindungen beider Beine eingewiesen. Missempfindungen waren im letzten Jahr dreimalig aufgetreten und hatten für jeweils 4–6 Wochen angehalten. Da sie auch über eine generalisierte Erschöpfung klagte, wurde sie antidepressiv behandelt. Die allgemeine Erschöpfung verbesserte sich leicht. Allerdings kam es immer wieder zu ungewollten Einschlafattacken in monotonen Situationen. Unangenehm sei ihr, dass sie auch bei Gesprächen einschlafe, bei denen sie selbst wenig beteiligt sei. Durch MRT- und Liquoruntersuchung wurde eine Multiple Sklerose bestätigt. Die Polysomnographie war unauffällig. Im Multiplen Schlaflatenztest fand sich zwar noch eine unauffällige Einschlaflatenz (pathologisch sind Zeiten unter 10 Minuten, Abb. 66). Auffällig war aber das zweimalige Auftreten von REM(rapid-eye-movement)-Schlaf (Abb. 67).

REM-Schlaf tritt in der Nacht erstmals nach 90 Minuten auf, in kurzen „Tagesnickerchen" gar nicht. Das bei der Patientin beobachtete frühe Auftreten ist typisch für die Narkolepsie. Dies ist eine schlafmedizinische Erkrankung, die als Hauptsymptom eine Tagesschläfrigkeit und ungewollte Einschlafattacken aufweist. Weitere Symptome sind Kataplexien (plötzliches Versagen der Muskelkraft in emotional belastenden Situationen wie starkes Lachen oder Ärger), Schlaflähmungen (Bewegungsunfähigkeit beim Einschlafen oder Erwachen) und Halluzinationen beim Übergang vom Wachen zum Schlafen bzw. Schlafen zum Wachen. Inzwischen weiß man, dass eine Hauptursache der Narkolepsie das Fehlen eines Botenstoffes im zentralen Nervensystem (*Hypocretin*) ist. Dieses wird in einem umschriebenen Teil des Zwischenhirns, dem dorsalen Hypothalamus, gebildet. Daher kann es bei dort lokalisierten MS-Herden zu einer symptomatischen Narkolepsie kommen. Auch unsere Patientin wies einen verminderten Hypocretinspiegel im Liquor auf.

Wie werden Schlafstörungen behandelt?

Zunächst müssen die in der Anamnese ermittelten negativen Einflüsse auf den Schlaf behandelt werden (Therapie der Spastik, des Schmerzes, der Blasenstörungen, der Depression). Einige immunmodulierende Medikamente, die zur Schubprophylaxe eingesetzt werden, können zu Beginn den Schlaf stören, sorgen jedoch in der Regel langfristig für eine Normalisierung und beeinflussen die Fatigue positiv.

Schlafbezogene Atmungsstörungen

Schlafbezogene Atmungsstörungen, die eine kritische Zahl von Atemaussetzern (Apnoen) und wiederholten Sauerstoffmangel (Sauerstoffentsättigung) bedingen, werden in der Regel mit einer CPAP (Continuous Positive Airway Pressure)-Therapie behandelt. Durch Zuführung von Luft mit einem erhöhten Druck über eine Maske wird der Nasen-Rachen-Raum quasi geschient, sein Zusammenfallen und ein hieraus resultierender Atemstillstand verhindert. Bei gering ausgeprägtem Schlafapnoe-Syndrom können evtl. Zahnschienen ausreichen, die den Unterkiefer

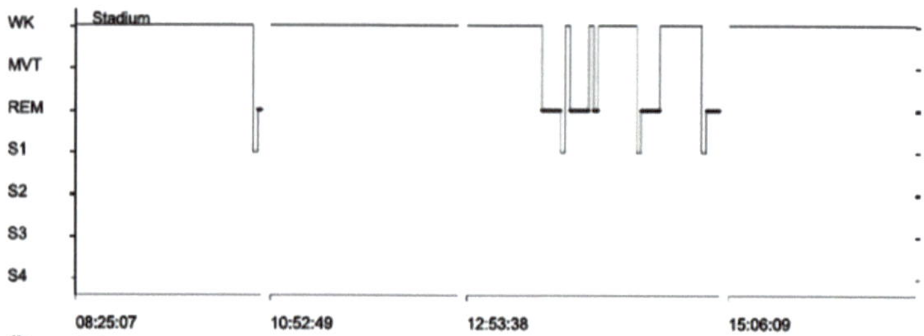

Übersicht

	Aufz. 1	Aufz. 2	Aufz. 3	Aufz. 4
Licht AUS	08:25:07	10:52:49	12:53:38	15:06:09
Schlafbeginn (SB)	08:44:07	11:12:49	13:01:38	15:26:09
Licht AN	08:45:07	11:12:49	13:20:38	15:26:09
Zeit im Bett	00:20:00	00:20:00	00:27:00	00:20:00
Gesamtschlafzeit	00:01:00	00:00:00	00:09:30	00:00:00
Schlaflatenz	00:19:00	00:20:00	00:08:00	00:20:00
REM-Latenz	00:00:30	/	00:00:00	/

Durchschnittliche Schlaflatenz (4 Werte) : 00:16:45
Durchschnittliche REM-Latenz (2 Werte) : 00:00:15

Abb. [66] Multipler Schlaflatenztest.

Abb. [67] REM-Latenz: 44,5 min, REM-Anteil 50,3 %. Der erste REM-Schlaf trat schon nach 44,5 Minuten auf (normal nach 90 Minuten), in der Nacht viel REM-Schlaf (normal sind 20 %). Dies ist mit einer Narkolepsie vereinbar.

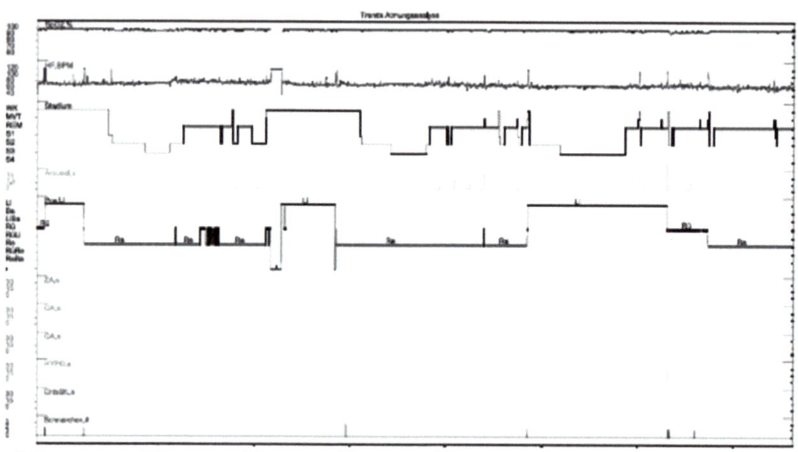

nach vorne ziehen und so den Nase-Rachen-Raum erweitern (Unterkieferprotrusionsschienen).

Restless-Legs-Syndrom

Die Therapie des Restless-Legs-Syndroms ist davon abhängig, wie stark die Patienten betroffen sind. Behandlungswunsch besteht in der Regel, wenn die Beschwerden mindestens zweimal pro Woche auftreten. Bei Eisenmangel sollte dieser zunächst ausgeglichen werden. Ansonsten sind Medikamente der ersten Wahl solche, die eine ähnliche Wirkung wie der Botenstoff Dopamin im zentralen Nervensystem haben. Zugelassen sind hier L-Dopa (Restex®) sowie die Dopaminagonisten Pramipexol (Sifrol®), Ropinorol (Ardatrel®) und Rotigotin (Neupro® und Leganto® Pflaster). In der Regel lassen sich die RLS-Symptome durch eine abendliche Gabe gut behandeln. Die Präparate können aber auch als Retard-Präparate eingesetzt werden. Rotigotinpflaster haben eine 24-Stunden-Wirkung. Bei nicht ausreichender Wirkung können weitere Präparate eingesetzt werden, zugelassen sind bei stärksten Beschwerden auch Opioide (Oxycodon/Naloxon Targin®).

Schlafstörungen

Oberstes Gebot bei Schlafstörungen ist das Einhalten einer Schlafhygiene. Durch das Schlaftagebuch wurden u. U. schon Unregelmäßigkeiten entdeckt. Das Zubettgehen und Aufstehen sollte immer zur gleichen Zeit erfolgen: Aufstehen also auch, wenn man noch müde ist. Schlafphasen tagsüber sollten vermieden werden, um den Schlafdruck auf den Abend zu legen. Ist eine Ruhepause unumgänglich (bei vielen Patienten mit Fatigue), sollte sie nicht länger als 30 Minuten sein und auch immer zur gleichen Tageszeit stattfinden. Bei langen Wachliegezeiten ist es besser, aufzustehen und erst bei Müdigkeit wieder zu Bett zu gehen. Starke körperliche Anstrengungen am späten Abend sind zu vermeiden. Der Schlafraum sollte so einladend wie möglich sein (wenig Licht und Lärm, angenehme Temperatur). Schlafrituale (Lesen, Musik hören, Milch trinken) können die Schlafbereitschaft fördern. Kein Alkohol, Nikotin und schweres Essen am Abend. Der Wecker sollte nicht in Sichtweite stehen, um nicht bei jedem Erwachen (mehrmaliges Erwachen in der Nacht ist völlig normal) Stress zu erzeugen.

Schlafmittel sollten immer nur eine vorübergehende Lösung darstellen (max. drei Wochen). Empfohlen sind insbesondere die Benzodiazepinagonisten (sog. Z-Substanzen wie Zopiclon). Ggf. kommen auch Antidepressiva infrage (z. B. Mirtazapin oder Amitriptylin). Achten Sie unbedingt auf anschließend beginnende RLS-Symptome. Da unser Schlaf durch das bei Dunkelheit produzierte Schlafhormon Melatonin ausgelöst wird, ist auch Melatonin als schlafunterstützende Substanz hilfreich. Die Wirkung tritt aber nicht so schnell wie bei anderen Schlafmitteln ein. In Deutschland ist nur die retardierte Form (Circadin®) für Patienten ab dem 55. Lebensjahr für drei Wochen zugelassen. Über die Auslandsapotheke sind unretardierte Präparate erhältlich, die Sie aber nur nach Rücksprache mit Ihrem Arzt und nicht auf Dauer einnehmen sollten.

Tagesschläfrigkeit/Hypersomnie

Bei einer ausgeprägten Tagesschläfrigkeit sollten im Gegensatz zu einer Insomnie kurze Tagesschlafphasen eingeplant werden. Insbesondere bei einer symptomatischen Narkolepsie wird aber eine Stimulanzientherapie notwendig werden. An erster Stelle steht hier das Modafinil mit einer Tagesdosis zwischen 200 und 400 mg. Alternativ ist die Gabe von Ritalin mit bis zu 60 mg täglich möglich. Nur für die Narkolepsie sind Pitolisant (Wakix®) und Natriumoxybat (Xyrem®) zugelassen. Zur Anwendung von Pitolisant bei anderen Erkrankungen mit Tagesschläfrigkeit laufen aktuell Studien.

Literatur

- Kotterba S: Schlaf, zirkadiane Rhythmik und Fatigue. In: Fatigue bei Multipler Sklerose (Ed. I.K. Penner). Hippocampus Verlag, Bad Honnef 2009, S. 87–94
- Deutsche Gesellschaft für Schlafforschung und Schlafmedizin: Ratgeber für Patienten https://www.dgsm.de/patienteninformationen_ratgeber.php

ALLES WICHTIGE AUF EINEN BLICK

- Schlafstörungen kommen bei MS-Patienten tendenziell häufiger als in der Gesamtbevölkerung vor. Zunächst müssen MS-unabhängige Ursachen mittels Anamnese, gezielter Fragebögen, dann auch mit Polygraphie und Polysomnographie abgeklärt werden. Eine konsequente Schlafhygiene ist notwendig.
- Schlafbezogene Atemstörungen werden evtl. mittels CPAP-Therapie behandelt.
- Das Restless-Legs-Syndrom ist insbesondere bei Patienten mit progredienten Verlaufsformen und vor allem bei Herden im Rückenmark zu beobachten. Die Therapie besteht vor allem in einer dopaminergen Medikation. Eine ähnliche Therapie ist bei ausgeprägten periodischen Beinbewegungen (PLM) mit Einfluss auf die Schlafqualität möglich.
- Eine die Nachtruhe störende Spastik, Schmerzen oder Blasenentleerungsprobleme sollten ebenfalls behandelt werden.
- Bei hartnäckigen Schlafproblemen sollte ein Schlafmediziner hinzugezogen werden.

KAPITEL 18

Körperliche Aktivität und Sport (Alexander Tallner und Michael Haupts, unter Mitwirkung von Jens Kirstein)

Was ist mit „körperliche Aktivität" und Sport gemeint?

Bevor auf die Bedeutung und die Wirkung von körperlicher Aktivität, Training und/oder Sport eingegangen wird, sollte geklärt werden, was man unter diesen Begriffen eigentlich genau versteht. Nicht selten kommt es vor, dass Betroffene zwar nicht von sich behaupten, sie würden „Sport treiben", aber dennoch körperlich-sportlich aktiv sind.
Gründe bzw. Ziele für körperliche oder sportliche Aktivitäten sind:

- Leistung/Wettkampf
- Fitness/Gesundheit
- Figur/Aussehen
- Aktivierung/Freude
- Ablenkung/Stressabbau
- Sozialer Kontakt

Körperliche Aktivität ist ein übergeordneter Begriff. Er beschreibt im Allgemeinen durch Muskulatur erzeugte Bewegung, die den Energieverbrauch des Körpers deutlich ansteigen lässt. Die körperliche Aktivität wird meist verschiedenen Lebens- und Alltagsbereichen zugeordnet, wie zum Beispiel den Bereichen Beruf, Haushalt/Garten, Transport/Transfer und Freizeit/Erholung/Sport. Diese Bereiche enthalten keine Wertung – überall sollte die körperliche Aktivität eine Rolle spielen, und in jedem dieser Bereiche ist sie auch wirksam. Auch dann, wenn es nur kurze Bewegungsphasen „zwischendrin" sind, die unstrukturiert sind und kein spezielles Ziel verfolgen – außer eben, sich zu bewegen.
Wenn man von **körperlichem Training** (englisch: „exercise") spricht, dann meint man körperliche Aktivitäten, die geplant und strukturiert sind und regelmäßig wiederholt werden. Ziel ist hier ausdrücklich, die körperliche Fitness zu verbessern oder aufrechtzuerhalten. Beispiel hierfür wären regelmäßiges Walking oder Nordic Walking oder Training im Fitnessstudio.
Der Begriff **Sport** ist schwieriger zu definieren. Er wird sehr unterschiedlich verwendet und kann in unterschiedlichen Kulturen ganz eigene Bedeutungen erfahren. Im englischsprachigen Raum verbindet man mit dem Begriff „sports" hauptsächlich Wettkampf oder Leistung; in Deutschland zählt man auch körperliche Aktivität mit dem Ziel der Gesundheitsförderung, Erholung oder Freizeitgestaltung dazu. Wenn sportliche Aktivitäten explizit die Erhaltung, Verbesserung oder Wiederherstellung der Gesundheit zum Ziel haben, zählt man dies zum Bereich „Gesundheitssport".
Ein wichtiger Begriff ist die **Bewegungstherapie**. Hier wird körperliche Aktivität in der Prävention, Therapie oder Rehabilitation von Erkrankungen und Gesundheitsproblemen eingesetzt. Bewegungstherapie wird ärztlich verordnet und dann von ei-

nem Fachtherapeuten geplant und dosiert. Ziel der Bewegungstherapie ist es,

- die körperliche Belastbarkeit und Leistungsfähigkeit wiederherzustellen oder zu verbessern,
- zu körperlich aktiven Lebensstilen hinzuführen,
- zur Beibehaltung oder Wiederaufnahme von Berufstätigkeit, Alltagsaktivitäten und sozialen Aktivitäten beizutragen.

Messung körperlicher Aktivität

Die zuverlässige Messung körperlicher Aktivität ist sehr wichtig – sie kann bedeutende Informationen über das Gesundheitsverhalten und den Alltag einer Person liefern. Vor allem bei chronischen Erkrankungen kann man darüber hinaus auch Aufschluss über die körperliche Funktionsfähigkeit und die Teilhabe am gesellschaftlichen Leben erlangen. Das Aktivitätsverhalten zu messen ist jedoch nicht einfach. Man unterscheidet prinzipiell zwischen subjektiven Methoden und objektiven Methoden.

Subjektive Methoden, wie zum Beispiel ein Fragebogen oder ein Bewegungstagebuch, werden in Studien am häufigsten eingesetzt, da sie einfach und schnell anzuwenden sind. Sie sind flexibel anpassbar und können alle Bereiche körperlicher Aktivität abfragen (verschiedene Sportarten oder Bewegung z. B. in Arbeit oder Freizeit). Allerdings sind sie abhängig von der subjektiven Einschätzung der Befragten und daher fehleranfällig.

Objektive Methoden liefern unabhängige Messdaten, die sehr zuverlässig sind. Die in wissenschaftlichen Studien am häufigsten verwendeten Instrumente sind Schrittzähler und Akzelerometer, also Beschleunigungsmesser. Akzelerometer werden meist den ganzen Tag am Fußgelenk oder an der Hüfte getragen und registrieren dort die Beschleunigungen, die ihr Träger durch körperliche Bewegungen verursacht. Akzelerometer eignen sich aktuell am besten, körperliche Aktivität zu erfassen. Sie können nicht nur die Schrittzahl eines Tages erfassen, sondern auch die Intensität (also Geschwindigkeit) der Bewegung sowie die Länge und Häufigkeit einzelner Bewegungsepisoden. Darüber hinaus kann auch der Energieverbrauch durch körperliche Aktivität errechnet werden.

Beschleunigungsmesser sind auch in kommerziell erhältlichen Fitness-Trackern oder Smartwatches verbaut. In Studien hat sich gezeigt, dass diese Geräte am Handgelenk zuverlässig Schritte erfassen können, wenn keine Beeinträchtigung der Gehfähigkeit vorliegt. Beim Einsatz von einem oder zwei Gehstöcken sollten Modelle gewählt werden, die an der Hüfte platziert werden können. Bei Personen mit Rollatoren ist nur am Fußgelenk eine sinnvolle Messung möglich.

Generell haben objektive Verfahren auch Nachteile – es können nur die Aktivitäten gemessen werden, die mit Schritten verbunden sind, wie z. B. Gehen, Joggen oder Treppensteigen, und man hat keine Information darüber, wo die Aktivitäten stattgefunden haben, z. B. bei der Arbeit, in der Freizeit oder im Haushalt.

Wirkungen körperlicher Aktivität

Allein bei Betrachtung der Ziele der Bewegungstherapie wird die große Rolle der körperlichen Aktivität für unsere Gesundheit deutlich. Das folgende Zitat von Prof. Dr. Wildor Hollmann, dem Pionier der deutschen Sportmedizin, bringt es auf den Punkt:

„Es gibt kein Medikament und keine Maßnahme, die einen vergleichbaren Effekt hat wie das körperliche Training. Gäbe es ein solches Medikament mit solch hervorragenden Wirkungen und quasi ohne Nebenwirkungen, wäre jeder Arzt gehalten, es zu verschreiben."

Tatsächlich gibt es nachgewiesene positive Wirkungen von körperlicher Aktivität bei vielen chronischen Erkrankungen wie beispielsweise Bluthochdruck, Diabetes Typ II, Herzkreislauferkrankungen, Lungenerkrankungen, Arthrose, Osteoporose, Depression und sogar Krebserkrankungen. Positive Wirkungen finden sich ebenfalls bei neurologischen Erkrankungen wie Schlaganfall, Parkinson-Syndrom oder eben Multiple Sklerose (siehe nächster Abschnitt).

Um in den Genuss der vielfältigen Gesundheitswirkungen zu kommen, sollten natürlich bestimmte Voraussetzungen für die Dauer, Intensität und Häufigkeit von körperlicher Aktivität und körperlichem Training befolgt werden. Für Ältere und Personen mit chronischen Erkrankungen wird in Bezug auf die Durchführung von körperlicher Aktivität Folgendes empfohlen:

- 150 Minuten pro Woche ausdauerorientierte Bewegung mit moderater Intensität (z. B. zügiges Gehen an 5 Tagen mit jeweils 30 Minuten) ODER
- mindestens 75 Minuten pro Woche ausdauerorientierte Bewegung mit höherer Intensität ODER
- eine Kombination aus beiden Intensitäten
- Dabei kann die Gesamtaktivität in mindestens 10-minütigen Einheiten gesammelt werden
- Zusätzlich zweimal pro Woche muskelkräftigende Übungen

Allerdings werden diese Empfehlungen leider oft nicht eingehalten.

Körperliche Aktivitäten bei Menschen mit Multipler Sklerose

Die positiven Wirkungen von körperlicher Aktivität und Training bei MS sind sehr vielfältig und finden auf mehreren Ebenen statt. Generell zeigt sich eine Zunahme der Muskelkraft durch Krafttraining und Verbesserung der Ausdauer durch Ausdauertraining. Diese Wirkungen auf erster Ebene führen zu einer Verbesserung der Gehfähigkeit, einer der wichtigsten körperlichen Funktionen im Alltag und gleichzeitig ein Maß für den Krankheitsfortschritt. Körperliches Training kann im besten Fall hierbei die Gehfähigkeit etwa im gleichen Maß positiv beeinflussen wie eine medikamentöse Therapie den Krankheitsverlauf. Darüber hinaus gibt es positive Wirkungen von körperlichem Training auf die Fatigue, also die rasche Erschöpfbarkeit, und auch auf das Gleichgewicht – und somit das Sturzrisiko. Zusätzlich gibt es Hinweise für Wirkungen von Training auf immunologische oder neuroprotektive (also die Nervenzellen und -fasern schützende) Prozesse im Nervensystem. So könnten möglicherweise nicht nur die Symptome, sondern auch der Krankheitsverlauf selbst positiv beeinflusst werden.

Doch nicht nur auf der körperlichen, sondern auch auf der psychischen Ebene wirkt sich Training positiv aus. So kann eine depressive Stimmung positiv beeinflusst und die Lebensqualität gesteigert werden. Die positiven Effekte auf die Lebensqualität können zum einen von einer Verbesserung von physischen Funktionen wie Fatigue oder Gehfähigkeit herrühren; zum anderen können auch psychische oder psychologi-

sche Faktoren verantwortlich sein: Durch und beim Sport kann die soziale Unterstützung verbessert werden (durch Trainingspartnerschaften, Sportgruppen etc.) und ebenso die sogenannte „Selbstwirksamkeit". Die Selbstwirksamkeit bezeichnet das Zutrauen in die eigenen Fähigkeiten, eine bestimmte Aufgabe meistern zu können. Durch Erfolgserlebnisse bei Sport und Training steigt also das Selbstvertrauen und man fühlt sich leistungsfähiger.
Trotz dieser bekannten positiven Wirkungen sind Personen mit MS körperlich deutlich inaktiver als der Durchschnittsbürger. Dies ist einer der Gründe dafür, dass bei Menschen mit MS Begleiterkrankungen wie Schmerz, Osteoporose, Arthritis, Bluthochdruck oder Lungenerkrankungen häufiger auftreten als in der Gesamtbevölkerung. Doch auch die Symptome der MS können sich durch körperliche Inaktivität verschlimmern. Beispiel hierfür ist die Fatigue, die sowohl primäre, also neurologische, als auch sekundäre, durch Medikamente oder eben durch mangelnde Bewegung bedingte Ursachen haben kann. Werden die Funktionen des Körpers nämlich nicht durch Bewegung beansprucht, so verliert er Stück für Stück seine Leistungsfähigkeit. Gerade wenn eine Fatigue durch Bewegungsmangel verstärkt wurde, ist die Aufnahme von körperlichem Training effektiv und besonders vielversprechend!
Die Gründe für die hohe körperliche Inaktivität bei Personen mit MS sind vielschichtig. Beispielsweise können Umweltbedingungen (schlechte Wege, schlechte Erreichbarkeit von Einkaufszentren etc.) dafür verantwortlich sein, aber auch personenbezogene Faktoren wie das Alter, der Bildungsstand oder das Einkommen. Dies trifft im Übrigen auch auf die Gesamtbevölkerung zu. Natürlich gibt es auch krankheitsbedingte Gründe für geringe körperliche Aktivität. Hier sind vor allem Symptome, die die Gehfähigkeit beeinflussen, zu nennen – wie z. B. Muskelschwäche, Spastik oder Fatigue. Aber auch eine Depression mit verringertem psychischen Antrieb erschwert die körperliche Aktivierung.
Eine große Rolle spielt auch die Einstellung zu körperlicher Aktivität. Freude an der Bewegung und soziale Unterstützung aus dem Umfeld sind zwei enorm wichtige Voraussetzungen dafür, dass Betroffene körperlich aktiv sind oder werden. Beispiele von sehr aktiven Betroffenen, die teilweise erhebliche Einschränkungen der körperlichen Funktionsfähigkeit haben und trotzdem – auch im Rollstuhl – körperlich aktiv sind, zeigen die hohe Bedeutung der eigenen Einstellung und des eigenen Willens.
Die schon angesprochene Unterstützung aus dem Umfeld sollte auch von den Gesundheitsberufen kommen. Ärzte, MS-Schwestern und Therapeuten sollten unbedingt zu körperlicher Aktivität animieren und motivieren. Leider war viel zu lange genau das Gegenteil der Fall.

Die veraltete Lehrmeinung zu Anstrengung und Multipler Sklerose

Früher beriet man Personen mit MS oft, sich zu schonen, und „legte" sie 4–6 Wochen „in die Klinik". Man hatte Angst, dass sich unter körperlicher Stimulierung das Immunsystem unerwünscht aktivieren könnte oder die Spastik gesteigert werde. Ein bei MS häufiges, schwer erklärbares Phänomen trug vermutlich zusätzlich zu der Empfehlung von Schonung bei: das sogenannte Fatigue-Syndrom, eine abnorme Ermüdbarkeit von Kraft, Beweg-

lichkeit, Konzentrationsfähigkeit oder auch Sehkraft, u. a. bei Erwärmung. Die vorübergehende Minderung der Sehkraft ist unter dem Namen Uhthoff-Phänomen bekannt (s. u.).
Noch 1978 erschien die 5. Auflage des Lehrbuchs Neurologie von K. Poeck mit dem Hinweis: „Obwohl körperliche Aktivität das Auftreten von Schüben nicht nachweislich begünstigt, hält man allgemein im akuten Stadium eine strenge Bettruhe von wenigstens 3–4 Wochen für notwendig".
1980 erschien im Neurologie-Lehrbuch von W. Scheid aber schon der Rat „eine zu ausgiebige Bettruhe wirkt sich vor allem bei Patienten mit einer Spastik nachteilig aus."
Im Ratgeber Multiple Sklerose von H. Bauer wurde schon umfassend auf die Risiken von körperlicher Inaktivität hingewiesen: muskuläre Störungen, Osteoporose, Infekte, Thrombose, Wundliegen, Lungenentzündungen.
Innerhalb der folgenden Jahre nahm das Wissen der Neurologen rasch zu; heute empfehlen internationale Leitlinien und auch z. B. die aktuelle deutsche Leitlinie zu „Bewegungstherapie zur Verbesserung der Mobilität bei Patienten mit Multipler Sklerose" körperliche Aktivität als effektive Behandlungsmöglichkeit.

Entwarnung – körperliche Aktivität ist nicht schädlich

1890 beschrieb der Augenarzt Uhthoff eine rasche Minderung der Sehkraft bei Personen mit MS nach durchgemachter Optikusneuritis (Sehnerventzündung), sobald die Körpertemperatur anstieg. Man kann diesen Effekt leicht wiederholbar durch warme Bäder herbeiführen, bereits wenige Zehntelgrad Erhöhung der Körpertemperatur (weit unter der Fiebergrenze) bewirken eine rasche Abnahme der Sehschärfe. Dies nennt man das „Uhthoff-Phänomen". Durch diese Erhöhung der Körpertemperatur können auch andere Symptome hervorgerufen oder verstärkt werden. Wenn zum Beispiel Personen mit MS mit derartiger Wärmeempfindlichkeit in warme Schwimmbecken steigen, lässt nicht selten nach kurzer Zeit die Muskelkraft so stark nach, dass das Verlassen des Bades echte Probleme bereitet. Daher der oft gehörte Rat „vermeiden Sie übermäßige Wärme" oder „reisen Sie nicht in warme Länder". Allerdings: die persönliche Wärmeempfindlichkeit ist sehr verschieden, viele Menschen mit MS verspüren sie überhaupt nicht. Grundsätzlich kann man sich auch mit anstrengenden körperlichen Tätigkeiten, zum Beispiel beim Sport, „warm arbeiten"; solange man jedoch keine Erhöhung der Körpertemperatur produziert, entsteht durch das Uhthoff-Phänomen kein Problem. Zudem gilt: diese „Fatigue" mit Nachlassen von Kraft und Konzentration ist zeitlich klar begrenzt und nimmt im Verlauf von Minuten bis Stunden wieder ab, ggf. kann sie durch Abkühlen

Abb. [68] Körperliche Aktivität und Schubrate; Befragung an 632 Personen mit MS (MuSkAT-Studie Erlangen, 2007–2008).

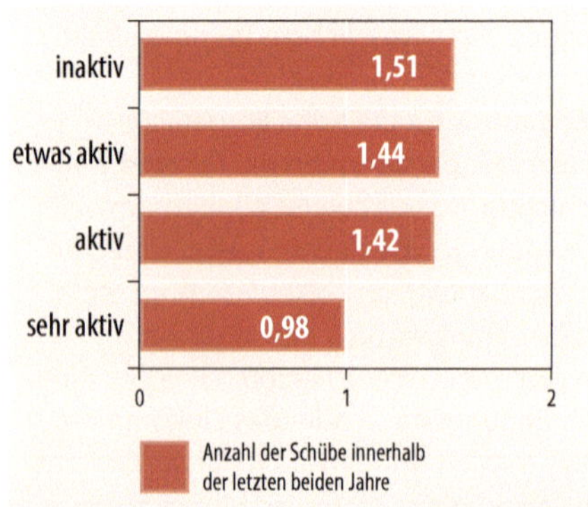

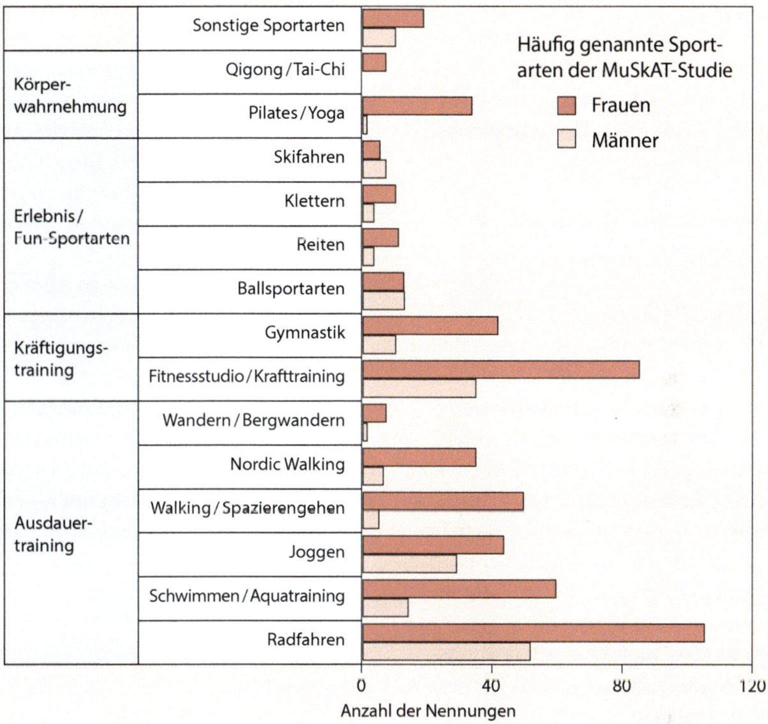

Abb. [69] Häufig genannte Sportarten der MuSkAT-Studie.

z. B. unter der Dusche sogar bekämpft werden; es ist also auch kein MS-Schub.
In einer Studie am Institut für Sportwissenschaft und Sport der Universität Erlangen-Nürnberg (MuSkAT-Studie) mit 632 Personen mit MS konnte bestätigt werden, dass die Schubhäufigkeit nicht vom Ausmaß körperlicher Aktivität abhängig ist (Abb. 68). Tendenziell wiesen hoch aktive Personen mit MS sogar eine niedrigere Schubrate auf als inaktive Personen mit MS.
Bei entsprechender gesundheitlicher Voraussetzung (Herz, Kreislauf, Lunge, orthopädisch) spricht also auch bei Personen mit MS nichts gegen eine körperliche Ausbelastung, z. B. während einer sportmedizinischen Leistungsdiagnostik.
Im Rahmen von Studien am Institut für Sportwissenschaft und Sport der Universität Erlangen-Nürnberg wurde an bisher 202 gehfähigen Personen mit MS eine solche Leistungsdiagnostik (Fahrrad-Ergospirometrie) bis zur körperlichen Ausbelastung durchgeführt. Außer selten auftretenden, vorübergehenden Uhthoff-Symptomen beobachteten die Forscher keine negativen

Ereignisse. Bei einer Befragung desselben Instituts zeigte sich erfreulicherweise, dass viele Personen mit MS bereits sportlich aktiv sind – und das zum Teil auch durchaus in Sportarten wie Ballsport, Klettern oder Reiten, die früher kaum denkbar gewesen wären (Abb. 69).

Regelmäßig selbst körperlich aktiv sein: Empfehlungen und Tipps

Die Trainingsintensität

Eine der wichtigsten Fragen beim Training ist die der Trainingsintensität. Wie anstrengend soll das Training denn eigentlich sein? Die gute Nachricht: Training muss nicht erschöpfend sein, um zu wirken! Eine körperliche Ausbelastung ist zwar auch bei MS – wie gezeigt – ungefährlich, deshalb muss sie im Training aber auch nicht provoziert werden. Einen guten Anhaltspunkt für die richtige Belastung gibt die sogenannte Borg-Skala zum subjektiven Belastungsempfinden (Abb. 70).

Auf dieser Skala von 6–20 gibt man also an, wie anstrengend man eine Tätigkeit empfindet. Ein optimales und effektives Training erreicht man schon bei einer Anstrengung, die zwischen 11 und 15 empfunden wird. Diese Empfehlung gilt übrigens für ein Kräftigungstraining und Ausdauertraining gleichermaßen. Die obersten Bereiche ab 16, die mit viel Schweiß und Atemnot verbunden sind, können und sollten getrost dem Leistungssport und trainierten Athleten vorbehalten bleiben.

Wenn man übrigens den Wert auf der Skala mit 10 multipliziert, dann erhält man einen Anhaltspunkt für die zur Einschätzung gehörende Herzfrequenz. Vor allem beim Ausdauertraining ist die Herzfrequenz eine sehr gute Möglichkeit, die Belastung zu steuern. Die optimale Herzfrequenz beim Training hängt von der jeweiligen Person, dem Alter, dem Fitnesszustand und der Ruhe- und maximalen Herzfrequenz ab. Die Trainingsherzfrequenz kann mit verschiedenen Formeln und Faustregeln berechnet werden (wie z. B.: Trainingsherzfrequenz = 160 minus Lebensalter). Diese Formeln sind oft eine gute Annäherung, müssen jedoch nicht auf jede einzelne Person exakt zutreffen.

Nicht jeder hat die gleiche persönliche Fitness oder sportliche Vorerfahrungen. Wer noch nie Sport gemacht hat oder lange Zeit inaktiv war, sollte sicherheitshalber vor Aufnahme körperlicher Aktivität einen medizinischen Check-up machen lassen (Blutdruck, EKG, Belastbarkeit). Diese Empfehlung gilt übrigens nicht nur für Personen mit MS, sondern generell für jeden, der älter als 35 Jahre ist.

Abb. [70] Borg-Skala zum subjektiven Belastungsempfinden.

6	
7	sehr, sehr leicht
8	
9	sehr leicht
10	
11	ziemlich leicht
12	
13	etwas anstrengend
14	
15	anstrengend
16	
17	sehr anstrengend
18	
19	sehr, sehr anstrengend
20	

Training von Ausdauer, Kraft, Gleichgewicht und Beweglichkeit

Die folgende Tabelle gibt einen kurzen Überblick über verschiedene Möglichkeiten, die Kraft, Ausdauer, Beweglichkeit und das Gleichgewicht zu trainieren. Gleichzeitig werden die wichtigsten Belastungsempfehlungen für Personen mit Multipler Sklerose gegeben. Wichtig ist im Einzelfall vor Trainingsbeginn die Abschätzung von Einschränkungen durch Kleinhirn-Bewegungsstörungen, Spastik, Sehstörungen, Verlust der Körperempfindung oder kognitive Störungen – im Zweifelsfall durch einen medizinischen Check-up. Als Sonderfall gibt es die Möglichkeit, an einer Rehabilitationssport-Gruppe unter Anleitung teilzunehmen; dies wird weiter unten näher erläutert.

Spezielle Rücksichtnahme auf Symptome und Funktionszustand

Oft wird versucht, mit der EDSS (erweiterten Behinderungsskala) Probleme bei MS in einem Zahlenwert zu fassen: ab Wert 4.0 Gehbehinderung, ab 6.0 kein freier Gang mehr möglich. EDSS 8.0 bezeichnet hochgradige Hilfsbedürftigkeit und Behinderung von Händen und Füßen. In den meisten wissenschaftlichen Studien wurde Kräftigungs- oder Ausdauertraining bei Personen mit EDSS 0–5 (im Mittel 3–3,5) durchgeführt. Während man bis EDSS 3 die meisten sportlichen Bewegungen bewältigen kann, so kann das bei eingeschränkter Gehfähigkeit schon schwieriger sein. Ab EDSS 6 braucht man in der Regel eine persönliche Betreuung und ein persönlich zugeschnittenes Übungsprogramm. Als

TABELLE 13. WIRKUNG VERSCHIEDENER TRAININGSARTEN BEI MS MIT BELASTUNGSEMPFEHLUNGEN

Art des Trainings und Beispiele	Belastungsempfehlungen
Krafttraining Gerätetraining, Gymnastische Übungen ohne und mit Hilfsmitteln (Kleingeräte)	▪ 8–15 Wiederholungen bei moderater Intensität (Borg-Skala 11–15) ▪ 1–3 Serien, Serienpause 2–4 Minuten ▪ 4–8 Übungen pro Trainingseinheit, 2–3 Trainingseinheiten pro Woche
Ausdauertraining Fahrradergometer, Oberkörperergometer, Laufband, Walking, Aquatraining	▪ 10–40 Minuten bei moderater Intensität (Borg-Skala 11–15 oder Karvonen-Formel* mit Faktor 0,5–0,7) ▪ 2–3 Einheiten pro Woche, mind. 8 Wochen
Beweglichkeitstraining Statische Dehnmethoden	▪ Langsame, sanfte, andauernde Dehnung, 20–60 Sekunden pro Muskelgruppe ▪ 10–15 Minuten, täglich
Gleichgewichtstraining Tai Chi, Balancetraining	▪ Verlagerung und Kontrolle des Körperschwerpunkts im Stand und Gehen ▪ Zusatzaufgaben und Variationen mit verschiedenen Unterstützungsflächen

*Diese dient der Bestimmung der optimalen Herzfrequenz beim Ausdauertraining.

Faustregel gilt: Weniger der EDSS-Wert als die persönliche Fitness, sportliche Vorerfahrungen und nicht zuletzt die Beratung durch Therapeut und Arzt entscheiden im Einzelfall, was man sich zumuten sollte.
Bei zahlreichen Betroffenen liegt Fatigue vor, eine abnorme Ermüdbarkeit, die längere körperliche Anstrengung und somit auch Training erschwert. Oft lässt sich dieses Problem durch die Wahl eines Intervalltrainings, durchaus auch an Geräten, mit kürzeren Belastungsphasen umgehen. Hierbei wird ein Training oder eine Übung durch eine oder mehrere Pausen (2–4 Minuten Dauer) unterbrochen, was zu einer insgesamt höheren Trainingsleistung bei geringerer Erschöpfung führen kann.

Regelmäßig körperlich aktiv sein oder werden: Strategien und Tipps

Die positiven Wirkungen körperlicher Aktivität auch und vor allem bei Multipler Sklerose sind also – wie gezeigt – vielfältig. Allerdings sind Wirkungen leider nur von kurzer Dauer. Studien zeigen, dass Erfolge eines achtwöchigen Trainings nach weiteren acht Wochen Trainingspause komplett verschwunden sind. Es kommt also nicht drauf an, 8 oder auch 12 Wochen „Gas zu geben", sondern es ist sinnvoller, kleine aber andauernde Änderungen seines Bewegungsverhaltens vorzunehmen. Schließlich sollte man lebenslang aktiver werden, quasi „chronisch" – so wie die Multiple Sklerose eben auch.
Eine Verhaltensänderung – denn nichts anderes ist die Durchführung von mehr körperlicher Aktivität – ist aber alles andere als einfach. Sicher haben wir uns alle schon einmal (z. B. an Neujahr) gute Vorsätze gemacht, die wir dann schließlich doch nicht umgesetzt haben. Oft scheitert die Verhaltensänderung am inneren Schweinehund oder daran, dass man es nicht ernst genug gemeint hat. Die folgenden Tipps sollen helfen, mehr körperliche Aktivität dauerhaft in den Alltag zu integrieren.

1. **Selbstbeobachtung**. Stellen Sie sich einige entscheidende Fragen – ganz ehrlich.
   - Wie häufig bewege ich mich? Welchen Stellenwert hat körperliche Aktivität für mich?
   - An welchen Stellen könnte ich mehr Bewegung in meinen Alltag integrieren?
   - Schreiben Sie ruhig einmal eine Woche lang alle Ihre körperlichen Aktivitäten in einem Kalender auf. Meist merkt man erst so, wie wenig man sich eigentlich bewegt!
   - Dasselbe können Sie nach 4–8 Wochen noch einmal machen – und Sie sehen, ob sich etwas verändert hat!
   - Mit einem Fitnesstracker, einer Smartwatch oder mit Ihrem Smartphone können Sie Ihre täglichen Schritte aufzeichnen und im Verlauf analysieren.
2. **Zielsetzung**. Setzen Sie sich Ziele, die Sie verfolgen und überprüfen können.
   - Ziele sollten realistisch sein. Setzen Sie sich keine zu ambitionierten Ziele, die zu viel von Ihnen abverlangen. Schließlich müssen Sie mit dem neuen Verhalten ja leben können!
   - Setzen Sie sich kurz-, mittel- und langfristige Ziele, die messbar sind. So können Sie die Erreichung Ihrer Ziele beispielsweise nach einer (kurz-), nach 4 (mittel-) und nach 12 Wochen (langfristig) überprüfen
3. **Feste Absichten und genaue Planung**. Legen Sie auch Details fest, nicht nur Überschriften!

- Bestimmen Sie genau das WAS, WANN, WO und WIE Ihrer geplanten Bewegungseinheiten.
- z. B. „Ich gehe ab sofort jeden Dienstagabend um 19.00 im Park laufen, mit meiner Freundin."

4. **Setzen Sie Prioritäten**! Auch bei MS haben Sie Ihre Gesundheit zu einem großen Teil in der eigenen Hand. Körperliche Aktivität und Training muss daher auf der Prioritätenliste ganz nach oben!
   - Welche Priorität hatte Bewegung bisher bei Ihnen? Geben Sie einer Bewegungseinheit denselben Stellenwert im Kalender wie z. B. einem Arztbesuch? Sollten Sie das nicht tun?
5. Denken Sie von vornherein an Hindernisse. Was könnte Ihnen in die Quere kommen?
   - „… das Wetter könnte schlecht sein."
   - „… nachmittags bin ich immer müde und kann mich nicht mehr aufraffen."
6. Überlegen Sie sich schon vorher Strategien dazu! Wie können Sie die Hindernisse überwinden?
   - „… das Wetter könnte schlecht sein. ABER: ich habe gute Kleidung, das Wetter darf also keine Rolle spielen."
   - „… nachmittags bin ich immer müde und kann mich nicht mehr aufraffen. ABER das weiß ich ja. Also gehe ich immer schon um 9 Uhr zum Nordic Walking."

Diese Tipps können Sie verwenden, um – möglichst täglich – kurze Aktivitäten in Ihren Alltag zu integrieren. Benutzen Sie so oft wie möglich die eigene Muskelkraft und -Ausdauer zur Fortbewegung. Vergessen Sie nicht – die moderne Gesellschaft versucht uns, jegliche Bewegung abzunehmen. Die Arbeit wird immer stressvoller, die Arbeitszeiten werden immer länger. Meist kann man nicht darauf warten, dass eine Gelegenheit kommt, um aktiv zu werden – man muss sich solche Gelegenheiten schaffen! Die dann durchgeführten Aktivitäten müssen auch nicht anstrengend sein. Versuchen Sie auch, 2- bis 3-mal pro Woche ein systematisches Training der Kraft oder Ausdauer durchzuführen. Auch hier genügt eine mittlere Intensität, die Herzfrequenz sollte beim Training merklich ansteigen, ohne dass Sie jedoch Atemschwierigkeiten bekommen. Vorschläge und Empfehlungen für die Gestaltung Ihres Trainings können Sie der Tabelle Trainingsempfehlungen entnehmen. Als Faustregel kann man sagen, dass eine Trainingseinheit pro Woche den Leistungsstand hält und möglicherweise zu kleinen Verbesserungen führt. Bei einer zweiten Einheit erzielen Sie schon deutlich mehr Fortschritte, das Training ist effektiv. Eine dritte Einheit sorgt für optimalen Trainingserfolg. Doch lassen Sie sich Zeit – fangen Sie mit einer Einheit an und steigern sich langsam. Sie werden merken, die Erfolge lassen nicht länger als 4 Wochen auf sich warten.

Kann man sich professionelle Unterstützung sichern?

Speziell für Menschen mit MS kann *Rehabilitationssport* verschrieben werden: 1–2x wöchentlich körperliche Bewegung in Gruppe unter Anleitung eines geprüften Fachübungsleiters auf ärztliche Verordnung (Muster 56) als Leistung von Rehaträgern oder Krankenkassen. Gemäß Sozialgesetzbuch IX besteht seit 2001 ein Rechtsanspruch auf Kostenübernahme für den Rehabilitationssport als „Hilfe zur Selbsthilfe". Bei MS können 120 Einheiten in 36 Monaten verschrieben werden. Veranstalter sind meist gemeinnützige Vereine, z. B.

Sportvereine oder DMSG-Gruppen. Auch schwerer betroffene Menschen mit MS (über EDSS 6) können profitieren. Übungen an technischen Geräten sind allerdings nicht erstattungsfähig.
Es gibt leider noch relativ wenig spezielle Sport- oder Trainingsangebote für Personen mit MS. Herz- oder Lungensportgruppen sind hier deutlich häufiger zu finden. Dieses Defizit in der Versorgung mit Trainings- und Sportangeboten für Personen mit MS gilt es nun – vor allem angesichts der beschriebenen positiven Wirkungen von körperlicher Aktivität – zu schließen. Am Institut für Sportwissenschaft und Sport der Universität Erlangen wird schon seit 2009 geforscht, ob das Internet ein geeignetes Medium sein kann, ein Sportangebot für Personen mit MS flächendeckend für ganz Deutschland anbieten zu können.
Bisherige Studienergebnisse sind vielversprechend. In der **ms-intakt Studie** (**int**ernetbetreute **A**ktivierung zu **k**örperlichem **T**raining bei **M**ultipler **S**klerose) haben 126 gehfähige Teilnehmer aus ganz Deutschland über 3 Monate ein von Sporttherapeuten entwickeltes und individuell angepasstes körperliches Training absolviert. Als Ergebnis wurde die Lungenfunktion sowie die Kraft der Oberschenkel verbessert und die körperliche Aktivität wurde erhöht. Das Trainingsprogramm wurde von den Teilnehmern sehr gut angenommen. In einer weiteren Studie konnte der Erfolg einer stationären Rehabilitation durch eine 3-monatige Online-Nachbetreuung über 6 Monate gehalten und teilweise sogar gesteigert werden. Gegenwärtig arbeiten die Forscher daran, das Angebot auch außerhalb von Studien anbieten zu können.

ALLES WICHTIGE AUF EINEN BLICK

- Körperliche Aktivität ist der Überbegriff für Bewegung, die den Energieverbrauch deutlich anhebt, und beinhaltet sowohl besondere Alltagsaktivitäten (wie z. B. Fahrrad fahren), körperliches Training als auch Sport. Körperliche Aktivität hat eine sehr hohe, positive Gesundheitswirkung, auch bei vielen chronischen Erkrankungen und neurologischen Erkrankungen wie der Multiplen Sklerose (MS). Die positiven Wirkungen betreffen zum einen Symptome der MS wie Fatigue, Muskelschwäche oder Gleichgewichtsstörungen. Zusätzlich wirkt sich körperliche Aktivität positiv auf die Psyche und die Lebensqualität aus.
- Dennoch sind Personen mit MS oft körperlich inaktiv. Dies kann an vorhandenen Symptomen, aber auch an der Einstellung zu körperlicher Aktivität und Sport liegen. Lange Jahre hat man Personen mit MS davon abgeraten, körperlich anstrengende Tätigkeiten wie Sport durchzuführen, da es zu einer vorübergehenden Symptomverschlechterung kommen kann. Heute weiß man, dass körperliche Anstrengung ungefährlich ist und den Krankheitsverlauf höchstens positiv beeinflussen kann. Es ist aber gar nicht notwendig, sich bei Sport und Training stark anzustrengen – schon bei moderaten Intensitäten kommt man in den Genuss der positiven Wirkungen. Es gibt Empfehlungen für ein Training der Ausdauer, der Kraft, des Gleichgewichts und der Beweglichkeit für Personen mit MS.
- Die Trainingswirkungen sind jedoch nicht von langer Dauer, das Training muss also dauerhaft durchgeführt werden. Bei dieser Umstellung ist es wichtig, in kleinen Schritten voranzugehen und Stück für Stück aktiver zu werden, ohne sich zu viel vorzunehmen. Körperliche Aktivität, Training und Sport bieten DIE Möglichkeit, auch bei einer chronischen Erkrankung selbst Einfluss auf die eigene Gesundheit und das Wohlbefinden zu nehmen.

KAPITEL 19

Rehabilitation bei MS (Christian Dettmers und Thomas Henze)

Was ist mit „Rehabilitation" gemeint?

Der Begriff „Rehabilitation" bedeutet die Wiederherstellung eines früheren Zustands. Im Gesundheitssystem spricht man von Rehabilitation, wenn man einen Menschen mit einer Beeinträchtigung oder Krankheit intensiv behandelt und mit dem Ziel trainieren lässt, dass er in der Lage ist, seine angestammten Funktionen in Familie, Beruf und sozialem Umfeld wieder wahrzunehmen.

Nicht nur nach einer akuten Erkrankung, sondern auch bei chronischer Krankheit ist eine Rehabilitation möglich und sinnvoll, also auch bei der MS. Verloren gegangene Funktionen sollen so weit wie möglich auftrainiert werden. Es soll aber auch eine drohende Pflegebedürftigkeit vermieden, eine bestehende verringert und drohende Komplikationen verhindert werden. Zudem soll der Umgang mit der Erkrankung erleichtert und verbessert werden (Krankheitsverarbeitung). Das Ziel der Rehabilitation ist, die Lebensqualität zu erhalten oder wieder zu verbessern oder – falls die Rentenversicherung der Kostenträger ist – die Arbeitsfähigkeit zu erhalten oder wiederherzustellen.

Die Weltgesundheitsorganisation definiert „Rehabilitation" folgendermaßen:

„Die Summe der aufeinander abgestimmten Maßnahmen, die darauf ausgerichtet sind, körperlich, geistig und/oder seelisch Behinderte bis zum höchsten individuell erreichbaren Grad geistiger, sozialer, beruflicher und wirtschaftlicher Leistungsfähigkeit herzustellen oder wiederherzustellen, damit sie einen angemessenen Platz in der Gemeinschaft finden."

> Der englische Neurologe Derick Wade bezeichnete vor einigen Jahren die Rehabilitation als „Problemlöse- und Lernprozess mit dem Ziel, Beeinträchtigungen als Folge einer Erkrankung oder Verletzung zu verringern und die Teilhabe zu verbessern".

Rehabilitation ist ein sehr komplexer Vorgang, bei dem sich innerhalb eines umfassenden Behandlungskonzeptes medizinische, berufliche und soziale Maßnahmen gegenseitig ergänzen. Durch die medizinischen, d.h. vor allem funktionellen Behandlungen (z.B. Physiotherapie, Bewegungstherapie, Ergotherapie, Neuropsychologie) sollen die bestehenden Symptome und die daraus entstehende Behinderung beseitigt, vermindert oder eine Verschlimmerung vermieden werden. Hierzu tragen natürlich auch medikamentöse Therapien bei. Um die Betroffenen wieder in den früheren oder einen geeigneteren Beruf zu führen, wird die Leistungsfähigkeit getestet und – wenn möglich – verbessert (berufliche Maßnahmen). Mit sozialen Maßnahmen soll Menschen mit MS die Wiedereingliederung in Familie und Beruf und ihre soziale Umgebung ermöglicht werden. In der Rehabilitation geht es also nicht nur darum, einzelne Symptome der MS zu verringern. Ziel ist es vielmehr, die

Auswirkungen dieser Symptome auf Ihre Fähigkeiten, den Alltag und das Berufsleben zu verringern. Gleichzeitig soll alles unternommen werden, damit Sie Ihren festen Platz im sozialen Leben behalten. Um diese Ziele zu erreichen, ist eine genaue Befundaufnahme im Sinne einer Analyse der bestehenden körperlichen, geistigen und psychischen Einschränkungen notwendig. Dies wiederum ist die Basis für die anschließende „multimodale" Rehabilitation, also eine auf diese Einschränkungen bezogene, sehr individuelle und vielgestaltige Behandlung.
Wichtige Teilbereiche der Rehabilitation

- Physiotherapie (= Krankengymnastik)
- Ergotherapie
- Bewegungs- und Trainingstherapie
- Sprechtherapie
- Schlucktherapie
- neurokognitive, psychologische Therapie und Entspannungstherapie
- Berufstherapie (nicht in allen Rehabilitationseinrichtungen)
- physikalische Therapie
- Information und Schulung zu MS-bezogenen Problemen sowie zum allgemeinen Erhalt der Gesundheit (Vorsorge bzw. Prävention von Krankheiten)
- Hilfe bei sozialmedizinischen Fragestellungen
- Versorgung mit erforderlichen Hilfsmitteln

Rehabilitation ist immer auch harte Arbeit, denn nur durch ein intensives Trainingsprogramm lassen sich die gewünschten Erfolge erzielen. Rehabilitation setzt Ihre aktive Mitarbeit und viel Motivation voraus!
Wie bereits erwähnt, wird während der Rehabilitation auch die Behandlung mit Medikamenten fortgesetzt bzw. ergänzt oder verbessert. Dies gilt insbesondere für die Therapie der einzelnen Symptome.

Welches sind die Ziele der Rehabilitation?

Immer dann, wenn aufgrund der bei Ihnen bestehenden MS-Symptome Ihre Fähigkeit eingeschränkt ist, den Alltag zu bewältigen, ein normales Familienleben zu führen oder Ihren Beruf auszuüben, wird eine intensive Therapie erforderlich. Diese richtet sich nach den zugrunde liegenden Symptomen und besteht aus Behandlungen wie Krankengymnastik oder Ergotherapie sowie auch Medikamenten. Diese finden zunächst ambulant statt, sofern Ihnen dies möglich ist. Reicht eine solche Behandlung jedoch nicht aus bzw. ist es nicht möglich, 2- bis 3-mal pro Woche eine Krankengymnastik- oder Ergotherapie-Praxis aufzusuchen, wird eine ambulante oder auch eine stationäre Rehabilitation erforderlich. Diese sollte dann möglichst in einer Klinik mit entsprechender Erfahrung (möglichst ein anerkanntes MS-Kompetenzzentrum) stattfinden.
Die Ziele einer Rehabilitation bei MS lassen sich nach dem bisher Gesagten folgendermaßen formulieren:

- Erhalt bzw. Verbesserung einer eingeschränkten funktionellen Leistungsfähigkeit der Betroffenen
- Förderung Ihrer Selbstständigkeit und persönlichen Bewegungsfreiheit
- Erhalt bzw. Verbesserung Ihrer sozialen Einbindung in Familie, soziales Umfeld und Beruf
- Vorbeugung möglicher Folgeschäden bestehender Symptome bzw. deren Behandlung

- Verringerung von Pflegebedürftigkeit und Umfang der erforderlichen Betreuung
- Besseres Zurechtkommen mit der Erkrankung und den Ausfallserscheinungen, die sich nicht wegtrainieren lassen (Krankheitsverarbeitung)

Zusammengefasst geht es also darum, die Lebensqualität so weit wie möglich zu verbessern.

Wann ist eine Rehabilitation erforderlich?

Eine Rehabilitation bei MS ist natürlich immer dann zu erwägen bzw. erforderlich, wenn sich nach einem akuten MS-Schub die Symptome trotz hoch dosierter Kortison-Behandlung nicht ausreichend zurückgebildet haben und daher eine deutliche Behinderung oder Einschränkung der körperlichen Leistungsfähigkeit fortbesteht.
Ein Schub ist jedoch nicht die einzige notwendige Voraussetzung für eine Rehabilitation. Vielmehr kann auch im chronischen Stadium der Verlust wichtiger Körperfunktionen, z.B. ein immer schlechteres Gehvermögen, oder der Selbstständigkeit eine Rehabilitation erforderlich machen, vor allem dann, wenn eine solche Verschlechterung durch ambulante Therapien nicht aufgehalten werden kann. Bei gleichzeitig mehreren funktionellen Einschränkungen ist eine ambulante Behandlung ebenfalls oft nicht ausreichend, diese Symptome bedürfen vielmehr eines intensiven multimodalen Behandlungsprogramms im Rahmen einer Rehabilitation. Gelegentlich ist – vor allem bei schwerstbehinderten Betroffenen – eine Behandlung durch mehrere medizinische Fachleute notwendig, z.B. bei schwerer schmerzhafter Spastik mit Kontrakturen. Auch hier bietet zumeist nur eine stationäre Rehabilitation Aussicht auf Erfolg, die aus einer intensiven Physiotherapie mit unterschiedlichen Methoden besteht und durch weitere funktionelle Behandlungen sowie auch intensive medikamentöse Therapien ergänzt wird.
Es sei an dieser Stelle noch einmal betont, dass Rehabilitation immer individuell ist und eine genaue Analyse der Symptome und der sich aus ihnen ergebenden Beeinträchtigungen von Körperfunktionen und Fähigkeiten voraussetzt. Aufgrund dieser Analyse wird dann ein individuelles Programm mit den erforderlichen Behandlungsinhalten entwickelt. Da Rehabilitation einerseits eine entsprechende Motivation und andererseits ein gutes Verständnis für die durchgeführten Behandlungen voraussetzt, sind vor allem Betroffene mit erheblichen kognitiven Störungen oft nicht in der Lage, eine erfolgreiche Rehabilitation durchzuführen. Auch schwere Begleiterkrankungen, z.B. Herz-, Lungen- oder Krebsleiden, lassen eine sinnvolle Rehabilitation gelegentlich nicht zu.

Wie ist die Rehabilitation organisiert?

Rehabilitation kann sowohl ambulant als auch stationär durchgeführt werden. Voraussetzung ist, dass die Reha-Einrichtung über alle erforderlichen Behandlungsformen verfügt und diese aufeinander abgestimmt werden können.

Ganztags ambulante (früher „teilstationäre") Rehabilitation

Bei der „ganztags ambulanten" Rehabilitation fährt der MS-Betroffene morgens dorthin, nimmt die verschiedenen verordneten Therapien wahr und fährt nachmittags oder abends wieder nach Hause. Die Rehabilitation wird von einem Arzt der Institution überwacht. Dieser führt auch die notwendigen körperlichen Untersuchungen durch, um Fortschritte der Behandlung zu dokumentieren. Für eine ambulante Rehabilitation muss man ausreichend mobil sein, da täglich die Strecke zwischen der eigenen Wohnung und der Reha-Einrichtung bewältigt werden muss. Die Dauer der Rehabilitation richtet sich nach Art und Umfang der Symptome und natürlich nach den Zielen der Behandlung. Sie beträgt in der Regel 3 bis 4 Wochen, kann aber in Absprache mit dem jeweiligen Kostenträger, also der Krankenkasse oder dem Rentenversicherungsträger, eventuell verlängert werden.

Stationäre Rehabilitation

Die stationäre Rehabilitation ist in der Regel mit einem mehrwöchigen Aufenthalt in einer entsprechenden Reha-Klinik verbunden. Auch hier werden täglich mehrere funktionelle Therapien nach einem zu Beginn individuell festgelegten Konzept durchgeführt. Man verbringt die gesamte Zeit in der Klinik und wird dort komplett medizinisch versorgt.

Diese Form der Rehabilitation ist vor allem dann sinnvoll, wenn die Mobilität und die Leistungsfähigkeit der Betroffenen eingeschränkt sind, sie also nicht täglich zwischen Wohnort und Reha-Zentrum pendeln können. Die stationäre ist auch dann der ambulanten Rehabilitation vorzuziehen, wenn begleitende gesundheitliche Probleme bestehen und der medizinische Versorgungsbedarf dadurch erhöht ist.

In guten Reha-Kliniken findet auch eine spezielle „Reha-Pflege" statt.

Neben Reha-Kliniken mit umfangreicher Erfahrung in der Behandlung der MS gibt es in Deutschland einige spezielle MS-Kliniken (Akutkrankenhäuser), die – neben der Akutbehandlung MS-Betroffener – zumeist auch umfangreiche Einrichtungen vorhalten, in denen funktionelle Therapien wie Physiotherapie, Ergotherapie und weitere angeboten werden. Um in einer dieser Kliniken behandelt zu werden, ist lediglich ein Einweisungsschein Ihres Neurologen erforderlich, nicht aber eine Genehmigung für eine Rehabilitation durch Ihre Krankenkasse (siehe Abschnitt „Wann und wie soll eine Rehabilitation beantragt werden?"). Es muss allerdings auch ein akuter Behandlungsgrund vorliegen.

Was sind die Inhalte der Rehabilitation?

Wie erwähnt, beinhaltet die Rehabilitation ein umfassendes Programm, um möglichst alle Symptome und Funktionseinschränkungen durch die MS wirksam behandeln zu können. Hierzu gehören die Physiotherapie (Krankengymnastik), Ergotherapie, Trainings- und Bewegungstherapie, Sprech- und Sprachtherapie, Schlucktherapie, neurokognitive Therapie, psychologische Therapie, Entspannungstherapie und physikalische Therapie.

In der Rehabilitation sollten zusätzlich umfangreiche Informationen zur MS vermittelt werden. Ebenso wichtig sind die Ernährungs- und die sozialmedizinische Beratung. Schlussendlich sollten eventuell erforderliche Hilfsmittel, z. B. Gehstöcke, Gehwagen oder ein Rollstuhl, in der Reha-Einrichtung ausprobiert, angepasst und verordnet werden.

Auch können die medikamentöse Behandlung einzelner Symptome sowie die Immuntherapie überprüft und ggf. ergänzt oder geändert werden. Die symptomatische Behandlung soll Symptome wie Blasenstörungen, Spastik, Missempfindungen und anderes lindern (siehe entsprechende Kapitel). Die Immunmodulation hingegen soll gezielt oder selektiv entzündliche Prozesse des Immunsystems unterdrücken, die die MS verursachen.
Im Folgenden sollen die wichtigsten funktionellen Behandlungen in der Rehabilitation kurz vorgestellt werden.

Physiotherapie

Physiotherapie oder Krankengymnastik ist eine wesentliche Säule der ambulanten und der stationären Rehabilitation. Sie dient der Normalisierung des Muskeltonus (Muskelspannung), der Kräftigung, Aktivierung und Verbesserung der Ausdauerleistung der Muskulatur, ebenso der Verbesserung von Körperhaltung, Gleichgewicht und Koordination. Auch kann sie zur Schmerzlinderung beitragen. Am bekanntesten und am weitesten verbreitet dürfte die Methode nach Bobath sein. Es werden aber auch andere Techniken, wie diejenige nach Vojta oder die propriozeptive neuromuskuläre Fazilitation (PNF), eingesetzt. Neben diesen, schon fast als traditionell zu bezeichnenden Techniken wurden in den letzten Jahren Geräte entwickelt, mit deren Hilfe einzelne Funktionsstörungen und Beeinträchtigungen ebenso gezielt behandelt werden können. Hierzu gehören neben anderen das Laufband mit Körpergewichtsentlastung, motorgetriebene Fahrräder sowie Armtrainer. Mit Hilfe des Laufbandes kann vor allem bei einer Muskelschwäche eines oder beider Beine das Gehen intensiv geübt werden, da das Körpergewicht durch einen Bauchgurt entlastet wird. Wenn gleichzeitig eine Spastik der Beine besteht, kann auch diese mit dem Laufbandtraining oftmals verringert werden.
Selbstverständlich ist hiermit auch ein Ausdauertraining möglich. Dieses erfolgt

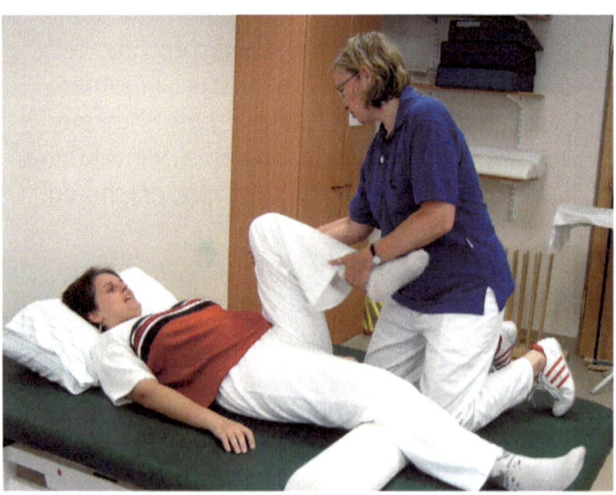

Abb. [71] Bobath-Therapie.

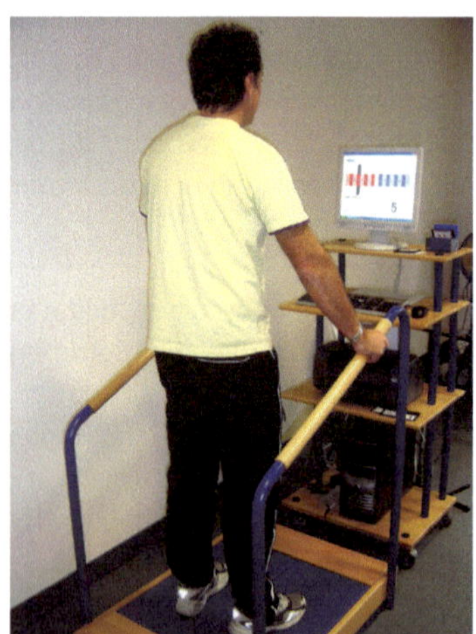

Abb. [72] Balancetrainer.

ebenso mit motorgetriebenen Fahrrädern, indem sich der MS-Betroffene auf einem Stuhl oder in seinem Rollstuhl an ein solches Gerät setzt und – abgestimmt auf seine Muskelkraft und seinen Trainingszustand – möglichst täglich trainiert. Die Geräte können sowohl einen Teil der Muskelarbeit übernehmen als auch durch eigene Muskelanstrengung angetrieben werden. Dieses Training hat außerdem einen positiven Einfluss auf die MS-bedingte Müdigkeit (Fatigue) und auch eine vorhandene Spastik lässt sich mit einem solchen Gerät oft verringern. Mithilfe eines Balancetrainers mit visuellem Feedback können Gleichgewicht und Koordination beim Gehen und damit Stand- und Gangsicherheit verbessert werden.

Um die Funktionsfähigkeit eines Arms bzw. einer Hand wieder zu verbessern, verläuft das Training häufig repetitiv. Bei dieser Behandlung werden alltägliche Bewegungen wie das Führen einer Tasse zum Mund in einzelne Teilbewegungen „zerlegt" und viele Hundert Male wiederholt, bis sie dem Übenden wieder möglich sind.

Physiotherapie kann oft auch in kleinen Gruppen mit zwei bis drei Betroffenen durchgeführt werden. Für diese werden thematische Schwerpunkte festgelegt, z. B. Verbesserung des Gleichgewichtes, der Koordination, der Rumpfstabilität usw. Voraussetzung ist, dass die Teilnehmer „gruppentauglich" sind, d. h. keine sehr ausgeprägten Funktions- und Fähigkeitsstörungen aufweisen (die eigentlich eine Einzeltherapie erfordern würden) und in der Lage sind, den Vorgaben des Therapeuten auch zu folgen, ohne dass eine ständige individuelle Unterweisung erforderlich ist.

Auch größere Gruppen zum Walken, Gleichgewichtstraining, Rückentraining, Gerätetraining, Wassergymnastik kommen zunehmend zum Einsatz. Diese Trainingsform erlaubt, die Therapiemenge und damit die Trainingsintensität zu erhöhen. Grundgedanke ist, dass vor allem das aktive eigene Training die Neuverknüpfung im Gehirn (Neuroplastizität), muskuläre Kraft und Ausdauer fördert und Herz-Kreislauf stärkt (vgl. Kapitel „Körperliche Aktivität und Sport").

Eine bei MS häufig eingesetzte Behandlungsmöglichkeit ist die Feldenkrais-Therapie, die MS-Betroffene dazu befähigen soll, Bewegungsabläufe bewusster wahrzunehmen und zu verbessern („Bewusstheit durch Bewegung", „funktionale Integration"). Ähnliche Ziele hat auch das Qi-gong, welches in einigen Reha-Institutionen angeboten wird.

Ergotherapie

Die Ergotherapie ist eine Behandlungsform, mit der besonders die Aktivitäten des täglichen Lebens trainiert werden. Schwerpunkte sind das Wasch- und Anziehtraining, das Frühstückstraining zur Einnahme von Mahlzeiten, das Schreibtraining und einiges mehr. Die Betroffenen sollen in die Lage versetzt werden, diese Tätigkeiten – also Waschen und die übrige Körperhygiene, An- und Auskleiden, Toilettengänge, Einnahme von Mahlzeiten, Schreiben, Haushaltstätigkeiten usw. – wieder so selbstständig wie möglich erledigen zu können.

In der Reha-Institution werden daher – in entsprechend eingerichteten Räumen oder im Patientenzimmer – diese Tätigkeiten trainiert. Gleichzeitig werden die eventuell erforderlichen Hilfsmittel ausprobiert und dann verordnet bzw. für zu Hause beschafft.

Abb. [73] Ergotherapie Trinktraining.

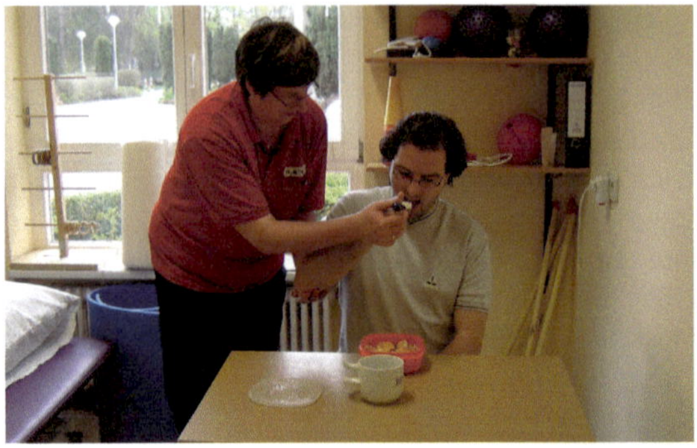

Abb. [74] [75] Hilfsmittel zur Ergotherapie.

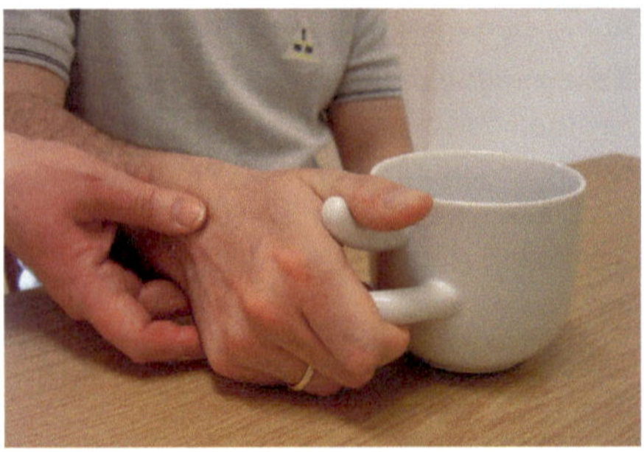

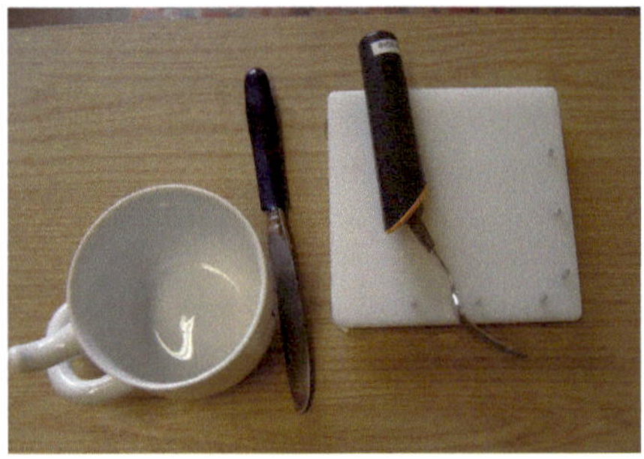

Trainings- und Bewegungstherapie

Bei der Trainings- und Bewegungstherapie kommt es vor allem auf eine Verbesserung von Ausdauer und Kraft an. Durch eine regelmäßige Behandlung kann auch die Fatigue (siehe Kapitel „Fatigue“) gebessert werden, sodass Leistungsfähigkeit und Wohlbefinden steigen. Zahlreiche dieser Behandlungen können in kleinen Gruppen durchgeführt werden.
Ein nicht unwichtiger Nebenaspekt dieser Therapien ist auch, dass sie zur Vorbeugung (Prävention) der sogenannten Zivilisationskrankheiten, insbesondere Herz-Kreislauf-Erkrankungen, beitragen. Denn vor diesen sind leider auch Menschen mit MS nicht sicher.

Sprech- und Sprachtherapie

Die Sprech- und Sprachtherapie ist ein weiterer Baustein innerhalb einer umfassenden Rehabilitation, denn es können im Verlauf der MS auch Störungen des Sprechens auftreten, die die Kommunikation mit anderen Menschen manchmal erheblich behindern. Eine Sprachstörung, wie sie nach einem Schlaganfall häufig ist, kommt bei MS hingegen nur selten vor, kann in der Reha-Einrichtung dann aber ebenfalls behandelt werden.
Die Therapie von Sprechstörungen erfolgt zumeist einzeln, seltener in einer kleinen Gruppe. Mit dem Sprechtherapeuten üben Sie dabei eine bessere Wahrnehmung von Bewegungsvorgängen beim Sprechen,

ein langsameres Sprechtempo, aber auch eine bessere Steuerung und Kontrolle des Stimmtons.
Bei erheblicher Unverständlichkeit ist manchmal der Einsatz technischer Hilfsmittel wie Buchstaben- oder Kommunikationstafeln notwendig. Eventuell sind auch Kleincomputer mit synthetischer Sprachausgabe erforderlich, gegebenenfalls sogar zur zusätzlichen Steuerung von Haushaltsgeräten (Licht, Fernsehgerät, Türöffner etc.). Diese Geräte müssen zumeist speziell angepasst und ihr Gebrauch intensiv eingeübt werden. Hierzu ist eine Rehabilitation in der Regel bestens geeignet.

Schlucktherapie

Die Schlucktherapie hat in der Rehabilitation von MS-Betroffenen mittlerweile eine durchaus große Bedeutung erlangt, da Schluckstörungen bei MS nicht selten sind und zu einer Unterernährung mit Abnahme von Körpergewicht und Leistungsfähigkeit und natürlich auch Flüssigkeitsmangel führen können. Ess- und Trinkgenuss können verloren gehen. Die größte Gefahr bei Schluckstörungen ist jedoch die sogenannte Aspiration von Nahrung oder Flüssigkeit, also das falsche Verschlucken in die Luftröhre, woraus sich rasch eine Lungenentzündung entwickeln kann.
Zunächst erfolgt eine genaue Untersuchung der bestehenden Schluckstörung mithilfe einer Spiegelung von Rachen und Kehlkopf (Endoskopie) oder einer Röntgenuntersuchung des Schluckvorgangs. Solche Untersuchungen sind allerdings nicht in allen Reha-Einrichtungen möglich.
Mit der anschließenden Behandlung soll die gestörte Schluckfunktion wiederhergestellt oder zumindest verbessert werden.

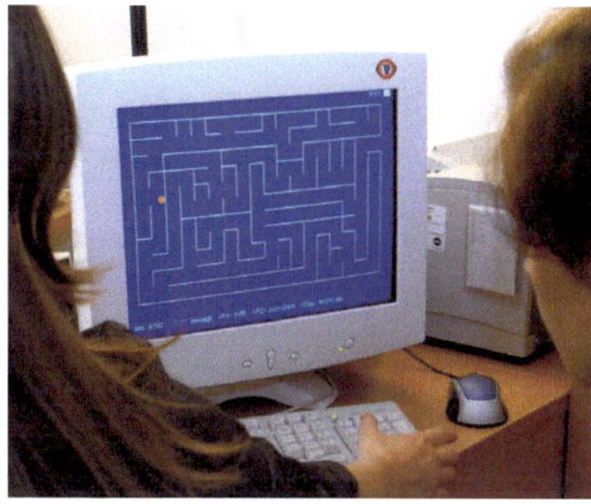

Abb. [76] Kognitive Therapie.

Hierzu dienen Bewegungsübungen der Kehlkopf- und Rachenmuskeln, aber auch das Training einer optimalen Kopf- und Körperhaltung, eines langsamen Essens, des regelmäßigen Abschluckens von Speichel usw. Ebenso werden Hinweise auf Hilfsmittel zum gefahrloseren Essen und Trinken vermittelt. Gelegentlich ist auch eine Veränderung der Kostformen, z.B. hin zu weicher Kost, notwendig.

(Neuro-)kognitive Therapie

Mit der (neuro-)kognitiven Therapie sollen Einschränkungen des Kurzzeit- und des Langzeitgedächtnisses, der Aufmerksamkeit, der Konzentrations- und Wahrnehmungsfähigkeit, der Orientierung, des Planens, der geistigen Wachheit usw. verbessert werden. Diese Funktionen werden auch als höhere Hirnleistungen bezeichnet (siehe auch Kapitel „Kognitive Störungen“).
Diese Symptome bedürfen zunächst einer genauen Diagnose, um sie anschließend gezielt behandeln zu können. Dies kann sowohl in der Praxis eines – meist spezialisierten – Psychologen oder in einer Reha-Einrichtung stattfinden. Mittlerweile gibt es

hierfür zahlreiche ausgefeilte und wissenschaftlich getestete Computerprogramme. Je nach Art und Ausmaß der vorhandenen Störung können durch intensives Training mit diesen Computerprogrammen Gedächtnis-, Aufmerksamkeits- oder Reaktionsleistungen allmählich wieder verbessert werden. Einige dieser Übungsprogramme werden im Fachhandel angeboten, sodass – nach kurzem Eingewöhnen – auch ein Training zu Hause möglich ist.

Psychologische Therapie

Die psychologische Therapie hat zum Ziel, Sie bei der seelischen Auseinandersetzung mit der MS zu unterstützen. Sie beginnt bei der Verarbeitung der Diagnose, die Ihnen vielleicht erst vor Kurzem mitgeteilt wurde. Aber auch dann, wenn nach längerer Krankheitsdauer einige MS-Symptome zu Einschränkungen im Alltagsleben oder zu Spannungen mit dem Partner, der übrigen Familie oder auch im Beruf führen, kann eine Gesprächstherapie hilfreich sein. Auch wenn im Verlauf der MS eine Depression oder eine akute seelische Krisensituation entsteht, kann eine psychologische Therapie sinnvoll sein.
In der ambulanten oder stationären Rehabilitation finden dann Gespräche zur Krankheitsverarbeitung oder zum leichteren Umgang mit der MS statt, sodass wieder mehr Lebensqualität entsteht. Die Behandlung besteht zumeist aus verhaltenstherapeutischen und/oder tiefenpsychologischen Maßnahmen, in die bei Bedarf auch Angehörige einbezogen werden.
Als Ergänzung werden in der psychologischen Therapie Entspannungstechniken wie das autogene Training oder die progressive Muskelrelaxation nach Jacobson angeboten. Diese Methoden sind zumeist leicht zu erlernen und können daher auch nach Ende der Rehabilitation zu Hause fortgeführt werden.

Physikalische Therapie

Mit dem Begriff „Physikalische Therapie“ werden mehrere, zum Teil recht unterschiedliche Behandlungsformen zusammengefasst, mit denen unter anderem, aber nicht nur, Schmerzen verringert werden sollen. Zur physikalischen Therapie gehören vor allem die klassische Massage, die Lymphdrainage, die Elektrotherapie, die Ultraschalltherapie, die Hydrotherapie mit Zwei- und Vierzellenbädern und dem Stangerbad, die medizinischen Bäder und die Unterwassermassage. Obwohl diese Maßnahmen gerne in Anspruch genommen werden, ist ihre Nachhaltigkeit wenig belegt. Ihre Bedeutung und ihr Umfang haben gegenüber den aktiven Therapien in vielen Kliniken abgenommen.

Sozialdienst

Dem Sozialdienst kommt in der Rehabilitation ebenfalls eine wichtige Rolle zu, vor allem bei der Planung der Zeit nach der Entlassung aus der Rehabilitation. Mitarbeiter des Sozialdienstes kümmern sich um berufliche Probleme, z. B. Rentenangelegenheiten, Umsetzungen am Arbeitsplatz, Wiedereingliederungen, Umschulungen, Kündigungsschutz, Arbeitslosengeld, Krankengeld, Übergangsgeld oder Nachteilausgleiche nach dem Schwerbehindertenrecht. Sie helfen ebenso bei der Beantragung und gegebenenfalls auch Durchsetzung sozialrechtlicher Ansprüche und bei versicherungsrechtlichen Fragen, z. B. Pflegeversicherung, Wohngeld, Sozialhilfe. Der Sozialdienst vermittelt auch ambulante, teilstationäre oder stationäre soziale Hilfen wie Essen auf Rädern, häusliche Pflege, Tagesstätten, Tagespflege, betreutes Wohnen oder auch Pflegeheime.

Krankheitsinformationen

Von der Rehabilitation wird zu Recht auch gefordert, die Betroffenen ausführlich über ihre Erkrankung zu informieren. Dies geschieht in der Regel über Schulungen, Vorträge und Gespräche (siehe Kapitel „Selbstmanagement und Patientenautonomie"). Auch der Vermittlung von Kontakten zu Selbsthilfegruppen kommt große Bedeutung zu.
Wie sollte die Rehabilitationsbehandlung am besten organisiert sein, damit das Gelernte auch hinterher von Ihnen im Alltag angewendet und genutzt wird? Wie schafft man die Übertragung (Transfer) in den Alltag und gewährleistet eine möglichst anhaltende Wirkung (Nachhaltigkeit). Diese Frage- und Zielstellungen haben mit dazu beigetragen, dass Schulungsmaßnahmen, aber auch Eigentraining immer wichtiger geworden sind.

Wie ist der Verlauf einer Rehabilitation?

Nach der Aufnahmeuntersuchung, die üblicherweise am ersten Tag erfolgt, werden anhand der bestehenden Symptome und Beeinträchtigungen die Ziele der Rehabilitation festgelegt. An ihnen orientieren sich dann die einzelnen funktionellen Therapien hinsichtlich Art, Zusammensetzung und Häufigkeit.
Das Reha-Team, das aus den Therapeuten, dem Pflegeteam und dem behandelnden Arzt besteht, trifft sich während der Rehabilitation in festen Abständen, zumeist wöchentlich, um Informationen über den Fortgang der Rehabilitation, also Fortschritte, Schwierigkeiten oder Komplikationen auszutauschen und den Therapieplan (Abb. 77) entsprechend zu verändern. Auch eine eventuell notwendige Verlängerung der Rehabilitation wird hier besprochen. Die Rehabilitation ist damit ein dynamischer Prozess, dessen Inhalte sich ausschließlich an den bei jedem Einzelnen bestehenden Funktions- und Fähigkeitsstörungen sowie seinen individuellen Zielen orientieren.
Erstrebenswert ist eine möglichst konkrete, spezifische, quantifizierbare und für den Einzelnen relevante Zielbestimmung (z. B.: Ich möchte es schaffen, 5 Treppenstufen mit einseitigem Handlauf alleine zu bewältigen. Das würde mir das selbstständige Verlassen meiner Wohnung erlauben.). Eine solche spezifische Zielformulierung erlaubt auch anschließend die Feststellung, ob man dieses Ziel erreicht hat oder vielleicht ein Verlängerungsantrag gerechtfertigt ist.
Nach der Entlassung werden die Ergebnisse der Rehabilitation ausführlich dokumentiert und an den Neurologen oder Hausarzt geschickt.
Der Rehabilitationsprozess ist in verschiedene Phasen eingeteilt. Phase C behandelt die Patienten, die noch pflegerische Unterstützung benötigen, z. B. beim Waschen, Anziehen, Transfer oder Essen. In der Phase D werden die Patienten behandelt, die komplett selbstständig sind. Aus Ihrer Anmeldung sollte also klar hervorgehen, ob Sie pflegerische Unterstützung benötigen, damit Sie auf der richtigen Station landen (auch wenn diese Unterstützung zu Hause vielleicht ein Angehöriger übernimmt).
Oder umgekehrt formuliert: Wenn Sie regelmäßig auf pflegerische Unterstützung angewiesen sind, vergewissern Sie

Abb. [77] Therapieplan

Terminplan für: **13562 Elisabeth**

Therapiezeitraum: **26.09.2005 bis 29.10.2005** **Zimmer: 314 B: 2 / St.3**

Behandelnder Arzt:

Datum	von	Behandlung	Therapeut	Raum
Sa, 15.10.2005	08:30	Werken	STherapeut Ergo	Therapiebereich
	10:00	Ergometer	STherapeut Sport	Therapiebereich
Mo, 17.10.2005	10:30	KG indikationsspezifisch einzel	Herr P	
	11:30	Laufband	Herr E	Therapiebereich
	13:00	Elektro	Herr K	Therapiebereich
	14:00	Wassergruppe	Frau F	Therapiebereich
	15:00	KG indikationsspezifisch einzel	Herr	Therapiebereich
	16:00	Ergometer	Herr	Therapiebereich
Die, 18.10.2005	09:00	Chefarzt-Visite	Herr Prof. Dr.	
	Hinweis: Bitte bleiben Sie auf Ihrem Zimmer			
	09:30	Thera Ge	Frau	Therapiebereich
	10:00	Ergotherapie	Frau	Therapiebereich
	11:00	Wassergruppe	Frau	Therapiebereich
	14:00	Feinmotorik	Frau D	Therapiebereich
	15:00	Laufband	Herr B	Therapiebereich
	15:40	Elektro	Herr K	Therapiebereich
	16:00	Gesundheitsvortrag		Jean Loup
Mi, 19.10.2005	09:00	Ergometer	Herr	Therapiebereich
	09:25	Heißluft/Rotlicht	Herr	Therapiebereich
	09:40	Massage	Herr K	Therapiebereich
	10:00	Werken	Frau	Therapiebereich
	13:30	Feldenkraisgruppe	Frau	Therapiebereich
	14:30	KG indikationsspezifisch einzel	Herr B	Therapiebereich
Do, 20.10.2005	09:00	Visite	Herr Oberarzt	
	Hinweis: Bitte bleiben Sie auf Ihrem Zimmer			
	09:40	Elektro	Herr	Therapiebereich
	10:00	Autogenes Training	Frau	Therapiebereich
	11:30	Ergometer	Frau	Therapiebereich
	13:30	Neurourologische Untersuchung	Dr.	
	14:00	Feinmotorik	Frau	Therapiebereich

sich, dass Sie auf einer Station der Phase C aufgenommen werden.

Was sind die wissenschaftlichen Grundlagen der Rehabilitation bei MS?

Die Rehabilitation neurologischer Erkrankungen war lange ganz überwiegend von den Erfahrungen einzelner Ärzte und Therapeuten geprägt. Diese Erfahrungen konnten durchaus sehr gegensätzlich sein. Eine Überprüfung der Wirksamkeit einzelner Therapien oder eines Rehabilitationskonzepts fand dabei zumeist nicht statt. Diese „Kuren“ waren in bestimmten Situationen sicher sinnvoll, vor allem dann, wenn es um eine allgemeine Kräftigung von Körper und/oder Seele und eine Stärkung der Gesundheit ging. Sie waren oft jedoch nicht dazu geeignet, die vielfältigen Funktions- und Fähigkeitsstörungen bei MS gezielt zu verringern. Rehabilitationsmaßnahmen beruhen auf überwiegend geistig und körperlich aktiv übenden Verfahren und haben heutzutage nichts mehr gemein mit den früher üblichen Kuren.

In den letzten 2 Jahrzehnten wurden nun auch in der neurologischen Rehabilitation neue Behandlungsmethoden entwickelt, die eine wissenschaftlich nachprüfbare und nachvollziehbare Grundlage haben und deren Wirkung – wie bei den zahlreichen Medikamenten zur Behandlung der MS längst üblich – ebenfalls in wissenschaftlichen Studien belegt werden kann. Dies gilt z. B. für die Laufbandtherapie und das Training mit motorgetriebenen Fahrrädern.

Die wichtigste Grundlage für die Rehabilitation bei MS und anderen neurologischen Erkrankungen ist die mittlerweile unstrittige Tatsache, dass das Gehirn in der Lage ist, seine Funktionen und Verschaltungen zumindest teilweise neuen Situationen anzupassen („Neuroplastizität“). Zum Beispiel ist dasjenige Hirngebiet, welches die Bewegung einer Hand oder eines Armes steuert, bei einem Geiger, der täglich viele Stunden übt, deutlich größer als bei einem Nichtmusiker.

Mittlerweile weiß man, dass sich nicht nur bei gesunden Menschen, sondern auch nach einer Hirnschädigung neue Verschaltungen entwickeln und Nervenbahnen neu aussprossen können. Auch können vorhandene Hirnzellen und Nerven Funktionen von geschädigten Hirngebieten übernehmen. Dies gilt nicht nur für Patienten nach einem Schlaganfall, sondern auch für MS-Betroffene.

Es sind also auch bei einer chronischen Erkrankung wie der MS „Reparaturen“ im Gehirn möglich. Voraussetzung hierfür ist jedoch ein intensives Training derjenigen Funktionen, die wiederhergestellt werden sollen. Je intensiver und häufiger z. B. eine Handbewegung oder ein Schritt geübt werden, desto umfassender kann eine solche Bewegung verbessert werden. Rehabilitation ist damit allerdings oft auch Schwerarbeit und kein Wellness-Aufenthalt oder (K-)Urlaub. Die erwähnten Veränderungen einzelner Hirnfunktionen können übrigens oftmals durch die funktionelle Kernspintomographie sichtbar gemacht werden.

Am Ende einer intensiven Rehabilitation ist die Fähigkeit, Alltag, Familienleben und Beruf zu bewältigen, zumeist deutlich gestiegen, sodass sich auch die Lebensqualität erhöht. Diese positiven Wirkungen halten in aller Regel auch über viele Monate an, wie ebenfalls wissenschaftlich nachgewiesen werden konnte.

Die Abbildung 78 zeigt Hirnaktivierung bei gesunden Kontrollpersonen (erste Zeile), bei Patienten mit wenig Fatigue (zweite Zeile) und Patienten mit viel Fatigue (dritte Zeile). Dargestellt ist jeweils die Hirnaktivität auf der Hirnoberfläche von rechts aus gesehen (1. Spalte), von links (2. Spalte) und von oben (3. Spalte). Probanden und Patienten mussten im funktionellen Kernspintomographen eine schwierige Aufgabe lösen (die sogenannte n-back-Aufgabe), bei der Konzentration, Aufmerksamkeit und Arbeitsgedächtnis herausgefordert werden. Es gab einen schwierigen Durchgang und einen leichten. Die rot markierten Areale geben den Unterschied zwischen beiden Schwierigkeitsgraden als Gruppenergebnis für die gesamte Gruppe an. Das Bild stellt dar, dass die Patienten mit wenig Fatigue sich mehr anstrengen („mehr Hirnschmalz aufbringen“) mussten als die Gesunden. Bei den Patienten mit viel Fatigue erkennt man, dass diese kompensatorische Mehraktivierung nicht mehr funktioniert (R. Lange, Th. Hassa, C. Dettmers, unveröffentlicht). Ähnliche Umbauprozesse („Reorganisation“) können auch nach Beeinträchtigung der Hirnstruktur und -funktion nach einem Schlagabfall oder einer Schädelhirnverletzung auftreten.

Wann und wie soll eine Rehabilitation beantragt werden?

Bei der kaum überschaubaren Zahl von Paragrafen und Regelungen in den verschiedenen Sozialgesetzbüchern ist eines von großer Bedeutung, nämlich dass nicht

Abb. [78] Hirnaktivierung

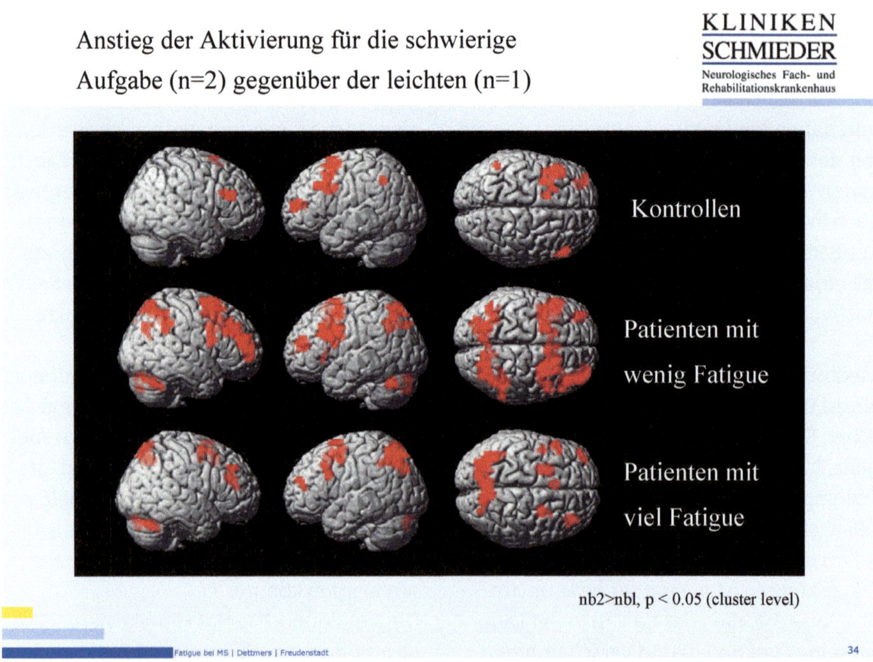

nur Patienten mit einer akuten Erkrankung, sondern auch chronisch Kranke Rehabilitationsleistungen in Anspruch nehmen können. Damit soll eine Rehabilitation nicht ausschließlich dazu dienen, einen Kranken wieder erwerbsfähig zu machen, sondern auch, Pflegebedürftigkeit zu vermeiden oder diese zu verringern. Diese Zielsetzungen gehen auch aus den beiden Schlagworten „Reha vor Rente" und „Reha vor Pflege" hervor.
Die Kosten der Rehabilitation werden von den verschiedenen Kostenträgern (vor allem Rentenversicherungen und Krankenkassen) übernommen. Die genauen Zuständigkeiten können Sie in den gemeinsamen Servicestellen der Reha-Träger erfahren, deren Adressen wiederum bei der Krankenkasse, der örtlichen Bundesagentur für Arbeit oder einem Rentenversicherungsträger erhältlich sind.

Anschlussheilbehandlung

Eine Anschlussheilbehandlung (AHB) wird immer dann erforderlich, wenn ein Mensch plötzlich erkrankt oder sich eine chronische Erkrankung plötzlich verschlechtert (Schub) und nach der Behandlung im Akutkrankenhaus eine Rehabilitation benötigt. Dann übernimmt der zuständige Kostenträger die Kosten. Bei einem MS-Betroffenen kommt eine AHB vor allem dann in Betracht, wenn er nach einem schweren MS-Schub trotz Behandlung in einer Akutklinik weiterhin an erheblichen Symptomen und Einschränkungen seiner früheren Fähigkeiten leidet. Der Antrag zur AHB wird vom Sozialdienst des Akutkrankenhauses gestellt und vom Kostenträger in aller Regel genehmigt. Die AHB soll innerhalb von 14 Tagen nach Entlassung aus der Akutklinik angetreten werden.

Aufgrund dieser Beurteilung wird von der Reha-Einrichtung gegebenenfalls auch vorgeschlagen, wie Sie wieder in den Arbeitsprozess eingegliedert werden können, z. B. über eine stufenweise Wiedereingliederung mit langsam steigender täglicher Arbeitszeit, über eine Umschulung, eine Veränderung des Arbeitsplatzes oder auch eine Umsetzung an einen anderen Arbeitsplatz. Auch MS-Betroffene, die nicht mehr im Erwerbsleben stehen, können nach einer akuten Erkrankung eine Anschlussheilbehandlung beantragen, insbesondere dann, wenn diese Erkrankung zu einer Zunahme von MS-Symptomen oder anderen Beeinträchtigungen geführt hat. Kostenträger ist dann Ihre Krankenkasse.

Heilverfahren

Das Heilverfahren hat zum Ziel, die Folgen eingetretener Verschlechterungen einer Krankheit zu beseitigen oder zu verringern, Komplikationen und/oder Pflegebedürftigkeit zu vermeiden usw. Ein Heilverfahren wird zumeist vom behandelnden Arzt, z. B. Ihrem Neurologen, bei der Krankenkasse oder der Rentenversicherung beantragt und kommt vor allem für solche MS-Betroffene in Betracht, bei denen zu Hause trotz regelmäßiger ambulanter Behandlung einige oder alle Krankheitssymptome zunehmen und sie daher in Ihrer Fähigkeit, Alltagsanforderungen und soziales Leben zu bewältigen, immer mehr eingeschränkt sind bzw. auch Pflegebedürftigkeit droht oder zunimmt.

Kostenträger

Vom Grundsatz werden Sie, wenn Sie noch berufstätig sind, den Rehabilitationsantrag an den Rentenversicherer schicken. Gesetzlicher Auftrag der Rehabilitation, wenn sie über die Rentenversicherung erfolgt, ist es, Ihre Erwerbsfähigkeit zu erhalten oder wiederherzustellen. Dieses Ziel sollte im Rehabilitationsantrag, den Sie stellen, erkennbar und nachvollziehbar sein. Wenn die Rehabilitation über den Rentenversicherer finanziert wird, ist die Klinik am Ende der Rehabilitation verpflichtet, Ihre berufliche Leistungsfähigkeit zu beurteilen („sozialmedizinische Leistungseinschätzung"). Der Brief mit dieser Leistungseinschätzung wird u. a. auch an den Rentenversicherer geschickt.

Wenn Sie aufgrund Ihres Alters oder der Erkrankung berentet sind, richten Sie Ihren Antrag an Ihre Krankenkasse.

Für die Bearbeitung von Anträgen zur Rehabilitation wurden den Kostenträgern im Sozialgesetzbuch IX Fristen gesetzt, innerhalb derer zu entscheiden ist. Auch für die Erstellung eines eventuell erforderlichen Gutachtens sind genaue Zeiträume festgelegt. Die Entscheidung des Kostenträgers erfolgt dann nach medizinischen und sozialrechtlichen Gesichtspunkten.

Wie bereits erwähnt, wird ein AHB-Antrag, der ja vom Krankenhausarzt gestellt wird, erfahrungsgemäß positiv beschieden, da die Notwendigkeit nach einem schweren MS-Schub oder einer anderen schweren Erkrankung in aller Regel eindeutig ist. Dies gilt jedoch nicht immer bei Anträgen für Heilverfahren. Wird ein solcher Antrag abgelehnt, ist ein Widerspruch möglich, der vom Betroffenen selbst eingereicht wird und den Antragsteller nichts kostet. Wichtig ist hierbei, dass spätestens bei der Begründung dieses Widerspruchs möglichst detailliert die medizinische Situation geschildert und das Ziel der Rehabilitation möglichst konkret und nachvollziehbar benannt wird. Zur Unterstützung bei der Formulierung eines solchen Widerspruchs können Sie sich an eine Selbsthilfegruppe oder einen Sozialverband (z. B. VdK) wenden.

Mittlerweile ist im Sozialgesetzbuch IX, § 9 festgelegt, dass ein Versicherter Wünsche bezüglich der Reha-Einrichtung äußern kann. Dies trifft insbesondere auch für den Ort der Maßnahme zu. Wichtig ist dabei, dass die Behandlung in einer Einrichtung bzw. Klinik stattfindet, in der umfangreiche Erfahrungen in der MS-Rehabilitation vorhanden sind. (Dies ist am sichersten gewährleistet, wenn es sich um ein von der DMSG anerkanntes „MS Kompetenzzentrum" handelt). Hierauf sollten Sie unbedingt Wert legen, damit Ihre Rehabilitation nicht in einer ungeeigneten Klinik stattfindet (s. Sozialgesetzbuch IX,§8, Wunsch- und Wahlrecht).

Eine Rehabilitation kann laut Gesetz frühestens alle vier Jahre wiederholt werden, wenn nicht eindeutige Gründe für einen kürzeren zeitlichen Abstand sprechen. Zu diesen Gründen zählt z. B. die Verschlimmerung der Reha-begründenden Erkrankung, wenn also die Symptome der MS eindeutig zugenommen haben. Auch bei einer zusätzlich aufgetretenen Erkrankung kann eine Rehabilitation früher erforderlich werden, wenn diese selbst eine Rehabilitation begründet.

Wie bereite ich mich für eine Reha vor? Was bringe ich mit?

Sinnvoll ist, dass Sie die wichtigsten oder die letzten Entlassungsbriefe aus der Akutklinik mitbringen. Hilfreich kann es sein, wenn Sie sich möglichst konkret überlegen, was Sie in der Reha erreichen wollen oder was nach der Reha anders sein soll. Wenn Sie zur Immunmodulation ein sehr teures Medikament als Infusion erhalten, sollten Sie möglichst mit der Rehabilitationseinrichtung klären, ob Ihnen dies in der Rehabilitationseinrichtung verabreicht werden kann.

Eine Zusammenstellung von Rehabilitationseinrichtungen mit Erfahrung in der Rehabilitation von MS-Betroffenen finden Sie unter anderem auf der Homepage der DMSG (www.dmsg.de).

ALLES WICHTIGE AUF EINEN BLICK

- Die Rehabilitation ist eine ambulante oder stationäre Therapie über mehrere Wochen, in der nach einer genauen Analyse der bestehenden Symptome und Einschränkungen deren gezielte Behandlung stattfindet.
- Besprechen Sie die geplante Rehabilitation frühzeitig mit Ihrem behandelnden Arzt und legen Sie mit ihm zusammen Ihre persönlichen Reha-Ziele fest. Ihr Arzt wird, wenn er die Notwendigkeit ebenso sieht, das Genehmigungsverfahren einleiten. Bei besonderen krankheitsbedingten Problemen setzen Sie sich vor Antritt der Rehabilitation am besten direkt mit der geplanten Institution in Verbindung.
- Bedenken Sie die Möglichkeit eines Widerspruchs, wenn ein Antrag auf Rehabilitation vom zuständigen Kostenträger ohne einen für Sie erkennbar triftigen Grund abgelehnt wurde.

KAPITEL 20

Krankheitsbewältigung und Achtsamkeit bei MS (Roger Schmidt)

Krankheitsbewältigung – Was ist das?

Medizinisch wie psychologisch stellt Krankheitsbewältigung ein wichtiges Arbeitsfeld dar, mit einem ganzen Spektrum an theoretischen Modellen, Fragestellungen und klinischen Empfehlungen. Übergreifend lässt sich unter Krankheitsbewältigung der persönliche Umgang mit einer Erkrankung und den damit verbundenen Beeinträchtigungen verstehen. Sie ist dann erfolgreich, wenn sie es erlaubt, mit den tatsächlichen und den erwarteten Folgen einer Erkrankung so zurechtzukommen, dass vermeidbares Leiden verhindert wird und die bestmögliche Lebensqualität erzielt werden kann.

Häufig rücken mit der Erkrankung erst einmal die durch die MS bewirkten Beeinträchtigungen in den Vordergrund. Krankheitsbewältigung geht bei chronischen Erkrankungen, und also gerade auch bei MS, freilich weit über die Beseitigung von Symptomen, das Wiedererlernen verlorengegangener Funktionen oder den kompensatorischen Ausgleich bleibender Funktionsdefizite hinaus. Entscheidend ist in aller Regel vielmehr, individuell passende Antworten auf die mit der Erkrankung verbundenen psychosozialen und existenziellen Fragen zu finden.

Ganz allgemein gilt: Lösungen finden sich leichter, wenn man weiß, welche Herausforderungen es zu meistern gilt. Im Folgenden soll es deshalb – ohne Anspruch auf Vollständigkeit – zunächst darum gehen, was es bei MS alles zu tun geben kann. Und anschließend um Anregungen zu möglichen Lösungen.

Krankheitsbewältigung – Was gibt es bei MS zu tun?

An MS erkrankt zu sein, stellt Betroffene vor viele und vielschichtige Aufgaben. Im Mittelpunkt steht zweifellos das Zurechtkommen mit den neurologischen Beschwerden und Funktionsbeeinträchtigungen. Häufig nur ungenügend beachtet, können hierzu auch Beeinträchtigungen der Kognition gehören, vor allem in Form einer Verlangsamung der Informationsverarbeitung, von Störungen der Aufmerksamkeit, Merkfähigkeit und Gedächtnis sowie visueller Funktionen (Wahrnehmung).

Eigene Anstrengungen zur Krankheitsbewältigung können aber auch die begleitenden, zumal über den Gesamtverlauf der Erkrankung betrachtet häufigen psychischen Gesundheitsstörungen erforderlich machen. Neben depressiven Störungen können Angst unterschiedlicher Ausprägung und nicht selten auch psychosomatische Beschwerden das Krankheitsgeschehen mitbestimmen, außerdem verschiedene Schmerzsyndrome.

Schon vor Diagnosestellung kann die MS mit einer Vielfalt von fluktuierenden, oft nur schwer fassbaren körperlichen Symptomen eine tiefe Verunsicherung mit sich bringen. Und das noch einmal mehr, als die richtige Diagnose nicht immer zeitnah gestellt wird. Im Verlauf können sich – mit den jeweils individuellen Funktionsbeeinträchtigungen oder überhaupt mit dem Kranksein verbundene – Schamgefühle als zusätzliche, schwere Belastung einstellen. Aber auch Schuldgefühle sind nicht selten. Mit Blick auf die persönlichen sozialen Bezüge stellt sich außerdem nicht selten die – oft nicht ohne Weiteres zu beantwortende – Frage, wem ich was und wie zu meiner MS sagen sollte.

Selbst wenn eine Erkrankung an MS heute nicht mehr die Befürchtungen rechtfertigt, die sie bis noch vor Kurzem zu einem regelrechten Schreckgespenst gemacht hatten, kann die Ungewissheit des Krankheitsverlaufs weiterhin eine schwere Belastung darstellen. Liegt aber tatsächlich eine fortschreitende Erkrankung vor, stellen sich in Abhängigkeit vom jeweiligen Schweregrad der Beeinträchtigung und ihren psychosozialen Folgen über die Jahre immer wieder neue Anforderungen an die Krankheitsbewältigung. Nicht zuletzt angesichts der intensiven Entwicklung immer wirksamerer und damit u. U. auch nebenwirkungsreicherer Medikamente kann schließlich die Behandlung der MS selbst mit schwierig zu beantwortenden medizinischen Fragen einhergehen, auf die es auch vonseiten des Kranken eine Antwort zu finden gilt.

Eine MS kann das Leben auch über das eigentliche Krankheitsgeschehen hinaus stark verändern, was weitere Anforderungen an die Krankheitsbewältigung mit sich bringen kann.

Partnerschaft und Beziehung

Als Erkrankung vor allem junger Menschen wirkt sich MS häufig auf ganz persönliche Lebensbereiche wie Partnerschaft und Sexualität, Ehe und Familie aus. Während es bei Kinderwunsch und Elternschaft ein zunehmendes medizinisches Interesse und differenzierte Möglichkeiten der Unterstützung gibt, bleibt das Thema Sexualität leicht unbeachtet – selbst wenn die jeweils individuelle Symptomatik Probleme von vornherein nahelegt. Ähnliches gilt für die Frage, wie sich Beziehungen so eingehen und gestalten lassen, dass Krankheit und Behinderung ihren Platz haben, ohne alles Weitere zu bestimmen. Emotional spielen in Partnerschaft und Beziehung die Themen Abhängigkeit und Bedürftigkeit, Selbstständigkeit und eine Begegnung auf Augenhöhe oft die entscheidende Rolle.

MS und Familie

Ist ein Familienmitglied an MS erkrankt, ist zumeist nicht nur der Kranke selbst betroffen. Tatsächlich kann es zu erheblichen Veränderungen der sozialen und familiären Rollen und Beziehungen kommen, die Lebensqualität, persönliche Entwicklung und Gesundheit aller beeinflussen und familienweit eine Anpassung und Neuorientierung erforderlich machen. Eigene Belastungen und Aufgabenstellungen können sich im Falle der Erkrankung von Eltern oder Kindern ergeben.

In der Ungewissheit bezüglich des Krankheitsverlaufs und der damit verbundenen Zukunftsangst ist es emotional besonders belastend, den nahestehenden Anderen leiden zu sehen – für die Angehörigen, aber auch für den Kranken. Auch Angst vor Trennung und Verlusten kann sich einstellen. Nicht selten kommen im neuen Leid gleichsam aktualisierte familiäre Belastungen aus früheren Generationen hinzu. Als gerade in eng gebundenen Familien verbreitetes Problem kann sich die stillschweigende, jede Begegnung bestimmende Übereinkunft erweisen, dass es einem nur gut geht, wenn es allen anderen auch gut geht. Dann wird eigenes Leid – etwa aus der Haltung heraus, den Kranken zu schonen und für ihn stark zu sein oder ihn mit eigenen Problemen nicht belästigen zu können – so gut es geht verborgen. Das kann situativ auch mal das Richtige sein, führt auf Dauer jedoch leicht zu einem Mehr an unsagbarer Belastung für alle Beteiligten. Die familiäre Belastung kann Stress und Beziehungskonflikte und auch -abbrüche nach sich ziehen. Umgekehrt kann aber auch eine feste Zuschreibung der Krankenrolle innerhalb einer Familie schließlich zu einem Problem werden, welches das Familienleben zum Stillstand bringt und den Kranken zusätzlich belastet.

MS und soziale Lebenswelt

MS kann zu weitreichenden Veränderungen der persönlichen Lebenswirklichkeit führen, wobei die – u. U. auch nur vorausschauend vorweggenommene – Gefährdung der wirtschaftlichen Existenz eine wichtige Rolle spielt. Selbst wenn der Arbeitsplatz erhalten bleibt, wird die eigene Berufstätigkeit in vielen Fällen zu einer bedeutenden körperlichen und seelischen Belastung. Durch die MS bedingte Einschränkungen der körperlichen, geistigen und seelischen Leistungsfähigkeit und eine allgemein verminderte Belastbarkeit können zu wachsenden Problemen führen, eine berufliche Neuorientierung erzwingen oder doch vermehrte Anstrengungen erfordern, um wie bisher weitermachen zu können. Die Sorgen sind umso größer, je mehr von der eigenen Arbeit abhängt – etwa, weil sie eine wichtige Rolle im eigenen Lebensentwurf spielt oder weil es nahestehende Menschen gibt, die auf eine Unterstützung angewiesen sind.

Auch außerhalb der Arbeitswelt kann eine MS zu einem Verlust an sozialer Integration führen. Lang bestehende Beziehungen und selbst tragende Freundschaften können verloren gehen oder sich stark verändern. Zugleich können eingeschränkte Kommunikationsmöglichkeiten und -fähigkeiten und eigenes Rückzugsverhalten das Knüpfen und Gestalten neuer Beziehungen erschweren.

Krankheitsbewältigung – Behandlungskontext

An MS erkrankt zu sein, kann auch insofern mit erheblichen Belastungen und Bewältigungsanforderungen verbunden sein, als Betroffene, oft von jetzt auf gleich, in einer vielleicht bis dahin gänzlich unbekannten Lebenswirklichkeit zurechtkommen müssen. Sich medizinisch behandeln, körperlich und seelisch versorgen und sozialrechtlich absichern lassen zu müssen, kann sich manchmal als größere Belastung erweisen und schwierigere Aufgaben stellen als die Tatsache der Erkrankung selbst. Einmal abgesehen davon, dass es weiterhin auch Situationen einer unzureichenden Versorgung gibt: Gefühle von Ohnmacht und Angst oder das Erleben von Kränkung und Scham, das Auf-andere-Angewiesensein und sich in die Rolle als krank und hilfsbedürftig einfinden, erfordern umso eher eigene Bewältigungsanstrengungen, je ausschließlicher die Versorgung allein auf die medizinischen Aspekte der MS zielt. Und die Unterstützung bei der Krankheitsbewältigung mit der immer noch viel zu häufigen zu hörenden Empfehlung endet: „Damit müssen Sie sich abfinden!"

MS – Das verletzte Ich

Eine körperliche Erkrankung trifft nicht nur den Körper, sondern stellt das eigene Selbstverständnis ebenso infrage wie die eigene Sicht der Wirklichkeit und die persönliche Lebensplanung. Mit einem Blick zurück auf das eigene Leben wird zugleich deutlich, was alles aufgeschoben und ungelebt geblieben ist – und in der Erkrankung vielleicht für immer verloren. Der Verlust der körperlichen Unversehrtheit und die Veränderung des eigenen Körperbildes und damit der Verlässlichkeit des eigenen Körpers wird sich bei alldem auch psychisch umso belastender auswirken, je mehr die Erkrankung, etwa in einem plötzlich auftretenden Schub, auch körperlich zu überwältigender Hilflosigkeit geführt hat.
Wie Menschen psychisch auf eine Erkrankung reagieren, verläuft so regelhaft, dass typische Phasen der Krankheitsbewältigung beschrieben worden sind. Die damit verbundenen Herausforderungen folgen zwar nicht strikt aufeinander, sondern können nebeneinander her verlaufen und sich auch wiederholen. Um zu wissen, wo man steht und worum es gerade vorrangig geht, kann eine solche Systematik aber hilfreich sein. Umso mehr als sie darauf verweist, dass die Bewältigung einer Erkrankung (oder einer anderen existentiellen Belastung) zu den geradezu typischen und wiederkehrenden Lebensaufgaben des Menschen gehört.
Zumeist wird durch die Diagnose eine massive Bedrohung empfunden und führt zu einer regelrechten Schockreaktion. Auch wenn keine unmittelbare Lebensgefahr besteht, ist das bisherige Leben in Gefahr. Selbst wenn größere Beeinträchtigungen ausbleiben, schafft allein die Begegnung mit der eigenen Verletzlichkeit ein tieferes, häufig erschreckendes Verständnis für die Endlichkeit des Seins und die Begrenztheit des eigenen Lebens.
Die erste Reaktion auf die erlebten Bedrohungen besteht üblicherweise darin, mit dem Ganzen nichts weiter zu tun haben zu wollen. Und die Erkrankung und das eigene Kranksein aus dem eigenen Erleben möglichst auszublenden, regelrecht zu verleugnen. Bald aber drängen sich Fragen wie „Warum gerade ich?", „Was habe ich falsch gemacht?" ebenso auf wie nach außen gerichtete Vorwürfe, „Das habe ich nicht verdient!" oder „Warum dieses Unrecht!".
Leicht stellen sich nun Enttäuschung, Kränkung, Ärger und auch Wut ein – aggressive Regungen, die sich auch nach außen Luft machen. Und entsprechende Reaktionen nach sich ziehen können.
Dann wiederum kann alles unsicher scheinen. Die Zweifel reichen von der eigenen Person mit ihren Überzeugungen, Idealen und Werten bis hin zur eigenen Lebenswirklichkeit mit ihrem Netz persönlicher Beziehungen und sozialer Zugehörigkeiten. Identität und Selbstwert sind plötzlich unsicher – bis hin zu belastenden Vorstellungen und Gefühlen, vollkommen hilflos ausgeliefert zu sein – der Krankheit, der Situation, dem Schicksal und allem was es da noch geben mag. Angst und depressive Gedanken können sich einstellen. Dem kann der Versuch folgen, mit dem „Schicksal zu handeln", so als ob sich die Erkrankung wieder ungeschehen machen ließe – etwa durch gute Taten oder durch die Suche nach alternativen diagnostischen oder therapeutischen Ansätzen, die Heilung versprechen. Mehr oder weniger aufwendig, ist Krankheitsbewältigung jedenfalls ein Prozess, der im optimalen Falle schließlich zu einer aktiven Akzeptanz des Geschehenen führt – der Veränderungen, die sich ergeben

haben, und der Unsicherheit, die ins Leben getreten ist.

MS – Altlasten

Zu einer psychischen Belastung kann es im Zusammenhang mit einer Erkrankung an MS zusätzlich dadurch kommen, dass lebensgeschichtlich frühere, gesundheitliche oder soziale Belastungen oder auch Erkrankungen wieder aktuell werden. Die waren bis dahin, im Rahmen eines dazu ausreichend guten Lebens und dazu passender Möglichkeiten der individuellen Lebensbewältigung, unter Kontrolle geblieben, melden sich nun jedoch mit neuer Stärke zurück. Soll die Krankheitsbewältigung der MS gelingen, gilt es dann gleichzeitig auch, für die alten Probleme eine Lösung zu suchen. In diesem Zusammenhang ist zudem an von früheren Generationen übernommene, meist aus den Leben der Eltern oder Großeltern stammende und innerhalb der Familie nicht abschließend gelöste Probleme zu denken. Dabei lohnt es sich, insbesondere nach psychisch traumatisierenden Ereignissen zu schauen, wie etwa Gewalterfahrungen oder Vertreibung. Aber auch psychische oder psychosomatische Erkrankungen können den Weg weisen.

MS – Stress

Allein die Vielfalt der Belastungen und Herausforderungen, die mit der Erkrankung an MS verbunden sind, legt nahe, dass Stress und Stressbewältigung ebenfalls eine Rolle spielen. Und das noch einmal mehr, als Stress als möglicher Schub-auslösender Faktor diskutiert wird und viele Kranke im Versuch, nicht gestresst zu sein, unter Stress geraten. Angesichts der geringen Kontrollierbarkeit und mangelnden Vorhersagbarkeit der MS tragen neben den krankheitsbedingten Beeinträchtigungen und den Erfahrungen eines voranschreitenden Verlustes der eigenen Unversehrtheit insbesondere Verunsicherung und Angst zu einer Stressbelastung bei.

Krankheitsbewältigung – Was tun?

Jede Krankheitsbewältigung bedeutet Anpassung. Sie kann insoweit erfolgreich sein, als es trotz veränderter persönlicher Voraussetzungen gelingt, das eigene Leben im Wesentlichen weiterhin so zu leben, wie es einem bis zur Erkrankung entsprochen hat. Erfolgreich ist eine Krankheitsbewältigung aber auch dann, wenn eine Anpassung an die durch die Krankheit veränderten persönlichen Möglichkeiten und Lebensbedingungen erfolgt. Spätestens über ein ganzes Leben hin betrachtet, verspricht eine Bewältigung am meisten Erfolg, der es gelingt, aktiv zu gestalten, was sich ändern lässt, und gelassen zu akzeptieren, was sich nicht beeinflussen lässt – und beides flexibel in je nach Erfordernis unterschiedlichen Anteilen zu kombinieren.
Unterschiedliche Lösungsansätze flexibel zu kombinieren, verspricht auch auf der Ebene einzelner Bewältigungsstrategien den besten Erfolg. Beschreibend werden meist vier Bewältigungsstile unterschieden – ein verleugnender, ein Sinn suchender und ein aktiver, zupackender Bewältigungsstil sowie die Suche nach sozialer Einbindung und sozialer Unterstützung. Daran kann man sich auch als Betroffener orientieren. Aus der Perspektive eines kranken Menschen ist aber meist noch wesentlicher, was er, ganz praktisch, selbst tun kann.

(Sich) Fragen hilft

Auch wenn das Kranksein spätestens mit der Mitteilung der Diagnose offensichtlich ist, ist damit noch nicht gesagt, was die Erkrankung für die eigene Gesundheit und das eigene Leben bedeutet. Umso mehr lohnt sich die Frage „Was fehlt mir eigentlich?" Für den Einstieg in eine zielgerichtete Krankheitsbewältigung ist es außerdem hilfreich, sich ein Bild von den konkreten Anforderungen und den eigenen Zielen zu machen. Das gelingt oft nicht sofort und auch nicht auf einmal. Das ist aber auch nicht notwendig, weil es nicht um das Abschließen einer einmaligen Aufgabe geht, sondern vielmehr darum, dauerhaft eine aktive Haltung der interessierten Aufmerksamkeit für sich selbst zu entwickeln. Und dafür, was einem guttut und was nicht. Sich auf diese Weise den anstehenden Aufgaben bewusst zu stellen, heißt nicht, sich ständig mit der Erkrankung und ihren Folgen beschäftigen zu müssen. Aber doch, sich – etwa vergleichbar der Vorbereitung einer lang gewünschten Reise oder einer angestrebten beruflichen Weiterbildung – so mit dem Thema auseinanderzusetzen, dass klar wird, was es zu tun gibt und was getan werden kann.

Eine einfache Technik, die sich zumal mit fachlicher Unterstützung leicht erlernen lässt, besteht darin, sich jeden Tag ein wenig Zeit – es reichen 15–20 Minuten – zu nehmen, in denen man sich ungestört auf alle aktuellen und vorweggenommenen Belastungen konzentrieren kann. Und auf die vorhandenen oder zu entwickelnden Lösungen. Ganz ähnlich wie bei einem längerfristig angelegten Projekt. Bei regelmäßigem Üben wird es dann bald möglich, Sorgen und Befürchtungen, die sich zu anderen Zeiten, häufig gerade auch nachts, aufdrängen, mit wachem Interesse zu registrieren und gleichzeitig auf den Termin am nächsten Tag zu verschieben – wo sie dann freilich auch aufgegriffen werden müssen. Schon nach wenigen Tagen bis Wochen wird man dann beobachten, dass Herz und Kopf den Rest des Tages immer freier werden für all das, was jenseits des Leidens das eigene Leben ausmacht. Und sich nicht nur die aktuellen Lebensaufgaben klären und ordnen, sondern zugleich auch mögliche Lösungen und neue Ziele klarer herausschälen.

Die Auseinandersetzung mit der MS gibt zugleich die Gelegenheit, besser zu verstehen, was einem jenseits der MS das Leben schwer macht. Oder was einen eigentlich ohne wirkliche Not daran hindert, das Leben zu führen, das man sich wünscht. Und noch zuvor, welche persönlichen Ziele man eigentlich für sein Leben hat. Und welche erreichbar sind und welche nicht. Und welche der erreichbaren Ziele man angehen will und auf welche man verzichten will. Von Interesse sind dabei gerade auch die eigenen Einstellungen und Verhaltensweisen mitsamt den eigenen Schwächen, geben sie doch Gelegenheit, die eigenen Kompetenzen durch Lernen und Üben zu stärken. Nicht fehlen sollte schließlich ein Überblick über die eigenen ungenutzten Ressourcen, Begabungen und Fähigkeiten.

Sich Unterstützung gönnen

Wertvolle Unterstützung können – neben persönlichen sozialen Kontakten – Selbsthilfegruppen oder auch andere Interessengemeinschaften geben. Als Unterstützung wirksam ist auch fundierte medizinische und psychologische Information. Aktiv Unterstützung in Anspruch zu nehmen, ist außerdem bei sozialmedizinischen und

sozialrechtlichen Fragen angezeigt, ebenso bei Fragen um die Krankenversicherung und deren Leistungen.
Auf medizinisch-psychologischer Seite gibt es aktuell interessante Entwicklungen, so etwa bei der Mitgestaltung und Mitverantwortung der eigenen medizinischen und sozialen Versorgung durch den Kranken selbst. Dazu sind angemessene Kenntnisse der Erkrankung und ihrer Behandlung erforderlich und der relevanten sozialrechtlichen Aspekte. Über eine angemessen medizinische Information hinaus geht es bei dem „Empowerment" (siehe Kapitel 21) darum, Kranke so zu schulen, dass sie sich mit den sie betreffenden medizinischen Fragen differenziert auseinandersetzen können. Und lernen, wie sich der Austausch und die Zusammenarbeit mit den Professionellen im Gesundheitswesen positiv gestalten lassen.
Es mag erstaunlich scheinen: Aber vielen Menschen fällt es tatsächlich schwer, Hilfe zu suchen und in Anspruch zu nehmen – vor allem gerade dann, wenn sie gebraucht wird. Hilfsbedürftig zu sein, ist offenbar nicht leicht zu ertragen, wohl wegen des damit verbundenen Erlebens von Ausgeliefertsein und Abhängigkeit. Zweifellos spielt außerdem die soziale Stigmatisierung alles psychischen Leidens eine Rolle und die daraus resultierende – nachvollziehbare – Angst, „auf der Psychoschiene" in ein soziales Aus zu geraten – im Rahmen der medizinischen und sozialen Versorgung, aber auch in der persönlichen Lebenswelt. Passend hierzu lässt sich bei chronischen Erkrankungen, und eben auch bei MS, eine „forcierte Bewältigung" beobachten, in der alles darauf gesetzt wird, die eigene emotionale Bedürftigkeit vor sich und/oder anderen zu verschleiern. Eine solche Strategie des Ich-schaffe-es-alleine kann in der Bewältigung kritischer Lebenssituationen durchaus Erfolg bescheren – und ein Mehr an persönlicher psychischer Stabilität: Außer der MS fehlt mir nichts! Eine so gewonnene persönliche Stärke kann sogar sehr dabei helfen, wenn es um die Klärung technischer Fragen geht, um die medizinische Behandlung, eine soziale Absicherung, um die Versorgung mit Hilfsmitteln. Auf Dauer aber führt sie – allein schon, weil wichtige persönliche Bedürfnisse vom Umfeld zwangsläufig nicht beantwortet werden können – zu einer zunehmenden emotionalen Isolation, Erschöpfung und schließlich Ausweglosigkeit. Was wiederum psychische und psychosomatische Beschwerden und regelrechte Gesundheitsstörungen nach sich ziehen kann.
Emotional und damit auch psychisch eine Unterstützung zu benötigen, ist angesichts der Herausforderungen, die sich bei MS im Rahmen der Krankheitsbewältigung stellen können, im Grunde nicht die klärungsbedürftige Ausnahme, sondern die selbstverständliche Regel. So wie das bei allen Menschen ist, die besondere Herausforderungen zu meistern haben oder Besonderes leisten wollen, etwa bei Leistungssportlern. Zögern die etwa, sich für das Training und die Wettbewerbs-Vorbereitung fachkundige therapeutische Unterstützung zu holen, wenn sich dadurch die Chancen auf einen Sieg verbessern?

Behandlungsmöglichkeiten in Anspruch nehmen

Neben den reinen funktionstherapeutischen Maßnahmen, etwa in der Physiotherapie oder der Ergotherapie, hat sich sportliche Aktivität gerade auch bei MS-Kranken als der Gesundheit und zugleich der Krankheitsbewältigung förderlich erwiesen. Allgemein formuliert lässt sich sagen, dass alles, was dem Körper guttut und dem Kranken dabei hilft, die oft verloren gegangene, wohlwollende und wertschätzende Einstellung zur eigenen Körperlichkeit wiederzufinden, auch in Anspruch genommen werden sollte. Liegen entsprechende Funktionsbeeinträchtigungen vor, gilt das natürlich auch für die anderen therapeutischen Verfahren. Gerade neuropsychologische Behandlungsspielräume bleiben häufig ungenutzt.

Über die medizinischen und funktionstherapeutischen Erfordernisse hinaus besteht eine konsequente und vollständige Behandlung der MS auch in einer gezielten Unterstützung bei der Krankheitsbewältigung. Das gilt zunächst einmal mit Blick auf die persönliche Lebenswelt des Kranken, auf soziale und sozialmedizinische Notwendigkeiten und nicht selten auch auf die Unterstützung der Familie und der sozialen Integration. Oft kann schon eine einzelne Paar- oder Familienberatung weiterhelfen. Jenseits solcher letztlich eher praktischen Fragen geht es aber insbesondere um eine Unterstützung bei der inneren Bewältigung der Erkrankung und der persönlichen Neuorientierung.

Selbst wenn keine behandlungspflichtigen psychischen oder psychosomatischen Gesundheitsstörungen vorliegen, lässt sich mit F. Alexander sagen, dass Psychotherapie bei allem hilft, was sich über die Mobilisierung von Ressourcen (eigener Stärken) bessern lässt. Weiß der Kranke um seine Belastungen und Herausforderungen, persönliche Bedürfnisse und Ziele, wird es auch dem Behandler möglich, den Schwerpunkt der therapeutischen Arbeit – jenseits der Beseitigung von Symptomen psychischer Krankheit – auf die Beseitigung von Hemmungen, eine Klärung existenzieller Fragen, die Entwicklung persönlicher Perspektiven und auf eine persönliche Neuorientierung legen zu können.

Sich selbst Gutes tun

Krankheitsbewältigung heißt insbesondere auch, einen liebevolleren und fürsorglicheren Umgang mit sich selbst zu entwickeln. „Was kann ich mir heute Gutes tun?" ist eine Frage, mit der sich in den Tag starten lässt. Oder man fragt sich abends rückblickend, wie der Tag gelaufen ist. Entscheidend ist, der Selbstfürsorge regelmäßig Raum im eigenen Leben zu geben – wobei es auch hier nicht auf den sofortigen Erfolg ankommt, sondern auf eine beständige Entwicklung.

Auch wenn die Beeinträchtigungen durch die MS anderes nahelegen mögen, geht es nicht allein um den kranken Körper, sondern um den ganzen Menschen, um seelisch-körperliches Wohlbefinden insgesamt. Es gibt verschiedene Meditations- und Entspannungsverfahren, die, oft erstaunlich rasch, einen Weg zu sich selbst bahnen helfen. So etwa das Autogene Training oder die Progressive Muskelentspannung, die als ergänzende Behandlungsverfahren schon lange Zeit bei der MS-Behandlung angewandt worden sind. In den letzten Jahren ist mit der „Achtsamkeit" mehr und mehr ein meditatives Verfahren in den Vordergrund gerückt, das sich mit Blick auf die Belastung durch Stress, aber auch auf die Fatigue bei MS in Behandlungsstudien als wirksam erwiesen hat. Ebenso lassen sich depressives Erleben und die Lebensqualität insgesamt verbessern.

Was **Achtsamkeit** (Mindfulness) ist, lässt sich gar nicht so leicht in Worte fassen. Achtsam ist man dann, wenn man gelernt hat, in seiner Wahrnehmung ganz im Hier und Jetzt zu sein. Offen und wach für all das, was im Augenblick um einen herum und in einem selbst geschieht, ohne es aber zu bewerten. Eine solche Haltung steht so sehr im Gegensatz zum üblichen Umgang mit sich selbst, und auch zu den in der westlichen Welt gegebenen wirtschaftlichen und gesellschaftlichen Lebenswirklichkeiten, dass es fachkundiger Anleitung und einiges Üben braucht, um achtsam sein zu können.

Belohnt wird das Üben durch die wachsende Befähigung, rastlose Gedanken oder verwirrende Gefühle so stehen zu lassen, dass sie ihren drängenden, belastenden Charakter verlieren. Und das eigene Denken und Fühlen mit der Zeit so gelebt werden kann, wie es einem hilfreich ist. Auch Symptome und Beschwerden treten in den Hintergrund. Gleichzeitig werden die positiven Aspekte des eigenen Lebens besser wahrnehmbar, zunächst im Moment der Achtsamkeit, dann auch im Alltag.

Und das umso mehr, als eine Situation der Ruhe beim Einüben hilfreich, aber nicht zwingend erforderlich ist, Achtsamkeit also auch im Tun geübt werden kann. In dem Maß, in dem sich der Umgang mit sich selbst und der eigenen Lebenswirklichkeit ändert, wird Achtsamkeit seelisch wie körperlich zu einer Kraftquelle, die verbunden mit einem Mehr an Gelassenheit, innerer Ruhe und Akzeptanz des Gegebenen eine zunehmend konstruktive Konfrontation mit den persönlichen Belastungen und Herausforderungen erlaubt. Und in dem Maß neue Verständnis- und Handlungsmöglichkeiten eröffnen wird, wie sie zu einer alltäglichen Selbstverständlichkeit wird.

Eine in aller Regel hilfreiche und oft gemeinsam gelehrte Ergänzung der Achtsamkeit liegt in dem Erlernen und Einüben von **Selbstmitgefühl** (self-compassion). Nicht wenige Menschen gehen gerade mit sich selbst besonders streng um, die eigenen Schwächen verurteilend, den eigenen Bedürfnissen gegenüber geradezu verständnislos. Orientierend lässt sich sagen, dass es darum geht, sich selbst so freundlich, aufmerksam und zugewandt gegenüberzutreten wie einem guten Freund gegenüber – ohne in Mitleid zu verfallen. Und in einem zum Helfen notwendigen Abstand. Das Erlernen von Achtsamkeit kann außerdem durch die Integration in eine körperpsychotherapeutische Behandlung erleichtert und vertieft werden.

Ein besonderer Gewinn von Achtsamkeit und verwandten Verfahren liegt darin, dass sie sich gerade auch im Falle schwerer und bedrohlicher Erkrankungen als wirksam und hilfreich erweisen.

Leben lernen

Die Notwendigkeit, eine Krankheit zu bewältigen, kann bisweilen tatsächlich so beherrschend sein, dass sie Erleben und persönliche Lebenswirklichkeit geradezu vollständig bestimmt. Spätestens dann ist es hilfreich, sich zu vergegenwärtigen, dass Gesundheit keine sichere Gegebenheit ist, sondern das Ergebnis eines beständig fortlaufenden Prozesses – eines Vorgangs, in dem belastende und förderliche Lebensereignisse, Schutz- und Risikofaktoren miteinander wechselwirken und Gesundheit mal mehr infrage gestellt, mal mehr gefördert wird. A. Antonowsky hat dafür den Begriff „Salutogenese" geprägt und der in der Medizin sonst üblichen Beschreibung der Entstehung des Verlaufs körperlicher oder psychischer Erkrankungen, der „Pathogenese", gegenübergestellt. Im Ergebnis bedeutet das unter anderem: Wie ich über mein Leben hinweg erlebe und

handele, trägt mit dazu bei, wie gesund oder krank ich bin.
Ein jedes Leben geht unvermeidbar mit vielfältigen persönlichen und sozialen Belastungen und Herausforderungen einher, mit denen es zurechtzukommen gilt. Eine Erkrankung und die zu ihrer Bewältigung erforderlichen Schritte geben die Möglichkeit zu lernen, das eigene Leben aktiv so zu gestalten, dass es dem, was man braucht und erstrebt, näherkommt. Krankheitsbewältigung kann am Ende deshalb sogar zu einer regelrechten Chance werden. Für den Kranken selbst, aber auch für die ihm nahestehenden Menschen und seine Familie.
Krankheitsbewältigung ist, wie allein schon die bisherigen Ausführungen nahelegen, ein persönlicher Entwicklungsprozess, der mit großen Anstrengungen verbunden ist. Umso angemessener ist es zu lernen, aktiv zugewandt und fürsorglich mit sich selbst umgehen zu lernen. Das schafft gleichzeitig die Voraussetzungen, sich den vielfältigen belastenden Erfahrungen und existentiellen Infragestellungen zu stellen, die Leben mit sich bringt. Und sie zum Ausgangspunkt persönlichen Lernens und Handelns zu nehmen.
Psychologisch betrachtet gilt „Gefahr erkannt – Gefahr gebannt" gerade auch in Hinblick auf die Gefahren des Lebens, die verunsichern und Angst machen. Soziale und gesundheitliche Belastungen, selbst existenzielle Begrenztheit und Sterben verlieren viel von ihrem Schrecken, wenn sie zu einem Teil des eigenen Selbstverständnisses und der eigenen Lebensplanung werden. Gerade weil persönlich verfügbare Möglichkeiten und Zeit zum Leben beschränkt sind, liegt eine Chance von Krankheitsbewältigung darin, so leben zu lernen, dass man seine Möglichkeiten ebenso konsequent wie gelassen nutzen kann.

Und das ein Leben lang.

KAPITEL 21

Selbstmanagement und Patientenautonomie in der MS-Therapie (Christoph Heesen und Anne Christin Rahn)

Einleitung: Was ist Patientenautonomie?

Die Kommunikation zwischen Arzt und Patient befindet sich im Wandel. Bis in die Mitte des 20. Jahrhunderts herrschte das Rollenbild des fürsorglich-väterlich handelnden Arztes vor, der die Entscheidungen für den Patienten trifft und diesen vor zu vielen beunruhigenden Informationen schützt. Das heutige Bild ist eher geprägt durch den Arzt als Dienstleister und als Partner des Patienten in medizinischen Entscheidungsprozessen. Hier werden neben der klassisch väterlichen („paternalistischen") Rolle zwei neue, gänzlich verschiedene Grundlagen des Arzt-Patient-Verhältnisses deutlich. Die eine entspricht dem Dienstleistungsgedanken, dass sich nämlich in einem freien Wettbewerb der beste und günstigste Anbieter bzw. Versorger durchsetzen wird. Demgegenüber leitet sich das Konzept vom »Patient als Partner« vom ethischen Prinzip der Autonomie des Individuums ab (Autonomie: griechisch = Selbständigkeit). Größtmögliche Entscheidungsfreiheit und Einflussnahme des Einzelnen auf sein Schicksal werden hier als Grundrecht angesehen. Das Konzept der „informierten Entscheidung"(»informed consent«) wurde dabei wesentlich angesichts des Missbrauchs von Patienten in medizinischen Versuchen, vor allem im Nationalsozialismus, entwickelt. Vor diesem Hintergrund entstanden die medizinethischen Prinzipien von „Helfen" (Benefizienz), „Nicht schaden" (Nonmalefizienz), Autonomie und Gerechtigkeit. Hier wird bereits das Spannungsverhältnis von Fürsorge einerseits und Autonomie andererseits im ärztlichen Handeln deutlich. Dem ethischen Anspruch auf Autonomie steht die Frage gegenüber, ob diese überhaupt zu verwirklichen ist, d. h. ob wir tatsächlich in der Lage sind, frei zu entscheiden. Die Freiheit des Willens wird auch in den Neurowissenschaften zunehmend – durchaus auch kontrovers – diskutiert. Zugespitzt wird das Thema in der Frage, ob ein kranker Mensch als frei (hinsichtlich seiner medizinischen Entscheidungen) angesehen werden kann. Während die Entscheidungsfreiheit eines akut schwer erkrankten Menschen sicherlich häufig eingeschränkt ist, gibt es weniger Argumente, einem Menschen mit einer chronischen Erkrankung Autonomie abzusprechen, insbesondere dann nicht, wenn medizinisch kein eindeutig bester Weg erkennbar ist. Dies ist regelhaft der Fall, wenn Studien zeigen, dass Therapien nur einem Teil der Patienten helfen und Nebenwirkungen mit sich bringen. Kürzlich wurde auch in der Neufassung des Ärztegelöbnisses die Autonomie noch mal betont (Genf 2017). In Deutschland hat das Patientenrechtegesetz von 2013 hier auch eine formale Basis geschaffen, die Rechte und Pflichten auf allen Seiten definiert.

Gemeinsam entscheiden – Das Konzept des Shared Decision Making (SDM)

SDM, zu Deutsch »gemeinsame Entscheidungsfindung«, ist ein praktisches Konzept für das Aushandeln medizinischer Entscheidungen auf Augenhöhe zwischen Arzt und Patient. Besonders geeignet für die Anwendung von SDM sind solche von großer Tragweite, wie z. B. Therapieentscheidungen im Verlauf einer chronischen Erkrankung, bei denen nach dem Stand der Wissenschaft mehrere Handlungswege vertretbar sind. Eine Entscheidung, bei der es mehrere Möglichkeiten gibt, ist immer »Präferenz-sensitiv«, das heißt, persönliche Werte und Vorlieben sind ein wichtiger Teil/Faktor im Entscheidungsprozess. Zum Beispiel überzeugt Patienten mit MS der Vorteil einer Immuntherapie auf die Verringerung der Schubrate eher nicht, wenn der Patient nicht die Schübe selbst, sondern vielmehr das Fortschreiten seiner Behinderungen fürchtet.
SDM regelt einen Informationsaustausch, der neben den Präferenzen des Patienten und dem Fachwissen des Arztes ebenso das Wissen des Patienten und die fachliche Meinung des Arztes berücksichtigt. Dabei ist die Idee leitend, dass diese Informationen den Prozess der Entscheidung und das spätere Festhalten an der Entscheidung (Compliance, Adhärenz) bestimmen und dass Entscheidungen fairer und ausgewogener verlaufen, wenn diese Gesichtspunkte offengelegt werden. In den 15 Jahren seit Einführung des SDM-Konzeptes ist immer deutlicher geworden, dass SDM vor allem von einer gelungenen Kommunikation abhängt. SDM ist also die Verwirklichung patientenzentrierter und beziehungsbasierter Medizin, bei der Patienten und Ärzte als Individuen beteiligt sind und nicht nur vorgegebene Rollen ausfüllen. Der Erfolg des Prozesses ist davon abhängig, dass beide Seiten ihre Kompetenzen einbringen. Dies beinhaltet ärztlicherseits auch die Fähigkeit, zuzuhören und Gefühle erkennen zu können. Zuneigung, Vertrauen und Gegenseitigkeit haben dabei eine erhebliche Wirkung auf die Beurteilung von Entscheidungsprozessen, aber auch auf Entscheidungsergebnisse und möglicherweise auch die Behandlungsergebnisse. Auf Patientenseite bedarf es einer Klarheit über eigene Werte und Präferenzen.

SDM und evidenzbasierte Medizin (EBM)

Neben der Frage, ob Patienten an Entscheidungen zu Diagnostik und Therapie ihrer Erkrankung beteiligt werden, ist ebenso bedeutsam, auf welcher Grundlage diese Beteiligung erfolgt. Voraussetzungen für eine ernst gemeinte Beteiligung der Patienten sind geprüfte, verständliche Informationen zum wissenschaftlichen Erkenntnisstand („Evidenz"). Damit stellen die evidenzbasierte Medizin (EBM) und evidenzbasierte Patienteninformation (EBPI) den inhaltlichen Kern von SDM dar.
Das Ziel, medizinische Entscheidungen auf Basis des wissenschaftlichen Erkenntnisstands (der „Evidenz") zu treffen, bedeutet nicht, dass Entscheidungen einzig und allein auf dieser Grundlage getroffen werden. Umgekehrt werden Entscheidungen aber auch nicht der Beliebigkeit preisgegeben, wenn wissenschaftliche Erkenntnisse völlig fehlen. Vielmehr soll die Evidenz bzw. deren Fehlen beim Treffen der Entscheidungen als Grundlage berücksichtigt werden. SDM ist somit ein Weg zur Umsetzung von EBM durch die Integration von Wissen (Evidenz),

ärztlicher Fachkenntnis und Patientenwünschen. Die Abkehr von der paternalistisch geprägten reinen Erfahrungsmedizin hin zu Behandlungen auf Basis aussagekräftiger Studien bedeutet einen wichtigen Wandel in der Medizin. In den letzten 20 Jahren hat die EBM geholfen, etliche medizinische Fehlannahmen aufzudecken und aus der Versorgung zu entfernen.

SDM und MS

Die MS stellt innerhalb der Neurologie die Erkrankung mit dem dramatischsten Wandel der Therapiemöglichkeiten in den letzten 15 Jahren dar.
Dennoch ist das Krankheitsbild MS weiterhin von elementaren Ungewissheiten geprägt: Die Diagnose bleibt eine Ausschlussdiagnose und ist evtl. jahrelang nicht sicher. Neue Diagnosekriterien führen hingegen möglicherweise zu deutlich mehr Diagnosen, vor allem auch eher gutartiger Verläufe. Der Verlauf ist schwer vorhersehbar und der langfristige Nutzen der Immuntherapien noch unklar. Auf Grund dieser Ungewissheiten und weil MS-Betroffene häufig kompetente, junge Menschen an der Schwelle zu mannigfaltigen Lebensentscheidungen sind, ist die MS für SDM besonders geeignet.

MS-Betroffene wollen autonom entscheiden

Die verschiedenen Rollenmodelle der medizinischen Entscheidungsfindung (siehe Tab. 14) liegen vereinfacht zwischen den Polen des Paternalismus, in dem der Arzt allein Entscheidungen fällt, und der völligen Patientenautonomie, bei der Patienten allein entscheiden. Das Modell des SDM nimmt hinsichtlich der Patientenbeteiligung und der Verantwortungsübernahme eine Mittelstellung zwischen diesen beiden Polen ein. Als Zwischenstufen finden sich zum einen das Modell der informierten Entscheidung, bei dem die Patienten umfassend informiert werden, dann aber alleine entscheiden, sowie zum anderen das Modell der delegierten Entscheidung, in dem Ärzte als »Anwälte ihrer Patienten« von diesen informiert werden, dann aber ärztlich entscheiden. Die verschiedenen Grundformen sind nicht starr, sondern mischen sich möglicherweise in einem Gespräch. So kann auch ein hoch autonomer Patient gemeinsam mit dem Arzt in einem SDM-Prozess eine Therapie „aushandeln". Neurologen schätzen die Autonomiewünsche von MS-Patienten oft falsch ein (Abb. 79). Dies gilt auch für Krebs- und Allgemeinmediziner, bei denen ebenfalls große Unsicherheit zu Präferenzen ihrer Patienten besteht. Das ist von besonderer Bedeutung, wenn man bedenkt, dass in bestimmten Situationen 25 % der MS-Patienten einer ärztlichen Empfehlung folgen würden, auch wenn sie ihrem eigenen Wunsch widerspricht.

Mitentscheidung bei diagnostischen Maßnahmen

Patienten mit einem Verdacht auf MS wollen bereits bei der Entscheidung über diagnostische Maßnahmen mitbeteiligt werden. Schon bei der Besprechung diagnostischer Tests wünschen sich 2/3 der Betroffenen, dass die MS genannt wird. Hier gilt im Informationszeitalter sicher die Devise: lieber eine frühe Arztinformation als eine Aufklärung durch das Internet.
Ein diagnostischer Test, wie beispielsweise eine Kernspintomographie (MRT), ist nicht immer eine hilfreiche Information,

möglicherweise verunsichert der Befund nur. Eine bessere Aufklärung über Möglichkeiten und Grenzen des MRT wird von Betroffenen gewünscht. Hier fehlen bisher aber geprüfte Programme.

Mitentscheidung bei der Therapie von MS-Schüben

In der Schubtherapie besteht bei Betroffenen wie auch einem Teil der Ärzte oft die Annahme, dass eine rechtzeitige hoch dosierte intravenöse Kortisongabe zu weniger längerfristiger Beeinträchtigung führt. Tatsächlich haben aber nur 25 % (1 von 4 Behandelten) nach der aktuellen Studienlage einen Nutzen durch die Kortisontherapie. Nutzen bedeutet in diesem Fall lediglich eine etwas schnellere Rückbildung von Beschwerden. Studien haben ferner gezeigt, dass auch eine kurzfristige Gabe von Kortisontabletten wirksam ist. Eine weitere Möglichkeit ist auch die Behandlung zu Hause. Bei geringen Beschwerden kann auf die Kortisontherapie eines Schubes durchaus ganz verzichtet werden. Die Entscheidung sollte vor allem auf Grundlage des Leidensdrucks des Betroffenen und seinen Vorerfahrungen mit Kortison erfolgen. In einer Studie mit 150 MS-Patienten konnten wir zeigen, dass eine 4-stündige Schulung hierzu den Umgang mit Schüben verändert. Die Betroffenen ließen sich seltener mit Kortison behandeln. Dennoch ging es ihnen nicht schlechter. Die Studie zeigt darüber hinaus, dass die Möglichkeit von größerer Beteiligung an der Therapieentscheidung sogar hilft, die Schubrate zu senken. Dies muss jedoch durch weitere Studien bestätigt werden.

Mitentscheidung bei Immuntherapien

Für Patienten mit einer schubförmigen MS stehen inzwischen viele unterschiedliche Therapiemöglichkeiten zur Verfügung, die zumeist recht gut verträglich sind, von denen einige aber auch schwerwiegende oder gar tödliche Nebenwirkungen nach sich ziehen können. Daher wird eine realistische Einschätzung möglicher Risiken auf Arzt- und Patientenseite immer wichtiger. Erste Studienergebnisse zur Frage, ob und unter welchen Umständen eine Therapie mit Natalizumab (Tysabri®) fortgesetzt werden sollte, zeigen z. B., dass MS-Betroffene möglicherweise bereit sind, deutlich größere Risiken in Kauf zu nehmen als ihre Ärzte. Hier gibt es viele offene Fragen, z. B. zu den verschiedenen Risikofaktoren für eine PML (progressiv multifokale Leukenzephalopathie), der wichtigsten Komplikation der Tysabri-Therapie. Hier wird deutlich, dass angesichts der schwierigen Risikoabwägung eine allein vom Arzt getroffene Entscheidung nicht vertretbar ist. Das gilt ebenso für Alemtuzumab, das 2019 wegen möglicher neuer Nebenwirkungen in seiner Anwendung eingeschränkt wurde. Dies ist auch für zukünftige Therapien zu erwarten.

Mitentscheidung bei der Therapie von Symptomen oder Beschwerden

MS-Beschwerden zeigen sich oft sehr unterschiedlich ausgeprägt, teilweise können sie schon im Laufe eines Tages sehr verschieden sein. Sie hängen z. B. von den Alltagsanforderungen ab. Auch Wirkungen und Nebenwirkungen von Medikamenten sind individuell sehr verschieden. Typische Beispiele sind hier die Spastik und Blasenstörungen. Nicht überall gibt es einen rasch

ansprechbaren Neurologen mit ausreichender Erfahrung bei MS-bedingten Beschwerden. Besonders Blasenstörungen sind oft nicht gut behandelt.
Vor diesem Hintergrund ist es sehr sinnvoll, dass Betroffene über Wirkungen und Nebenwirkungen der Medikamente in diesem Bereich gut informiert sind und lernen, mit diesen zu „jonglieren". Dringend notwendige Schulungsprogramme hierzu fehlen bislang weitgehend.

Wollen Ärzte SDM?

Grundsätzlich ist die Forderung nach Patientenbeteiligung und informierten Entscheidungen ein Gemeinplatz geworden, den Ärzte für sich in Anspruch nehmen. Dagegen stehen z. B. die Ergebnisse einer kürzlich veröffentlichten amerikanischen Ärztebefragung, die zeigt, dass mehr als 50 % der befragten Ärzte den Verlauf der MS positiver dargestellt haben, als er tatsächlich war. Fragt man genauer nach, welches Patienten-Verhalten positiv bewertet wird, so wird deutlich, dass Ärzte oft nicht bereit sind, Entscheidungen gemeinsam mit Patienten zu treffen. Negativ bewertet wurde, wenn Patienten Zweifel an den Empfehlungen des Arztes haben, wenn sie auf eigenen Konzepten bestehen, eine Zweitmeinung wünschen oder sich ihre Meinung auf Grundlage von Informationen aus dem Internet gebildet haben.

Wie gut sind MS-Patienten informiert?

In einer kürzlich abgeschlossenen europäischen Studie zum MS-Wissen in der Türkei, Italien, Spanien, Serbien, den Niederlanden und Deutschland wurde durchschnittlich nur die Hälfte der Fragen eines Fragebogens mit 19 MS-Wissensfragen richtig beantwortet. In einer Studie mit Patienten in Rehabilitationskliniken waren es weniger als ein Drittel. Ungelöst ist die Frage, was wichtiges MS-Wissen ist und wie auswendig gelerntes Wissen von „Verstehen" unterschieden werden kann. Grundsätzlich könnten relevantes Wissen oder Verstehen ein Maß für die Qualität der ärztlichen Versorgung sein.

Lässt sich SDM lernen?

SDM-Trainings für Ärzte und andere Gesundheitsberufe könnten eine wichtige Grundlage für den Einsatz von SDM bei MS bilden. In Untersuchungen außerhalb der Neurologie konnte gezeigt werden, dass Ärzte die Anwendung von SDM-Techniken durch ein Training erlernen können, die Belege für deren Wirksamkeit bei MS-Patienten sind jedoch bisher nur mäßig.
Die Einforderung von SDM kann auch von Patienten ausgehen, z. B. durch den Einsatz von Entscheidungshilfen. Eine neuere australische Studie zeigt, dass die Kommunikation zwischen Ärzten und Patienten schon dadurch deutlich verbessert werden kann, dass Patienten drei zentrale Fragen zu Behandlungsmöglichkeiten an die Hand bekommen:

1. Welche verschiedenen Möglichkeiten gibt es (einschließlich Möglichkeit einer Nicht-Behandlung)?
2. Was sind deren Wirkungen und Nebenwirkungen?
3. Wie wahrscheinlich sind diese für mich persönlich?

In vielen Bereichen werden mit Erfolg Entscheidungshilfen eingesetzt, die vor oder während der Konsultation mit dem Arzt genutzt werden können. Unsere Arbeitsgruppe „Autonomie bei MS" am Universitätsklinikum Hamburg-Eppendorf hat seit 2001 verschiedene Studien mit Entscheidungshilfen und Schulungen durchgeführt, um Autonomie und SDM zu stärken. Diese betreffen Schubtherapie, Immuntherapie und in einem dritten Baustein Diagnose, Prognose und Frühtherapie (abrufbar unter: http://www.ms-netz-hamburg.de/Download.412.0.html).

Dabei konnten wir zeigen:

1. Patienten wollen umfassende Informationen.
2. Medizinisch-wissenschaftliche Unsicherheiten können von Patienten verarbeitet werden (Abb. 80 a+b).
3. Patienten verstehen wichtige statistische Angaben zu Studienergebnissen und die Bedeutung verschiedener Darstellungen von Therapieeffekten (Abb. 80 und 81).

Dabei zeigte sich, dass gut aufbereitete Informationsmaterialien und Entscheidungshilfen allein wenig Einfluss auf Entscheidungsprozesse bzgl. Immuntherapien haben. Kombinierte Maßnahmen von Printmaterialien und Schulungen von bis zu sechs Stunden scheinen demgegenüber die Entscheidungsqualität positiv zu beeinflussen, wie zwei kürzlich abgeschlossene Studien zu Schulungen über Immuntherapien in der Reha und zur Schulung Frühbetroffener zeigen konnten. Schließlich konnte eine deutschlandweite Studie mit Ausbildung von MS-Schwestern zu sogenannten „Decision Coaches" andeuten, dass ein Teil der Informationsvermittlung zu Therapieoptionen in einem nach dem SDM-Konzept strukturierten Lernprozess sehr gut von MS-Schwestern übernommen werden kann. Gegenüber der alleinigen Beratung mit dem Arzt und dem Zugang zu evidenzbasierten Informationen kam es zu mehr informierten Entscheidungen. Leider musste die Studie abgebrochen werden, weil die MS-Schwestern nicht genug Zeit für Coachings hatten und weitere Barrieren die Einführung der strukturierten Lernprozesse erschwert haben. Allerdings wurden seit 2016 unter der Leitung der Hamburger Arbeitsgruppe zusammen mit dem Bundesverband der Selbsthilfe und dem Kompetenznetz MS Patientenhandbücher zu allen MS-Medikamenten entwickelt (https://www.kompetenznetz-multiple sklerose.de/patienteninformationen/patientenhandbuecher/).

Nebenwirkungen von SDM?

Entgegen häufiger Befürchtungen kosten Gespräche auf Basis der gemeinsamen Entscheidungsfindung (SDM) nicht mehr Zeit als eine den Patienten weniger beteiligende Beratung. Derlei Aussagen sind zwar mit Blick auf unterschiedliche Beratungsstile und Zeiten in der neurologischen Praxis schwer zu verallgemeinern, jedoch wurde in unseren Studien die Dauer der Beratung durch ein SDM-Training nicht verlängert. SDM führt bei Patienten nicht zwangsläufig zu größerer Zufriedenheit. Auch gibt es Befürchtungen, dass die von Vertrauen geprägte Beziehung zwischen dem väterlich beratenden Arzt und seinen Patienten unter dem eher informationsbasierten Ansatz des SDM leidet. SDM ist sicher ein Lernprozess, der wachsen muss und unserer Medizinkultur nicht einfach übergestülpt werden kann.

Macht SDM gesünder?

Untersuchungen zu SDM und Entscheidungshilfen zeigen überwiegend ein verbessertes Wissen und größere Entscheidungszufriedenheit, aber auch z.T. eine geringere Inanspruchnahme von Gesundheitsleistungen. Ein direkter Einfluss auf die Gesundheit wurde nur selten gezeigt. Das ist jedoch prinzipiell denkbar, wie die bereits angesprochene Studie zum Umgang mit Schüben andeutet.

Schlussfolgerungen

In einem 2012 erschienen leidenschaftlichen Positionspapier des englischen „King's Fund" unter dem Titel "Patients preferences matter – stop the silent misdiagnosis" („Die Vorlieben der Patienten sind wichtig – beendet die unbemerkten Fehldiagnosen") wird bemängelt, dass Ärzte häufig nicht wissen, was Patienten wirklich wollen. Dabei könne ebenso viel Leid entstehen wie durch falsche medizinische Diagnosen. Mehr und bessere Information zu Therapien, zu deren möglichem Nutzen und die entsprechende Evidenz dazu bilden, so die Autoren, sind die Grundvoraussetzungen, um dies zu ändern. Da Patienten Therapien prinzipiell eher kritischer sehen, wenn sie umfassend informiert werden, besteht damit die Möglichkeit, dass Ressourcen im Gesundheitswesen besser eingesetzt werden. Das bedeutet wahrscheinlich, dass Patienten sich weniger schnell für eine Therapie entscheiden, aber ebenso, dass einmal getroffene Entscheidungen eher durchgehalten werden. SDM ist daher bei MS sehr sinnvoll. Es entlastet Patienten und Ärzte,

Abb. [79] Autonomiepräferenzen bei verschiedenen Indikationen.

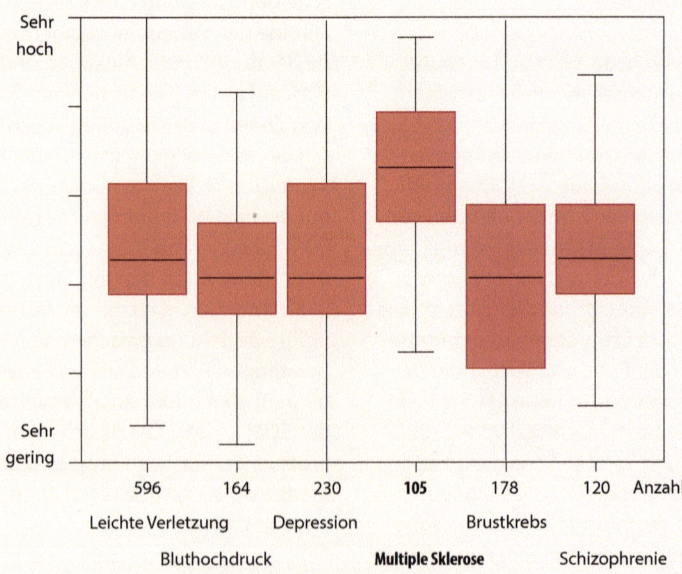

TABELLE 14. ENTSCHEIDUNGSSTILE

autonom	= Patient entscheidet alleine
informiert („informed choice")	= Arzt berät, Patient entscheidet
gemeinsam („SDM /shared decision making")	= beide entscheiden gemeinsam
delegiert („professional as agent")	= Arzt entscheidet nach Befragung Patient
paternalistisch	= Arzt entscheidet

hat das Potenzial, Selbst-Management und Kontrollgefühl zu stärken und damit zu einer höheren Lebensqualität zu führen.
In der neurologischen Rehabilitation, in der ja mit dem Patienten die individuellen Reha-Ziele besprochen und festgelegt werden sollen, ist SDM am ehesten bereits Wirklichkeit. Gesundheitspolitisch scheint SDM darüber hinaus von großer Bedeutung, weil zunehmend chronisch Kranke um Leistungen kämpfen müssen. Auch das Konzept der Gesundheitsbudgets für Einzelne fordert ein zunehmend eigenverantwortlicheres Handeln. Betroffene haben das höchste Interesse an einer optimalen Medizin für sich, deshalb sollten sie in der kompetenten Wahrnehmung ihrer Interessen unterstützt werden. SDM ist dafür eine entscheidende Voraussetzung.
Dargestellt sind beispielhaft die Ergebnisse einer Studie zur Wirkung eines Interferons auf die Beeinträchtigung gemessen mit der Expanded Disability Status Scale (EDSS) (Bereich 0–10). Bekannt ist lediglich die Zunahme der körperlichen Beeinträchtigung innerhalb des Studienzeitraums von zwei Jahren (schwarz gepunktete Linien). Die Langzeiteffekte bleiben unklar, wie die beiden möglichen Szenarien (rote und grüne gepunktete Linien) zeigen.

Abb. [80 a+b] Kommunikation von Ungewissheit.

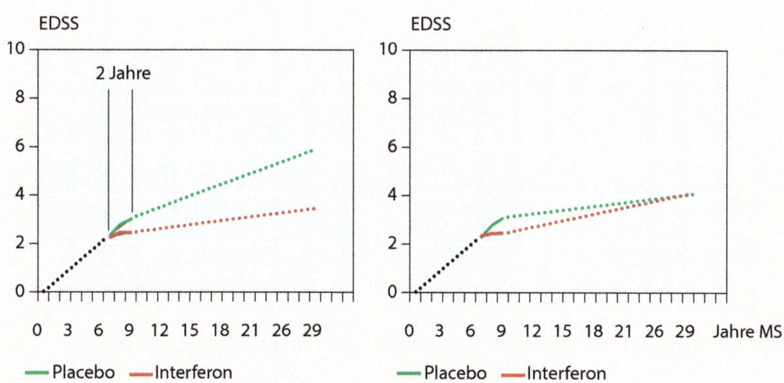

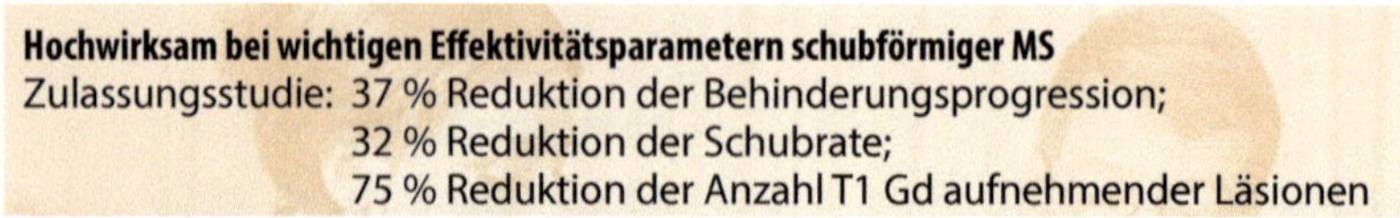

Abb. [81] Medikamentenwerbung (Auszug).

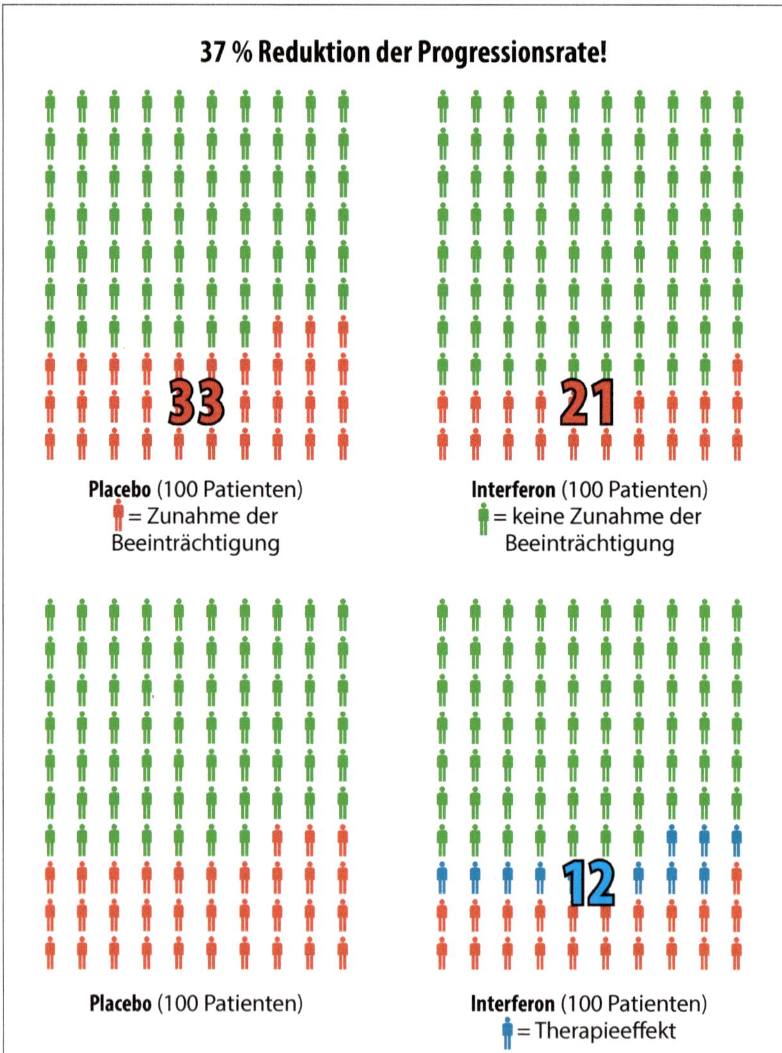

Abb. [82 a–d] Medikamentenwerbung und was dahintersteht.

Die Abbildung zeigt die sehr einseitige Darstellung von Therapieeffekten über die relative Risikoreduktion und was sich dahinter wirklich verbirgt:
37 % Reduktion der Progressionsrate, **das heißt:**
Nicht 33 von 100 Patienten haben eine Zunahme der Beeinträchtigung, sondern 21, **das heißt:**
Bei 11 von 100 Patienten kommt es durch die Therapie nicht zu einer Zunahme der Beeinträchtigung, **das heißt:**
21 % statt 33 % haben eine Zunahme der Beeinträchtigung, **das heißt:**
Die Therapie führt zu einem absoluten Rückgang von 12 % der Patienten mit einer Zunahme der Beeinträchtigung.

Weitere Informationen

Patientenhandbücher zu allen MS-Medikamenten (Immuntherapie): https://www.kompetenznetz-multiplesklerose.de/patienteninformationen/patientenhand buecher/

KAPITEL 22

Schwangerschaft und Stillen (Kerstin Hellwig und Sandra Thiel)

Wie schon zu Beginn dieses Ratgebers erwähnt, ist die Multiple Sklerose (MS) eine Erkrankung des jungen Erwachsenenalters und wird bei Frauen dreimal häufiger als bei Männern diagnostiziert. Der Erkrankungsgipfel liegt bei Frauen zwischen 20 und 40 und somit in einer Phase, in der die Familienplanung eine wichtige Rolle spielt. Da der MS-Verlauf in der Schwangerschaft und nach der Geburt gut untersucht ist, weiß man, dass sich durch eine Schwangerschaft für die meisten Frauen keine größeren Risiken ergeben. Dies betrifft sowohl den Verlauf der Schwangerschaft als auch denjenigen der MS. Auch langfristig führt eine Schwangerschaft nicht zu einer Zunahme der Behinderung. Allerdings sollten alle Frauen mit einer chronischen Erkrankung, wenn möglich, eine Schwangerschaft planen und rechtzeitig das Gespräch mit dem behandelnden Neurologen suchen, insbesondere dann, wenn Medikamente eingenommen werden. Einen großen Beitrag hat das *Deutsche Multiple Sklerose und Kinderwunschregister* in den letzten Jahren geleistet, in dem Schwangerschaften von Frauen mit MS dokumentiert werden. Auf die Webseite des Registers www.ms-und-kinderwunsch.de soll hingewiesen werden, da sie jährlich aktualisiert wird und das Wissen um den Effekt neuer MS-Medikamente permanent zunimmt.

Fruchtbarkeit

Die Fruchtbarkeit (Fertilität) von Männern und Frauen mit MS ist nicht wesentlich eingeschränkt. Dennoch sind MS-Patientinnen häufiger kinderlos oder haben weniger Kinder als gesunde Frauen. Ob dies aber eine biologische Ursache hat, ist bisher nicht bekannt. Untersuchungen zeigen allerdings, dass es bei unbehandelten Frauen und Patientinnen mit einer hohen Krankheitsaktivität eher zu Abweichungen in der Menge an Sexualhormonen kommen kann. Nach jetzigem Wissensstand wird die Fruchtbarkeit von keiner MS-Therapie, außer von Mitoxantron, beeinflusst. Insbesondere Frauen, die älter sind als 35 Jahre, sollten vor einer Mitoxantronbehandlung über ein anschließend permanentes Ausbleiben der Menstruationsblutung (Amenorrhö) und damit über die Möglichkeit der Unfruchtbarkeit informiert sein.

Unerfüllter Kinderwunsch und hormonelle Stimulationsbehandlungen

Studien zeigen, dass durch Kinderwunschbehandlungen (Reproduktionsmedizin) Schübe ausgelöst werden können. Dabei erleiden, sollte eine Stimulation erfolglos sein und keine Schwangerschaft eintreten, bis zu 35 % der Frauen Schübe, wenn die MS-Therapie schon vor der Behandlung abgesetzt oder nie begonnen wurde. Wird eine Frau nach einer Stimulationstherapie schwanger, ist das Schubrisiko kleiner. Wahrscheinlich sind längere Stimulationsprotokolle mit einer sogenannten Downregulation eher mit einem Schub assoziiert. Bislang werden GnRH-Agonisten (Medi-

kamente, die die Produktion der Fruchtbarkeitshormone FSH und LH anregen) gelegentlich als Schubauslöser diskutiert, sodass eventuell GnRH-Antagonisten (Medikamente, die die Ausschüttung der Fruchtbarkeitshormone FSH und LH hemmen) bevorzugt werden sollten. Die Datenlage ist allerdings nicht so eindeutig, dass nicht auch GnRH-Agonisten eingesetzt werden könnten, wenn der Reproduktionsmediziner dies als bessere Therapie für eine Schwangerschaft erachtet. Für alle anderen Hormone gibt es keinen Hinweis darauf, dass eine bestimmte Therapie bevorzugt eingesetzt werden sollte. Es sollte daher die Therapie gewählt werden, die vom Reproduktionsmediziner vorgeschlagen wird und mit der die Chancen auf eine Schwangerschaft am höchsten ist.
Zum Schutz vor Schüben raten wir Frauen in der Regel, ihre MS-Therapie während der Stimulation beizubehalten und diese abzusetzen, wenn der Schwangerschaftstest positiv ist. Dies gilt für alle Medikamente außer Teriflunomid (Aubagio®) und Fingolimod (Gilenya®). Eine Behandlung mit Cladribin (Mavenclad®) sollte sechs Monate zurückliegen, bevor eine Stimulationsbehandlung begonnen wird. Das genaue Vorgehen sollte mit dem behandelnden Neurologen besprochen werden.

Verhütung

Bei der Wahl der passenden Verhütungsmethode bestehen für MS-Patientinnen generell keine Einschränkungen. Es können sowohl hormonelle als auch nichthormonelle Verhütungsmethoden angewandt werden. Es ist nur zu beachten, dass kombinierte hormonelle Kontrazeptiva („die Pille") bei Patienten mit eingeschränkter Mobilität mit einem erhöhten Risiko für tiefe Beinvenenthrombosen einhergehen können.
Eine Abschwächung der Wirkung oraler Kontrazeptiva („Pille") ist für die zugelassenen MS-Therapien nicht bekannt. Für Dimethylfumarat (Tecfidera®), Teriflunomid (Aubagio®) und Fingolimod (Gilenya®) wurden sogenannte Interaktionsstudien durchgeführt, die gezeigt haben, dass „die Pille" auch unter gleichzeitiger Einnahme dieser MS-Therapien wirkt. Das Auftreten von Diarrhöen als Nebenwirkung der Therapie mit Dimethylfumarat (Tecfidera®) kann zu einer verminderten oder aufgehobenen Wirksamkeit der Pille führen. Auch beim Auswaschverfahren von Teriflunomid (Aubagio®) könnte theoretisch die Wirkung der Pille abgeschwächt werden. Ob eine Wechselwirkung von Cladribin (Mavenclad®) mit oralen Kontrazeptiva bestehen könnte, wird derzeit in einer Interaktionsstudie untersucht. Nach der Einnahme von Cladribin (Mavenclad®) müssen Frauen zusätzlich in den ersten 4 Wochen mit einer Barrieremethode verhüten.

Vererbbarkeit

Trotz intensiver Forschungsarbeiten ist es bisher nicht gelungen, die Ursache der MS vollständig aufzuklären. Derzeit wird davon ausgegangen, dass sowohl genetische Faktoren als auch verschiedene Umwelteinflüsse eine Rolle spielen.
Die MS ist somit keine klassische Erbkrankheit. Das Risiko, an einer MS zu erkranken, liegt in der Allgemeinbevölkerung in Deutschland bei ca. 0,1–0,2 %. Bei 20 % der MS-Patienten kommt es zu einer familiären Häufung der Erkrankung, wobei das Erkrankungsrisiko vom Verwandtschaftsgrad abhängig ist. Tritt die Erkrankung bei einer Person des ersten Verwandtschaftsgrades

auf, so ist das Risiko, an MS zu erkranken, um 3 %, bei entfernteren Verwandtschaftsgraden um 1 % erhöht. Dabei hat die Vererbung der MS von mütterlicher oder väterlicher Seite keinen Einfluss auf das Erkrankungsrisiko. Zwillingsstudien haben gezeigt, dass bei eineiigen Zwillingen das Erkrankungsrisiko bei 25 % liegt, wenn ein Zwilling erkrankt ist. Bei zweieiigen Zwillingen und Geschwistern liegt das Risiko bei 5 %. Eine rein genetische Vererbung der MS kann somit aufgrund des relativ geringen Erkrankungsrisikos bei eineiigen Zwillingen ausgeschlossen werden.

Schwangerschaft

Die Empfehlung, mit einer MS-Erkrankung nicht schwanger zu werden oder alle MS-Therapien viele Monate vor einer geplanten Schwangerschaft abzusetzen, ist schon lange veraltet. Dennoch sollte eine Schwangerschaft mit einer chronischen Erkrankung, wenn möglich, geplant werden, insbesondere wenn Medikamente eingenommen werden. In jedem Fall sollten Frauen mit MS, wie gesunde Frauen auch, bereits während der Planung einer Schwangerschaft Folsäure einnehmen.

Auswirkungen der Schwangerschaft auf die Krankheitsaktivität

In mehreren Studien mit Patientinnen ohne Immuntherapie konnte belegt werden, dass das Schubrisiko im Verlauf der Schwangerschaft abnimmt, es nach der Entbindung jedoch wieder zu einem Schubanstieg kommt. Eine neue Studie aus den USA zeigt bei Frauen mit mild bis moderaten Verläufen, von denen circa 50 % mit Injektionstherapien im Jahr vor der Schwangerschaft behandelt wurden, dass das Schubrisiko in der Schwangerschaft sehr niedrig ist (< 10 %) und dass es nach der Schwangerschaft nicht zu einem Anstieg der Schubrate kam. In dieser Untersuchung erlitten nur 26 % der Frauen einen Schub im ersten Jahr nach der Geburt. Ob dies auch für Frauen gilt, die unter stärker wirksamen MS-Therapien schwanger geworden sind oder die Therapie erst kurz vor Eintritt einer Schwangerschaft abgesetzt haben, ist bisher noch nicht vollständig untersucht, aber wahrscheinlich ist die Schubgefahr größer. Unsere Erfahrungen zeigen, dass das Schubrisiko in der Schwangerschaft umso höher ist, je höher die Krankheitsaktivität zuvor war. Insbesondere wenn stärker wirksame Immuntherapien abgesetzt werden, können in der Schwangerschaft Schübe auftreten. Die Höhe des Risikos im Einzelnen ist nicht bekannt. Daher sollte eine Schwangerschaft, insbesondere bei hochaktiver MS, nach Rücksprache mit dem behandelnden Neurologen geplant werden.

Es gibt immer mehr Daten, die darauf hindeuten, dass eine oder auch mehrere Schwangerschaften einen positiven Einfluss auf den langfristigen Krankheitsverlauf haben. In einer Studie war eine Schwangerschaft sogar wirkungsvoller als eine immunmodulatorische Therapie, um eine langfristige Behinderung zu vermeiden. Damit eine Schwangerschaft einen langfristigen Einfluss auf den Krankheitsverlauf hat, ist anzunehmen, dass es zu dauerhaften Veränderungen kommt, die auch nach der Schwangerschaft und nach der Normalisierung der Hormonspiegel fortbestehen. Der genaue Mechanismus ist aber noch nicht bekannt. Es bestehen jedoch Theorien, dass sowohl Hormone wie Östrogen als auch persönliche Erfahrungen, die mit einer Elternschaft einhergehen

(Stress oder emotionales Wohlbefinden), zu dauerhaften Veränderungen führen können. In einer dänischen Studie wurde beobachtet, dass Eltern ein geringeres Risiko haben, an einer MS zu erkranken, als Kinderlose. Da dies jedoch für beide Geschlechter beobachtet wurde, lässt sich daraus schließen, dass eher Faktoren, die mit einer Elternschaft einhergehen, als die hormonellen Veränderungen für den Schutzeffekt verantwortlich sind.

Schübe in der Schwangerschaft

Bei den Glucocorticoiden (Kortison) unterscheidet man zwischen fluorierten und nichtfluorierten Wirkstoffen. Nichtfluorierte Glucocorticoide werden nur minimal zum Feten transportiert und sind nach kurzer Zeit aus dem Körper ausgeschieden. Fluorierte Glucocorticoide werden hingegen in einem höheren Maße über die Plazentaschranke transportiert und verbleiben länger im Körper.
Mehrere Tierversuche haben einen Zusammenhang zwischen der Einnahme von Glucocorticoiden während der frühen Schwangerschaft und einer Spaltbildung am Gaumen gezeigt. Bei Nagetieren war die Exposition gegenüber Dexamethason (fluoriertes Glucocorticoid) mit einem 300-mal höheren Risiko für die Ausbildung von Gaumenspalten verbunden als bei einem nichtfluorierten Glucocorticoid.
Glucocorticoide stellen möglicherweise ein schwaches Mißbildungsrisiko hinsichtlich einer Lippen-Kiefer-Gaumen-Spaltbildung dar. Eine kürzlich durchgeführte Studie mit Frauen, die aufgrund einer rheumatoider Arthritis Prednisolon (nichtfluoriertes Glucocorticoid) während des Frühschwangerschaft erhielten, zeigte keinen Hinweis auf das vermehrte Auftreten von Fehlbildungen oder Fehlgeburten. Dieses Ergebnis deutet darauf hin, dass das Risiko von der Art der Glucocorticoid-Anwendung (fluoriert oder nichtfluoriert) abhängig sein könnte.
Nicht jeder Schub muss behandelt werden. So kann bei geringen und funktionell nicht einschränkenden Symptomen auch auf eine Kortisonbehandlung verzichtet werden. Sollten die Symptome des Schubes funktionell beeinträchtigend sein, kann Kortison (insbesondere Prednisolon oder Methylprednisolon) – auch hoch dosiert – genommen werden. Lediglich zwischen der 8. und 11. SSW sollte man mit einer Kortisontherapie zurückhaltend sein und diese nur nach intensiver Risiko-Nutzen-Abwägung in Betracht ziehen.
In der Regel wird nur ein Kortisonpuls in der Schwangerschaft erforderlich sein, es kann jedoch insbesondere bei Mehrfachbehandlungen mit Glucocorticoiden zur Wachstumshemmung im Uterus (IUGR), zur Frühgeburt sowie zu vorübergehenden Unterzuckerungen, zu niedrigem Blutdruck und Elektrolytstörungen beim Neugeborenen kommen. Sollte in seltenen Fällen eine Glukokortikoidtherapie bis kurz vor der Geburt notwendig sein, ist auf eine mögliche Nebennierenschwäche des Neugeborenen zu achten.
Ein sogenannter Magenschutz mit Protonenpumpenhemmern und spezielle Heparine zur Vorbeugung vor Thrombosen können gegeben werden.
Eine Alternative zur Behandlung aufgetretener Schübe in der Schwangerschaft können Plasmaaustauschverfahren (Plasmapherese, Immunadsorption) sein, insbesondere wenn eine vorherige Kortisontherapie nicht angeschlagen hat. Eine Fallserie mit 20 Patientinnen, die eine Tryptophan-Immunadsorption während

der Schwangerschaft erhalten haben, gibt keinen Hinweis auf ein potenzielles Risiko für das ungeborene Kind. In 83 % der Fälle kam es zu einer schnellen und deutlichen Verbesserung der Schubsymptomatik.
In einer weiteren Auswertung mit 57 Schwangerschaften von Frauen mit unterschiedlichen Erkrankungen wurde weder nach Plasmapherese noch nach Immunadsorption während der Schwangerschaft ein erhöhtes Risiko für negative Schwangerschaftsausgänge beobachtet.

Gynäkologische Betreuung in der Schwangerschaft

Frauen mit einer MS haben keine Risikoschwangerschaften an sich. Besondere Vorsorgeuntersuchungen müssen in der Regel nicht durchgeführt werden, die über die normalen gynäkologischen Untersuchungen einmal in jedem Schwangerschaftsdrittel (Trimenon) hinausgehen. In Einzelfällen kann es jedoch angeraten sein, eine intensivierte Ultraschalluntersuchung durchzuführen. Dies ist insbesondere der Fall, wenn eine Schwangerschaft unter Teriflunomid (Aubagio®), Fingolimod (Gilenya®) oder Cladribin (Mavenclad®) eingetreten ist.

Geburt und Narkoseverfahren bei der Geburt

Die Schwangerschaftsverläufe von Frauen mit MS und gesunden Frauen sind ähnlich. Einschränkungen für die Geburt sollten sich durch die MS nicht ergeben. Der Schubanstieg nach der Geburt ist unabhängig von der Art der Entbindung. Somit gilt, dass Frauen mit MS entbinden können, wie sie möchten bzw. es geburtshilflich notwendig ist. Weder ein Kaiserschnitt noch eine natürliche Geburt beeinflussen das Schubrisiko nach der Geburt. Frauen, die an einer MS erkrankt sind, müssen nicht auf eine Periduralanästhesie (PDA) verzichten, da eine PDA das Schubrisiko *nach* der Entbindung **nicht beeinflusst**. Es können sowohl eine Spinalanästhesie als auch eine Vollnarkose bei einem Kaiserschnitt gegeben werden.

Auswirkungen der MS auf den Verlauf der Schwangerschaft und der Geburt

In der Regel ist der Verlauf von Schwangerschaften von Frauen mit MS durch die Erkrankung nicht verändert. Die Auswirkungen der Erkrankung selbst werden im Folgenden beschrieben (zu Auswirkungen der MS-Medikation auf den Schwangerschaftsausgang vergleiche *MS-Medikamente und Planung einer Schwangerschaft*).

Fehlgeburten vor der 22. SSW

Fehlgeburten sind häufig und treten auch bei gesunden Frauen in 15–20 % der Schwangerschaften auf. Das Fehlgeburtenrisiko ist weder durch die MS noch nach jetzigem Wissen – zumindest nicht in größerem Ausmaß – durch gängige MS-Medikamente beeinflusst. Treten mehrere (> 3) Fehlgeburten auf, so sollte eine Vorstellung in einer Spezialsprechstunde für Fehlgeburten stattfinden, die von größeren Universitätskliniken angeboten wird. Selten sind andere Autoimmunerkrankungen oder Gerinnungsstörungen (MS-unabhängig) für die Fehlgeburten verantwortlich.

Fehlgeburten nach der 22. SSW

Fehlgeburten nach der 22. Schwangerschaftswoche, auch Totgeburten genannt, sind sehr selten und treten nur in unter 1 % aller Schwangerschaften auf. Das Risiko einer Totgeburt ist durch die MS nicht erhöht.

Fehlbildungen

Circa 3 % der Schwangerschaften gesunder Frauen enden in großen Fehlbildungen. Durch die MS ist das Risiko für Fehlbildungen nicht erhöht.

Frühgeburten

Das Hintergrundrisiko einer Frühgeburt liegt in der Normalbevölkerung bei 10–12 %. Die Anzahl von Frühgeburten von Frauen mit MS kann nach einer neueren Studie leicht erhöht sein. Ob die Erhöhung der Frühgeburtenrate durch eine höhere Anzahl an Infekten, die bei Frauen mit MS häufiger vorkamen, bedingt wurde, ist nicht ganz auszuschließen.

Geburtsmodus

Eine erhöhte Rate an Kaiserschnitten ist beschrieben, diese liegt aber nur wenig über dem Durchschnitt gesunder Frauen, ohne einen Anstieg an sonstigen Schwangerschafts- oder Geburtskomplikationen bei Frauen mit MS.

MS-Medikamente und Planung einer Schwangerschaft

Die meisten MS-Medikamente sind in der Schwangerschaft nur eingeschränkt zugelassen und sollten, falls erforderlich, nur nach intensiver Nutzen-Risiko-Bewertung angewandt werden. Für die Anwendung von Fingolimod (Gilenya®), Teriflunomid (Aubagio®) und Cladribin (Mavenclad®) während einer Schwangerschaft besteht jedoch eine Kontraindikation. Die aktuell verfügbaren Daten aus Tierversuchen und Beobachtungen am Menschen zur Anwendung der wichtigsten MS-Therapien in der Schwangerschaft und unsere Empfehlung zum Umgang mit diesen Medikamenten während der Familienplanung sind in Tabelle 15 zusammengefasst. Das individuelle Vorgehen muss mit dem behandelnden Neurologen besprochen werden. Dabei gilt es, die Therapie mit dem bestmöglichen Nutzen für die Mutter und dem geringstmöglichen Risiko für das Kind zu finden. Wie gesunde Frauen auch, sollten MS-Patientinnen schon mit Planung einer Schwangerschaft 800 µg Folsäure einnehmen. Die Dosierung kann nach dem 1. Trimenon auf 400 µg reduziert werden. Auch die Einnahme von Vitamin D wird empfohlen. Während der Schwangerschaft können täglich 4.000 I.E. Vitamin D eingenommen werden. Der Vitamin-D-Spiegel sollte über 25 ng/ml liegen. Wird auch während der Stillzeit Vitamin D verabreicht (empfohlen 6.000 I.E.), so muss bei dem gestillten Säugling nicht noch zusätzlich eine Vitamin-D-Prophylaxe stattfinden. Bitte informieren Sie den behandelnden Kinderarzt über Art und Dosierung der Vitamin-D-Einnahme während der Stillzeit.

TABELLE 15. VERFÜGBARE DATEN ZUR EXPOSITION MIT IMMUNTHERAPIEN WÄHREND DER SCHWANGERSCHAFT

Immuntherapien	Daten aus tierexperimentellen Studien	1. Trimester Exposition	Exposition durch die Schwangerschaft	Empfehlungen
Interferon-β	Vermehrte Fehlgeburten	Keine Assoziation mit negativen Schwangerschaftsausgängen in >2.500 Fällen	Keine Assoziation mit negativen Schwangerschaftsausgängen in <100 Fällen	Absetzen mit positivem Schwangerschaftstest; im Falle hoher Krankheitsaktivität Weiterführen der Therapie durch die Schwangerschaft möglich
Glatirameracetat	–	Keine Assoziation mit negativen Schwangerschaftsausgängen in >2.500 Fällen	Keine Assoziation mit negativen Schwangerschaftsausgängen in ca. 200 Fällen	Absetzen mit positivem Schwangerschaftstest; im Falle hoher Krankheitsaktivität Weiterführen der Therapie durch die Schwangerschaft möglich
Dimethylfumarat	Geringes Geburtsgewicht, Verknöcherungsstörungen und vermehrte Fehlgeburten	Keine Assoziation mit negativen Schwangerschaftsausgängen in ca. 300 Fällen	Bisher nur Einzelfälle bekannt	Absetzen mit dem Versuch, schwanger zu werden, oder spätestens mit positivem Schwangerschaftstest
Fingolimod	Embryotoxizität, Teratogenität und neurologische Verhaltensstörungen	Erhöhte Fehlbildungsrate in 967 Fällen nicht ausgeschlossen	Keine Assoziation mit negativen Schwangerschaftsausgängen in n=17 Fällen; ein potenzielles Risiko kann auf Grund der Fallzahl nicht ausgeschlossen werden	Während der Therapie effektive Kontrazeption; Absetzen 2 Monate vor Konzeption; im Falle einer ungeplanten Schwangerschaft Absetzen mit positivem Schwangerschaftstest und Durchführen einer intensivierten Ultraschalluntersuchung
Teriflunomid	Teratogenität	Leicht erhöhtes Risiko für Fehlgeburten möglich, jedoch keine Anzeichen für ein erhöhtes Fehlbildungsrisiko in 222 Fällen	Bisher nur Einzelfälle bekannt	Während der Therapie effektive Kontrazeption; Einleitung eines Verfahrens zur beschleunigten Elimination bei Kinderwunsch; im Falle einer ungeplanten Schwangerschaft Einleiten eines Verfahrens zur beschleunigten Elimination und Durchführen einer intensivierten Ultraschalluntersuchung

TABELLE 15. VERFÜGBARE DATEN ZUR EXPOSITION MIT IMMUNTHERAPIEN WÄHREND DER SCHWANGERSCHAFT

Immuntherapien	Daten aus tierexperimentellen Studien	1. Trimester Exposition	Exposition durch die Schwangerschaft	Empfehlungen
Natalizumab	Vermehrte Fehlgeburten und Blutbildauffälligkeiten	Wahrscheinlich kein erhöhtes Risiko für Fehlbildungen und Fehlgeburten (n=494)	Blutbildauffälligkeiten (53 Fälle) Risiko für geringes Geburtsgewicht möglich	Einzelfallentscheidung auf Basis der Krankheitsaktivität; in der Regel Absetzen mit positivem Schwangerschaftstest; bei sehr hoher Krankheitsaktivität Weiterführen der Therapie durch die Schwangerschaft möglich mit Kontrolle des Blutbildes beim Neugeborenen
Alemtuzumab	Vermehrte Fehlgeburten und Veränderungen in der Lymphozytenzahl	Leicht erhöhtes Risiko für Fehlgeburten kann bisher nicht ausgeschlossen werden (n=167)	–	negativer Schwangerschaftstest muss vor jedem Zyklus vorliegen; Absetzen der Kontrazeption 4 Monate nach dem letzten Zyklus; im Falle einer ungeplanten Schwangerschaft Bestimmung der Lymphozytenzahl beim Neugeborenen
Ocrelizumab	Fehlen von B-Zellen	Keine Assoziation mit negativen Schwangerschaftsausgängen in 54 Fällen Totgeburten 1 %	Leicht erhöhtes Risiko für Frühgeburten und geringes Geburtsgewicht kann nicht ausgeschlossen werden	Absetzen der Kontrazeption 12 Monate nach der letzten Infusion; im Einzelfall bei Patientinnen mit hochaktiver Krankheitsaktivität kann in Betracht gezogen werden, eine Schwangerschaft 4 Monate nach dem letzten Therapiezyklus zu planen; im Falle einer ungeplanten Schwangerschaft Bestimmung der B-Lymphozyten beim Neugeboren
Cladribin	Vermehrte Fehlgeburten und Fehlbildungen	Potenziell erhöhtes Risiko für vermehrte Fehlbildungen kann aufgrund der geringen Fallzahl nicht ausgeschlossen werden. Bisher keine Fehlbildung bekannt in ca. 20 Fällen	–	negativer Schwangerschaftstest muss vor jedem Zyklus vorliegen; Absetzen der Kontrazeption 6 Monate nach der letzten Dosis; im Falle einer ungeplanten Schwangerschaft sollte eine angemessene embryotoxikologische Beratung stattfinden

Keine Daten verfügbar

Nach der Geburt

Stillen oder nicht stillen?

Muttermilch ist die beste Ernährung für ein Baby, daher empfiehlt die Weltgesundheitsorganisation 4–6 Monate ausschließlich zu stillen und dann nach und nach Beikost einzuführen. In der Regel können Frauen mit leichter bis moderater Krankheitsaktivität stillen, wenn sie möchten.
Stillen hat keinen negativen Effekt auf die Schubrate, wobei ein positiver Effekt nur in einem Teil der Studien belegt werden konnte. Ausschließliches Stillen für mindestens 2 Monate kann das Schubrisiko eventuell moderat senken. Mit Beginn der Beikost ist das Schubrisiko deutlich niedriger als direkt nach der Geburt. Es gibt keine allgemeinen Empfehlungen, wie schnell nach dem Stillen wieder mit der MS Therapie begonnen werden soll. Wir würden in der Regel empfehlen, innerhalb des ersten Lebensjahres sukzessive abzustillen. Mit einer Zulassungsänderung sind alle Beta-Interferone nun seit Kurzem auch in der Stillzeit zugelassen.
Die meisten Frauen, die gerne stillen möchten, sollten daher in ihrem Vorhaben unterstützt werden.
Frauen, die nicht stillen möchten oder eine hohe Krankheitsaktivität in und vor der Schwangerschaft aufwiesen, ist eine zügige Wiederaufnahme der MS-Therapie in den ersten zwei Wochen nach der Geburt zu empfehlen. Es gibt erste Hinweise darauf, dass der frühe Wiederbeginn der Therapie mit Natalizumab (Tysabri®) oder Fingolimod (Gilenya®) die Schubrate senken kann.

Schübe in der Stillzeit

Sollten Schübe in der Stillzeit auftreten, können diese mit hoch dosiertem Kortison behandelt werden, eine Stillpause von 1 bis maximal 4 Stunden wird empfohlen.
Kortison geht zu einem geringen Teil in die Muttermilch über. Selbst bei hoch dosiertem Methylprednisolon (wie es im Allgemeinen auch über mehrere Tage für Schübe verabreicht wird), lag die theoretisch über die Muttermilch aufgenommene Konzentration unter der für Neugeborene akzeptablen Dosierung. Eine Anreicherung des Kortisons am 2. oder 3. Infusionstag wurde nicht beobachtet. Eine Stillpause von 1 bis 4 Stunden nach der Infusion verringert die Steroid-Konzentration in der Muttermilch.
In manchen Fällen wird eine schubprophylaktische Behandlung mit intravenösen Immunglobulinen empfohlen. Unter dieser Therapie kann gestillt werden.

MS-Medikation in der Stillzeit

In Deutschland sind derzeit nur die Beta-Interferone zur Anwendung in der Stillzeit zugelassen, nicht jedoch die anderen Medikamente zur Immuntherapie. Da auch nur wenige Daten existieren, in welchem Maße Säuglinge von diesen Medikamenten während der Stillzeit beeinflusst werden, müssen sich viele Frauen zwischen dem Stillen und einer MS-Therapie entscheiden. Einige MS-Medikamente gelangen jedoch wahrscheinlich erst gar nicht in die Muttermilch und wieder andere überwinden zwar die Blut-Milch-Schranke, haben aber keinen negativen Effekt auf den Säugling. Die Entscheidung, unter eine MS-Therapie zu stillen, sollte nur nach intensiver Risiko-Nutzen-Abwägung unter Berücksichtigung des potenziellen Risikos für den Säugling und dem Risiko eines schweren Schubes erfolgen. Es kann auch erwogen werden, unter der Therapie mit Glatirameracetat zu stillen, da es sich um große Wirkstoffe handelt, die wahrscheinlich nicht in größerem Umfang in die Muttermilch übergehen können und ohnehin in der Magen-Darm-Passage des Säuglings zerstört würden. Diese Entscheidung muss mit dem behandelnden Neurologen besprochen werden. Eine Woche nach der letzten Einnahme von Mavenclad® kann aufgrund der kurzen Halbwertszeit weiter gestillt werden. Monoklonale Antikörper wie Tysabri®, Lemtrada® oder Ocrevus® gehen in geringem Umfang in die Milch über. Die Wahrscheinlichkeit der Aufnahme von monoklonalen Antikörpern aus dem Magen-Darm-Trakt des Säuglings ist gering, aber nicht vollkommen ausgeschlossen. Bislang gibt es keine Hinweise, dass es dadurch zu negativen Auswirkungen bei den Säuglingen kommen könnte. Laut Fachinformation ist das Stillen unter monoklonalen Antikörpern nicht empfohlen. Dies könnte sich jedoch aufgrund der Datenlage bald ändern.

Weitere Informationen finden Sie

- auf der Homepage des Deutschen Multiple Sklerose und Kinderwunschregisters: www.ms-und-kinderwunsch.de
- auf der Homepage der Deutschen Multiple Sklerose Gesellschaft zum Projekt Plan Baby mit MS: https://plan-baby-bei-ms.dmsg.de

ALLES WICHTIGE AUF EINEN BLICK

- Die meisten Frauen mit MS werden gesunde Kinder haben.
- Die MS erhöht das Risiko für Schwangerschaftskomplikationen nicht.
- Eine enge Absprache mit dem behandelnden Neurologen, wie mit der MS-Medikation bei akutem Kinderwunsch vorzugehen ist, ist erforderlich.
- Schon in der Planungsphase sollte Folsäure und ggf. Vitamin D (Spiegel sollte >25 ng/ml sein) eingenommen werden.
- Vitamin D bis 4000 IE in der Schwangerschaft und bis 6000 IE in der Stillzeit sind unbedenklich (Kinderarzt informieren!).
- Die MS wird in der Regel durch eine Schwangerschaft nicht nachhaltig negativ beeinflusst.
- Es bestehen keine Bedenken gegen das volle Stillen in den ersten 4–6 Monaten.
- Bei fehlendem Wunsch zu stillen, ebenso bei zuvor sehr aktiven MS-Verläufen, sollte die Immuntherapie möglichst gleich nach der Entbindung wieder begonnen werden.
- Beta-Interferone sind jetzt in der Stillzeit zugelassen.

KAPITEL 23

MS in Kindheit und Jugend (Jutta Gärtner und Stina Schiller)

Was ist eine pädiatrische MS?

Multiple Sklerose (MS) ist eine entzündliche Erkrankung des Zentralen Nervensystems (ZNS), die sehr wahrscheinlich durch autoimmunologische Prozesse hervorgerufen wird. In ihrem Verlauf greift das körpereigene Immunsystem die Myelinscheiden und Axone, Bestandteile des ZNS, an und zerstört diese. Die Folge ist eine Vielzahl an neurologischen Symptomen. Ein Charakteristikum der MS ist ihr chronischer und oft schubförmiger Verlauf.

Die ersten Symptome einer MS zeigen sich meist im jungen Erwachsenenalter, oft zwischen dem 25. und 45. Lebensjahr. In ungefähr 3 bis 5 % aller Fälle bricht die Erkrankung jedoch schon im Kindes- oder Jugendalter aus und wird dann als pädiatrische MS bezeichnet. In Europa schließt diese Bezeichnung alle Betroffenen ein, die vor dem vollendeten 16. Lebensjahr erkranken. In anderen Teilen der Welt, wie beispielsweise den USA, umfasst der Begriff auch Patienten bis zum 18. Lebensjahr.

In Deutschland liegt die geschätzte Inzidenz (Häufigkeit von Neuerkrankungen) für die pädiatrische MS bei 0,64/100.000 – sie gehört damit zu den seltenen Erkrankungen. Noch seltener ist eine Erstmanifestation vor dem 10. Lebensjahr (Inzidenz von 0,09/100.000). Vereinzelt können Kinder auch schon vor dem 5. Lebensjahr erkranken.

Besonderheiten der pädiatrischen MS

Auch wenn das Erscheinungsbild einer MS im Kindes- und Jugendalter nicht wesentlich von dem der Erwachsenen-Verlaufsform abweicht, finden sich dennoch altersabhängige Unterschiede und Besonderheiten. Während beispielsweise im Erwachsenenalter mit einem Geschlechterverhältnis von 3:1 deutlich mehr Frauen als Männer an MS erkranken, ist das Verhältnis bis zum Einsetzen der Pubertät ausgewogen und verschiebt sich erst ab einem Alter von ungefähr 12 Jahren. Man nimmt an, dass der Einfluss von Sexualhormonen diesen geschlechterspezifischen Unterschied bewirkt.

Die Verlaufsformen bei einer MS-Erkrankung im Kindes- und Jugendalter entsprechen denen, die auch bei Erwachsenen beobachtet werden. Für die pädiatrische MS ist jedoch fast ausschließlich der schubhaft remittierende Verlauf charakteristisch: Auf akute Schübe, in denen sich neurologische Symptome zeigen, folgt eine Erholungsphase und ein schubfreies Intervall. Eine primär progrediente MS tritt im Kindes- und Jugendalter nur in extrem seltenen Fällen auf.

Typisch für die pädiatrische MS ist eine sehr hohe Schubrate – die einzelnen Schübe folgen also dichter aufeinander. Gleichzeitig bildet sich während eines Schubs eine sehr hohe Anzahl von Läsionen in der Kernspintomographie (Magnetresonanztomographie, MRT). Die krankheitsspezifischen

Symptome bilden sich jedoch, verglichen mit der Situation bei erwachsenen Patienten, meist schneller und oftmals auch wieder vollständig zurück. Aus diesem Grund kommt es zu einem langsameren Fortschreiten der Erkrankung, sodass auch der Behinderungsgrad langsamer ansteigt. Harmloser ist die Erkrankung deshalb jedoch nicht: Durch den frühen Erkrankungsbeginn erreichen die pädiatrischen MS Patienten etwa 10 Jahre früher als erwachsene MS Patienten eine den Alltag beeinträchtigende Behinderung. Auch der Übergang in die sekundär progrediente MS, bei der die Behinderung kontinuierlich zunimmt, ist bei pädiatrischen MS-Patienten deutlich früher.

Trotz intensiver Forschung konnten bislang noch keine eindeutigen Risikofaktoren gefunden werden, die den frühen Ausbruch einer MS im Kindes- oder Jugendalter erklären können. Wie bei erwachsenen Betroffenen liegen die Ursachen für eine Manifestation wohl in einer genetischen Prädisposition (durch das Vorliegen bestimmter, ererbter Genvarianten) im Zusammenspiel mit spezifischen Umweltfaktoren wie beispielsweise Infektionen mit dem Epstein-Barr-Virus (EBV) oder Chlamydien, Vitamin-D-Mangel, Adipositas (Übergewicht) und Exposition zu Zigarettenrauch.

Erstmanifestation der pädiatrischen MS: Eine pädiatrische MS zeigt sich erstmalig meist als sogenanntes klinisch isoliertes Syndrom (engl. *Clinically Isolated Syndrom*; CIS). Ein CIS bezeichnet eine MS-verdächtige neurologische Funktionsstörung, die von der Symptomatik her einem Schub gleicht. Eine MS lässt sich zu diesem Zeitpunkt jedoch (noch) nicht diagnostizieren. Bei ungefähr einem Drittel der Patienten stellt ein CIS die erste klinisch beobachtbare Episode einer MS dar, bei den übrigen Patienten bleibt es bei diesem einmaligen Ereignis oder es wird eine andere Diagnose gestellt.

Das Erscheinungsbild eines CIS als erste Manifestation einer MS zeigt altersspezifische Unterschiede: Bei Kindern finden sich meist entzündliche, das Myelin zerstörende sogenannte demyelinisierende Herde an mehreren Stellen, zum Beispiel im Gehirn, im Rückenmark oder am Sehnerv (polyfokal). Als Symptome treten Bewegungsstörungen oder auch kognitive Probleme auf. Bei Jugendlichen ist, ähnlich wie bei Erwachsenen, eher nur ein Bereich betroffen (monofokal) und ein einzelnes Symptom steht im Vordergrund. Typisch sind Entzündungen des Sehnervs (Optikusneuritiden), Gefühlsstörungen wie Kribbeln oder Taubheitsgefühle (Parästhesien) oder Lähmungen (Paresen).

Risikofaktoren für den Übergang eines CIS hin zu einer MS sind weibliches Geschlecht, das Auftreten des CIS nach dem 11. Lebensjahr und eine monofokale Symptomatik.

Klinische Symptome der pädiatrischen MS: Während eines klinischen Schubs zeigen betroffene Kinder das gleiche Spektrum an Symptomen, das sich auch bei erwachsenen Patienten findet. Ein Schub ist dabei durch neu aufgetretene neurologische Ausfälle definiert, die mindestens 24 Stunden andauern und die nicht von Infektionen oder Fieber begleitet werden. Vergleicht man die Häufigkeiten einzelner Symptome oder Symptomkombinationen, die während eines Schubs auftreten können, finden sich Unterschiede zwischen den einzelnen Altersgruppen.

Bei Kindern vor der Pubertät beobachtet man häufig eine polyfokale Symptomatik mit Hirnstammsymptomen, wie unkon-

trollierbaren Augenbewegungen (Nystagmus), Störungen der Motorik sowie Gleichgewichtsstörungen mit Übelkeit und Erbrechen. Bei Kindern in dieser Altersgruppe kommt es zudem öfter zu Blasen- und Mastdarmfehlfunktionen und kognitiven Störungen. Auch ist die Wahrscheinlichkeit für einen schwerer verlaufenden ersten Schub und einer nicht vollständigen Rückbildung der Symptome erhöht. Es ist allerdings möglich, dass insbesondere jüngere Kinder mildere Symptome wie leichte Sehstörungen kompensieren oder sie nicht ausreichend mitteilen, sodass unter Umständen ein früherer Schub übersehen wurde. Bei Jugendlichen nach der Pubertät ähnelt das Symptomspektrum dem der erwachsenen MS-Patienten. Es werden meist Optikusneuritiden oder sensible Störungen beobachtet.
In allen Altersgruppen treten zusätzlich unspezifische Beschwerden wie Kopfschmerzen, Schwindel, ausgeprägte Müdigkeit und anhaltende Erschöpfung (Fatigue), kognitive Störungen (beispielsweise Gedächtnisprobleme und Konzentrationsstörungen) und psychische Störungen (wie Depressionen) auf. Auch diese Symptome behindern Kinder und Jugendliche in ihrem Alltag, beim Spielen, bei den Schulleistungen und bei ihren Freizeitaktivitäten und stellen deshalb oftmals eine große Belastung dar.

Beurteilung des Erkrankungsgrads: Um den Schweregrad der Erkrankung zu beurteilen, wird der EDSS (*expanded disability status scale*) verwendet. Dazu wird das Nervensystem in sieben Funktionseinheiten unterteilt. Zu diesen gehören beispielsweise das Sehvermögen oder die Empfindlichkeit gegenüber Berührungen. Auch die maximale Gehstrecke, die der betroffene Patient in der Lage ist zurückzulegen, wird erfasst. Die standardisierten Untersuchungen werden dazu in einem schubfreien Intervall vorgenommen. Den Messergebnissen aus den Untersuchungen der einzelnen Funktionseinheiten werden nach vorgegebenen Regeln in Halbschritten Zahlenwerten zugeordnet. Null Punkte zeigen beispielsweise an, dass keinerlei Auffälligkeiten gemessen werden. Ein Punkt zeigt messbare, aber für den Patienten nicht wahrnehmbare Ergebnisse an. Zwei Punkte weisen auf eine für den Patienten leichte Einschränkung hin usw. Die einzelnen Ergebnisse werden schließlich kombiniert, sodass man einen Zahlenwert zwischen 0,0 und 10,0 erhält (0: keine Beeinträchtigung, 10: Tod des Patienten). Nur wenige Patienten erreichen dabei im Krankheitsverlauf sehr hohe Werte. Diese Werte ermöglichen aber eine gewisse Vergleichbarkeit und damit eine Beurteilung des individuellen Krankheitsverlaufs. Im EDSS werden allerdings vor allem motorische Fähigkeiten berücksichtigt. Schwerer messbare Aspekte wie beispielsweise Erschöpfungszustände oder Konzentrationsschwierigkeiten, die für den Patienten höchst relevant sein können, werden jedoch nur unzureichend abgebildet. Kinder und Jugendliche mit MS haben in der Regel EDSS-Werte zwischen 0 und 1.

Diagnostische Methoden bei einer pädiatrischen MS

Diagnostische Vorgehensweise: Es wurde bereits erwähnt, dass Kinder und Jugendliche aufgrund ihres jungen Alters bei Ausbruch der Erkrankung meist in einem früheren Lebensalter bleibende Behinderungen aufweisen als Patienten, die als Erwachsene erkranken. Erschwerend kommt hinzu, dass, insbesondere bei sehr jungen MS-

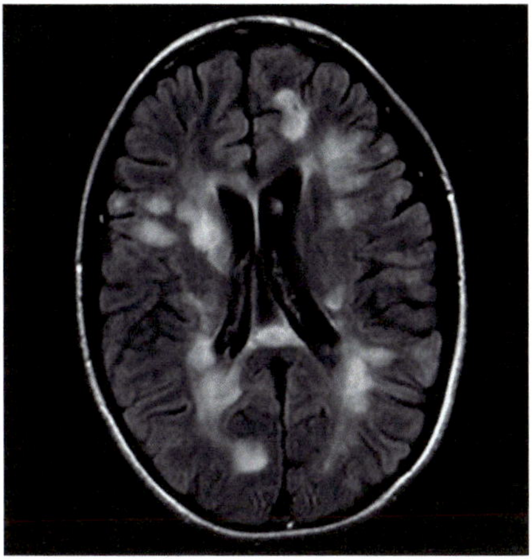

Abb. [83a] MRT-Bild. Zahlreiche aktive Läsionen.

Patienten, sowohl das Spektrum unspezifischer Symptome als auch die Spannbreite infrage kommender Erkrankungen mit ähnlicher Symptomatik sehr breit ist. Zusätzlich trifft eine entzündlich-demyelinisierende Erkrankung wie MS das sich noch entwickelnde Gehirn besonders stark. Es zeigte sich, dass betroffene Kinder und Jugendliche sowohl im Hirnwachstum als auch bei der kognitiven Entwicklung oftmals hinter gesunden Kindern und Jugendlichen zurückbleiben. Dies hat wiederum zusätzliche Konsequenzen für die soziale Entwicklung und die schulische Laufbahn. Um diese Einschränkungen so gering wie möglich zu halten, sollte zeitnah mit einer krankheitsmodifizierenden Therapie begonnen werden. Notwendige Voraussetzung dafür ist eine frühestmögliche und eindeutige Diagnose.

Wie bei der erwachsenen Verlaufsform müssen für die Diagnose einer pädiatrischen MS die McDonald-Kriterien erfüllt sein, d.h., eine zeitliche und räumliche Dissemination muss nachgewiesen werden.

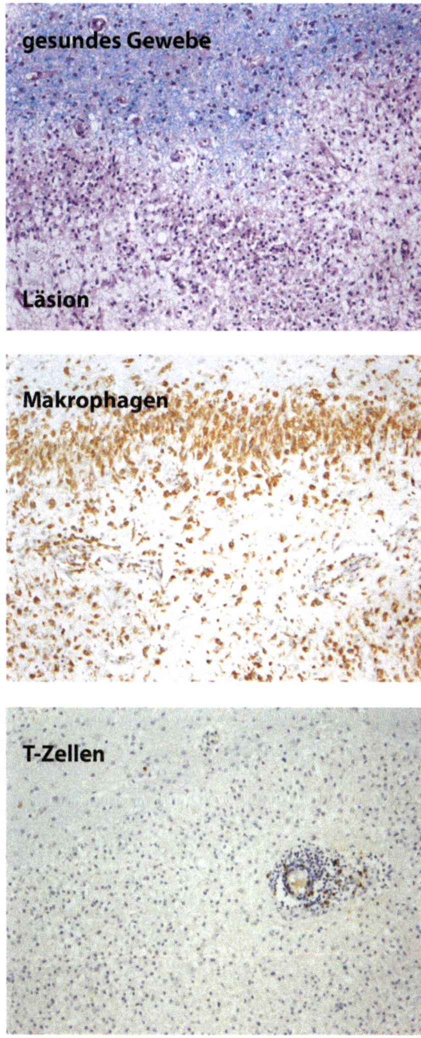

Abb. [83 b–d] Aktive Läsion unter dem Mikroskop.

Jugendliche mit MS. MRT (axial, FLAIR) mit zahlreichen Läsionen. Histologische Darstellung einer Läsion mit hoher entzündlicher Aktivität. Das gesunde Gewebe (Myelin) ist blau dargestellt (LFB/PAS-Färbung), die Entzündungszellen in lila und braun (Makrophagen, Kim1p-Färbung; T-Zellen, CD8-Färbung).

Histologische Aufnahmen von Prof. Dr. Christine Stadelmann-Nessler, Göttingen mit freundlicher Genehmigung.

Dies bedeutet, dass sich Läsionen im Nervensystem an verschiedenen Stellen finden lassen müssen bzw. dass diese Läsionen zu unterschiedlichen Zeiten entstanden sind, sich die Symptome also nicht beispielsweise durch ein einmaliges Ereignis erklären lassen.
Eine MS-Diagnose ist eine Ausschlussdiagnose, dies bedeutet, dass zuerst eine Vielzahl anderer möglicher Erkrankungen als Ursache für die beobachteten Symptome durch geeignete Untersuchungsmethoden ausgeschlossen werden muss. Die MS-Diagnostik bei Kindern und Jugendlichen stützt sich dabei wie bei erwachsenen Patienten unter anderem auf eine ausführliche Anamnese (Befragung zum bisherigen Gesundheitszustand) und klinisch-neurologische Untersuchungen. Da ein großer Teil des Krankheitsgeschehens bei einer MS klinisch nicht sichtbar ist, spielen bildgebende Verfahren wie die MRT eine wichtige Rolle.
Die McDonald-Kriterien können angewandt werden, sobald erstmals MS-typische klinische Symptome aufgetreten sind. Zum Nachweis einer zeitlichen und räumlichen Dissemination können sämtliche MRT-Läsionen herangezogen werden, auch wenn diese nicht von klinischen Symptomen begleitet wurden oder werden. Es können beispielsweise auch MRT-Aufnahmen, die zu verschiedenen Zeitpunkten durchgeführt wurden, genutzt werden, um eine zeitliche Dissemination nachzuweisen. Alte Läsionen lassen sich aber auch von neu entstandenen unterscheiden, indem geeignete Kontrastmittel (z. B. chelatierte Gadolinium-Salze) eingesetzt werden. Diese Kontrastmittel können normalerweise die Blut-Hirn-Schranke nicht überwinden. Während eines akut-entzündlichen Ereignisses im Gehirn ist die Blut-Hirn-Schranke jedoch gestört, sodass frisch entstandene Läsionen, im Gegensatz zu alten, stärker sichtbar werden. Eine räumliche Dissemination zeigt sich durch Läsionen an unterschiedlichen Stellen in Gehirn und/oder Rückenmark.
Zusätzlich, auch um andere möglicherweise ebenfalls infrage kommende Erkrankungen mit ähnlicher Symptomatik auszuschließen (Differenzialdiagnostik), werden Laboranalysen des Serums und des Nervenwassers (Liquor) durchgeführt. Vergleiche zwischen Serum und Liquor geben unter anderem Hinweise auf entzündliche Vorgänge im zentralen Nervensystem. Relevant sind hier insbesondere die sogenannten oligoklonalen Banden, die auch im Kindes- und Jugendalter bei der Mehrheit der Patienten nachweisbar sind.

Differenzialdiagnostik: Typisch für eine MS ist die Entzündung und Zerstörung von Myelinscheiden im zentralen Nervensystem. Solche Prozesse können jedoch auch bei anderen Erkrankungen beobachtet werden, sodass die Gefahr von Fehldiagnosen gegeben ist.
Eine dieser Erkrankungen ist die akute disseminierte Enzephalomyelitis (ADEM). Sie tritt typischerweise bei jüngeren Kindern und dann meist nach einem Infekt auf. Charakteristisch ist ihr akuter, schwerer Verlauf, der unter anderem von neurologischen Symptomen wie z. B. Lähmungen, Krampfanfällen und Sprach- und Bewegungsstörungen begleitet werden kann. Oft findet sich auch eine beidseitige Entzündung des Sehnervs. Wie bei der MS greift das eigene Immunsystem das Nervengewebe an. Im Gegensatz zur MS geschieht dies in der Regel jedoch nur einmalig, sodass eine Abgrenzung zwischen diesen beiden Erkrankungen meist erst im weiteren Verlauf möglich wird.

Auch bei der sehr seltenen Neuromyelitis optica (NMO) kommt es zu entzündlichen Ereignissen im zentralen Nervensystem, die durch eine autoimmunologische Reaktion verursacht werden. Betroffen sind meist der Sehnerv und das Rückenmark, nicht aber das Gehirn. Die NMO gleicht einer MS durch ihren schubartigen Verlauf. Im Gegensatz zur MS finden sich oft Aquaporin-4-Antikörper oder Myelin-Oligodendrozyten-Glykoprotein (MOG)-Antikörper im Serum.
Eine MS-ähnliche Symptomatik können auch post- und parainfektiöse Enzephalitiden aufweisen. Dies sind Entzündungen des Gehirns, die sich während oder nach einer Infektion (beispielsweise bei AIDS) entwickeln können. Auch eine Neuroborreliose, die durch Bakterien verursacht wird, die wiederum von Zecken übertragen werden, kann eine MS-ähnliche Symptomatik verursachen.
Des Weiteren kann aber auch eine Vielzahl anderer, zum Teil sehr seltener Erkrankungen in Betracht kommen. Zu diesen gehören unter anderem Erbkrankheiten wie Leukodystrophien, die häufig durch Störungen im Hirnstoffwechsel verursacht werden.
Die vielen möglichen Ursachen einer auf den ersten Blick MS-typischen Symptomatik erfordern insbesondere bei pädiatrischen Patienten eine sorgfältige Differenzialdiagnostik durch ein erfahrenes Team. Eine exakte Diagnose ist auch deshalb so wichtig, weil viele dieser Krankheiten von schwerwiegenden Symptomen begleitet werden und jede einzelne Erkrankung eine eigene, spezifische Therapie benötigt.

Was soll durch die Therapie erreicht werden?

Das Ziel einer MS-Therapie ist es, eine Schubfreiheit anzustreben und mögliche Behinderungen zu vermeiden bzw. aufzuhalten. Dazu wird versucht, die Häufigkeit und Schwere der Schübe so weit wie möglich zu reduzieren und auch das klinisch nicht sichtbare Voranschreiten der Erkrankung zu minimieren. Gleichzeitig müssen bereits vorhandene Symptome behandelt werden. Auch auf die Vielzahl möglicher psychischer Begleitsymptome wie Fatigue, Depressionen oder kognitive Störungen, die die Lebensqualität der betroffenen Kinder und Jugendlichen und auch ihrer Eltern und Geschwister erheblich einschränken können, muss adäquat reagiert werden.

Welche Behandlungen stehen zur Verfügung?

Bislang ist es nicht leider nicht möglich, eine MS vollständig zu heilen. Mittels neuer Diagnosemethoden und -kriterien lässt sie sich aber leichter diagnostizieren und damit früher gezielt behandeln. Gleichzeitig wurde in den letzten Jahren eine Reihe neuer Medikamente entwickelt, mit denen man in der Lage ist, verschiedene Krankheitsverläufe positiv zu beeinflussen. Die Therapien bestehen dabei in der Regel aus verschiedenen einander ergänzenden und aufeinander aufbauenden Komponenten. Zum einen gilt es, akute Schübe zu behandeln, dann bereits aufgetretene klinische Symptome zu lindern und schließlich im Rahmen einer Dauertherapie, die Krankheitsaktivität insgesamt auch langfristig zu reduzieren.

Schubtherapien: Im Falle eines Schubs wird möglichst bald nach Einsetzen der Symptome eine Hochdosispulstherapie mit Methylprednisolon (Kortison) durchgeführt. Kortison ist ein Hormon, das auch vom Körper selbst gebildet wird und eine entzündungshemmende Wirkung besitzt. Die Therapie erfolgt meist stationär im Krankenhaus, wo das Kortison intravenös über 3–5 Tage verabreicht wird. Zusätzlich wird ein Medikament gegeben, das unerwünschten Nebenwirkungen im Verdauungstrakt vorbeugt. Nach 7–14 Tagen sollte der Patient erneut untersucht werden. Haben sich die klinischen Symptome kaum gebessert oder sogar zugenommen, wird die Behandlung wiederholt. Sind die Symptome sehr ausgeprägt (z. B. Lähmungen oder Blindheit) und zeigt sich keine deutliche Besserung, wird zeitnah eine „Blutwäsche" in Form einer Plasmapherese (Austausch des Blutplasmas) oder einer Immunadsorption (Entfernen der krankheitsauslösenden Antikörper aus dem Blutplasma) durchgeführt.

Symptomatische Therapien: Symptome, die sich im Rahmen eines Schubs entwickeln, werden gezielt behandelt. Dazu gehören zum einen Medikamente zur Schmerzlinderung oder Muskelentspannung, aber auch nicht-medikamentöse Therapien wie Physiotherapie, Neuropsychologie, Ergotherapie und Logopädie. Nach schweren Schüben und möglicherweise verbliebenen Einschränkungen ist auch eine Rehabilitation sinnvoll. Auch (moderate) sportliche Aktivitäten können zur symptomatischen Therapie gehören.

Verlaufsmodifizierende Therapien: Mit einer verlaufsmodifizierenden Therapie soll das Immunsystem dahingehend beeinflusst werden, nicht mehr die körpereigenen Zellen anzugreifen (Immunsuppression bzw. Immunmodulation). Insbesondere im Kindes- und Jugendalter sollte diese möglichst früh begonnen und dann auch konsequent fortgeführt werden, um die andernfalls durch den frühen Krankheitsbeginn zu erwartenden gesundheitlichen Einschränkungen zu verhindern oder möglichst lange hinauszuzögern.

Nur wenige der bei Erwachsenen angewandten zahlreichen das Immunsystem modulierenden Medikamente sind auch für Kinder und Jugendliche zugelassen. Daten aus prospektiven klinischen Studien zur Wirksamkeit und Sicherheit sind für Patienten unter 18 Jahren fast nicht vorhanden. Die Behandlung der pädiatrischen MS-Patienten orientiert sich daher in der Regel an derjenigen für Erwachsene. Viele der entsprechenden Medikamente können dennoch bei Kindern und Jugendlichen angewendet werden (*Off-Label-Use*) – dies sollte jedoch in oder in Absprache mit Spezialzentren erfolgen. Insbesondere jüngere Patienten sollten dort behandelt werden, da die jeweilige Medikamentendosis aufgrund möglicher schwerwiegender Nebenwirkungen individuell an Alter und Gewicht angepasst werden muss.

Bei leichten oder mittelschweren Verläufen können für pädiatrische Patienten rekombinante Interferon-beta-Präparate (IFN-β1b Betaferon®/Bayer-Schering bioidentisch zu Extavia®/Novartis; IFN-β1a Avonex®/Biogen Idec; Rebif®/Merck-Serono) oder Glatirameracetat (Copaxone®/Teva Pharma) eingesetzt werden. Die Präparate sind in Deutschland ab dem zwölften Lebensjahr zugelassen, Rebif® schon ab 2 Jahren.

Zeigt die Basistherapie nicht die gewünschte Wirkung, gibt es eine weitere Stufe von Wirkstoffen, zu denen beispielsweise Fingolimod (Gilenya®/Novartis) und Natalizumab

(Tysabri®/Biogen) gehören (Eskalationstherapie).
Man sieht, dass es mittlerweile eine Reihe verschiedener Medikamente gibt, die sich bei pädiatrischen MS-Patienten bewährt haben. Die Therapien können so individuell auf die Bedürfnisse des Patienten und – bei Kindern und Jugendlichen besonders wichtig – auch auf das jeweilige Alter und die Lebensumstände abgestimmt werden. Ein jüngeres Kind, das noch stärker von seinen Eltern unterstützt wird, hat andere Bedürfnisse als ein Jugendlicher, der unabhängiger sein und beispielsweise auch eigenverantwortlich seine Freizeit gestalten oder allein verreisen möchte.
Durch den gezielten Einsatz der zur Verfügung stehenden Medikamente gelingt es heute bei fast allen Kindern und Jugendlichen, das Therapieziel, d. h. eine Schubfreiheit bei tolerablen Nebenwirkungen, zu erreichen, sodass ein normales Alltagsleben möglich ist.

Komplementäre Behandlungsmethoden: Komplementäre Behandlungsformen wurden im Gegensatz zu schulmedizinischen Therapien nicht oder nur in unzureichendem Maße auf ihre Wirksamkeit – aber auch hinsichtlich möglicher Risiken – geprüft. In manchen Fällen können sie subjektiv gesehen das gesundheitliche Befinden verbessern. Wichtig ist, dass komplementäre Behandlungen die Schulmedizin ergänzen sollen (*komplementär*: ergänzend). Sie sind kein Ersatz für eine Schubbehandlung oder eine immunmodulierende Therapie. Geplante ergänzende oder alternative Therapien sollten deshalb immer mit dem behandelnden Arzt besprochen werden.

Psychosoziale Aspekte: Auch für ein Kind, das rundherum gesund ist, ist die Pubertät keine leichte Zeit. Kommt dann noch eine chronische Krankheit wie MS dazu, macht es die Situation zusätzlich komplizierter. Nicht nur die offensichtlichen Symptome der MS machen das Leben schwer: Müdigkeit, Erschöpfung und Konzentrationsschwierigkeiten zerren fast wortwörtlich an den Nerven. Unterrichtsausfälle, häufige Arztbesuche oder Krankenhausaufenthalte erschweren Freizeitgestaltung und Schulalltag. Dazu kommt die Angst vor einem möglichen nächsten Schub oder sogar einer drohenden dauerhaften Behinderung. Den Kindern und ihren Eltern stellt sich eine Vielzahl von Fragen. Wem soll ich von der MS erzählen? Wie und wann sage ich es? Soll ich es überhaupt sagen? Wie wird meine Zukunft aussehen? Werde ich meine Ausbildung abschließen können? Was ist mit einem Studium? Werde ich eine Familie gründen können? Manchmal ist es auch schwierig, einem Kind oder Jugendlichen verständlich zu machen, wie wichtig es ist, eine Therapie auch in schubfreien Intervallen fortzuführen, in denen sich die Patienten nicht krank fühlen. Dies gilt besonders auch dann, wenn (vorrübergehende) belastende Nebenwirkungen auftreten. All diese Sorgen können die Lebensqualität der betroffenen Kinder und Jugendlichen, aber auch die ihrer Eltern und Geschwister stark einschränken. Doch die Ängste, die die Unsicherheiten in Bezug auf den Krankheitsverlauf und damit auch auf Schule, Berufswahl, Ausbildung und Familienplanung begleiten, muss man nicht allein durchstehen. Psychotherapeuten haben viel Erfahrung darin, in solch belastenden Zeiten Unterstützung zu geben – und dass auch nicht erst dann, wenn es nicht mehr anders geht.

ALLES WICHTIGE AUF EINEN BLICK

- MS ist meist eine Erkrankung des jungen Erwachsenenalters. In ungefähr 3 bis 5 % aller Fälle bricht eine MS jedoch schon vor dem vollendeten 16. Lebensjahr aus (pädiatrische MS).
- Symptomspektrum und Geschlechterverhältnis ändern sich mit Einsetzen der Pubertät.
- Eine pädiatrische MS ist durch eine höhere Schubrate und eine größere Anzahl von im MRT sichtbaren Läsionen gekennzeichnet.
- Obwohl sich krankheitsspezifische Symptome meist vollständig und schneller als bei erwachsenen Patienten zurückbilden, ist die pädiatrische MS keine harmlose Erkrankung.
- Das diagnostische Vorgehen entspricht dem, das bei einem MS-Verdacht im Erwachsenenalter angewandt wird. Bei Kindern und Jugendlichen ist eine ausführliche Differenzialdiagnostik besonders wichtig.
- Wie bei Erwachsenen sollte die Therapie möglichst früh begonnen werden. Diese besteht aus Schubtherapie, symptomatischer und verlaufsmodifizierender Therapie. Gerade jüngere Patienten sollten in Spezialzentren betreut werden.
- Besonders für Jugendliche ist eine psychosoziale Begleitung empfehlenswert.

Hinweise

- AWMF-Leitlinie, https://www.awmf.org/uploads/tx_szleitlinien/022-014l_S1_Multiple-Sklerose_Kinderalter_2016-02.pdf
- Deutsches Zentrum für Multiple Sklerose im Kindes- und Jugendalter; https://kinder-mszentrum.uni-goettingen.de/
- ChildrenMS (Informationsseite über pädiatrische MS für Betroffene, Eltern und Ärzte), http://www.childrenms.de/
- Stark W, Gärtner J. Aktuelle Therapieempfehlungen bei Multipler Sklerose im Kindes- und Jugendalter. Monatsschrift Kinderheilkunde (2019) 167: 282–291. Abrufbar über: https://www.researchgate.net/publication/331076274_Aktuelle_Therapieempfehlungen_bei_multipler_Sklerose_im_Kindes-_und_Jugendalter/fulltext/5cb61f744585156cd79d95c5/Aktuelle-Therapieempfehlungen-bei-multipler-Sklerose-im-Kindes-und-Jugendalter.pdf

KAPITEL 24

Risikofaktoren der MS (Ingo Kleiter)

Einleitung

Die Multiple Sklerose (MS) ist eine komplexe Erkrankung, bei der erbliche Faktoren und Umwelteinflüsse zusammenwirken und meist im jungen Erwachsenenalter zum Ausbruch der Erkrankung führen.
Die Zahl der MS-Erkrankten wie auch der Neudiagnosen hat sich in den letzten Jahrzehnten in den meisten Industrienationen erhöht (s. Kapitel 3). Dabei ist die Verteilung der MS-Häufigkeit weltweit unterschiedlich. Besonders häufig sind Menschen mit kaukasischer Abstammung sowie einem Wohnort mit zunehmender Entfernung von Äquator betroffen. Bereits seit Jahrzehnten ist bekannt, dass das Risiko, an einer MS zu erkranken, vom Breitengrad abhängig ist, an dem sich der Wohnort ab der Adoleszenz befindet. Erwachsene, die von einem Niedrigrisikogebiet in ein Hochrisikogebiet ziehen, behalten ein niedriges Risiko für die Entwicklung einer MS, wohingegen Kinder, die von einem Niedrigrisikogebiet in ein Hochrisikogebiet ziehen, das hohe Risiko der Bevölkerung in diesem Land annehmen. Insbesondere bei Frauen hat die Häufigkeit der MS weltweit zugenommen. Neben einer verbesserten und früheren Diagnosestellung werden bestimmte Umweltfaktoren für diesen Anstieg verantwortlich gemacht. Die Ursache der MS wird durch Fortschritte aus epidemiologischen und genetischen Studien mittlerweile besser verstanden. Man geht davon aus, dass bestimmte Umwelteinflüsse und deren Wirkung auf die Aktivität und Funktion von Risikogenen die Erkrankung bei denjenigen Menschen auslösen können, die eine bestimmte genetische Veranlagung (= Disposition) für die Entstehung einer MS haben. Erbliche (= genetische) Faktoren und Umwelteinflüsse sollen im Folgenden näher beschrieben werden.

Risikofaktoren für die Entstehung der MS

Genetische Faktoren

Auch wenn die MS keine Erbkrankheit im engeren Sinn ist, tragen genetische Veränderungen zum Risiko der Entstehung einer MS bei. Ihr Anteil ist jedoch geringer als früher angenommen.
Seit Langem ist eine familiäre Häufung von MS bekannt, jeder 5. MS-Erkrankte hat einen engen oder weiter entfernten Verwandten mit Multipler Sklerose. Für Verwandte 1. Grades, also Geschwister, Eltern oder Kinder, ist das MS-Risiko etwa um den Faktor 20 gegenüber der Allgemeinbevölkerung erhöht und liegt bei einem Lebenszeitrisiko von 3–5 %. Wenn beide Eltern an MS erkrankt sind, verdoppelt sich das Risiko auf 6–10 %. Bei eineiigen Zwillingen – diese haben identische Gene – liegt das Risiko, an MS zu erkranken, bei etwa 25–30 %, wenn der andere Zwilling bereits MS hat (s. hierzu auch Kapitel Schwangerschaft und Stillen).
Der wichtigste genetische Risikofaktor für die MS ist das Protein HLA-DRB1*15, das an den autoimmunen Vorgängen beteiligt ist. Liegt es vor, besteht ein 3-fach erhöhtes Risiko zur Entwicklung einer MS. Neben

diesem lange bekannten Gen wurden mittlerweile über 200 weitere kleine genetische Veränderungen identifiziert, die ebenfalls das Risiko für die Entstehung einer MS erhöhen. Die meisten dieser Gene kodieren für Eiweiße, die für die Funktion von Immunzellen eine wichtige Rolle spielen. Diese Befunde verdeutlichen, dass es sich bei der MS um eine sogenannte Autoimmunerkrankung handelt. Allerdings ist der Beitrag jeder einzelnen genetischen Veränderung sehr gering, sodass nur das Zusammenspiel vieler, gering veränderter Gene mit Umweltfaktoren die Entstehung der MS erklären kann.

Interessanterweise interagieren auch einige Umweltrisikofaktoren wie Rauchen und Vitamin D mit genetischen Risikofaktoren, was das MS-Risiko negativ beeinflussen kann.

Zusammengefasst können genetische Veränderungen nur einen Teil des Risikos, an MS zu erkranken, erklären. Es gibt damit auch keine genetische Untersuchung, die bei einem Menschen das Risiko für MS sicher vorhersagen kann. Da ein Großteil der an MS-Erkrankten keine von MS betroffenen Verwandten hat, besteht keine monogenetische Vererbung, sondern ein komplexes Vererbungsmuster mit mehreren, wenn nicht vielen beteiligten Genen. Außerdem legen diese Daten nahe, dass Umweltfaktoren stärker zu gewichten sind als genetische Risikofaktoren.

Umweltfaktoren

Die wichtigsten, vielfach bestätigten Risikofaktoren für die Entstehung einer MS sind Rauchen, eine vorangegangene Infektion mit Epstein-Barr-Virus (EBV) und eine niedrige Sonneneinstrahlung bzw. ein niedriger Vitamin-D-Status. So erhöht sich das Risiko der Entstehung einer MS bei Rauchern (aktiv wie passiv) etwa um den Faktor 1,6, bei niedriger Sonneneinstrahlung/niedrigem Vitamin-D-Status um etwa 2,0 und nach einer EBV-Infektion um etwa den Faktor 3,6.

Durchgemachte virale Infektionen, insbesondere mit EBV, erhöhen das Risiko der Entstehung einer MS. Nahezu 100 % der MS-Erkrankten, unabhängig von ethnischer Herkunft oder Wohnort, haben eine positive EBV-Serologie, das bedeutet den Nachweis von EBV-spezifischen Antikörpern im Blut. Dagegen haben Menschen ohne EBV-Antikörper ein sehr geringes Risiko, eine MS zu entwickeln. EBV verursacht die Erkrankung infektiöse Mononukleose (Pfeiffersches Drüsenfieber); wenn diese in der Kindheit vorlag, verdoppelt sich in etwas das Risiko, eine MS zu entwickeln. Da ein Großteil aller Menschen, etwa 95 %, EBV-positiv ist, ist anzunehmen, dass auch andere Risikofaktoren oder eine spezifische Interaktion von EBV mit Genen oder Immunmechanismen zum Ausbruch der MS beitragen. Weitere Virusinfektionen, die mit erhöhtem MS-Risiko einhergehen, sind: Humanes Herpes Virus 6 (HHV 6), Herpes simplex Virus (HSV) für kindliche MS und möglicherweise MS-assoziierte Humane endogene Retroviren (HERV).

Ein wichtiger, lange bekannter Risikofaktor für MS ist eine niedrige Sonneneinstrahlung. Die Häufigkeit von MS nimmt mit steigendem Abstand vom Äquator zu. Da ein Großteil des Vitamin D über die Haut gebildet wird (25-Hydroxy-Vitamin D), ist eine niedrige Sonneneinstrahlung auch meist vergesellschaftet mit einem niedrigen Vitamin-D-Status. Eine Vielzahl an Studien konnte mittlerweile bei MS-Erkrankten mit kaukasischer Abstammung einen Zusammenhang zwischen niedrigen Vitamin-D-

Spiegeln im Blut und der Entstehung einer MS herstellen. Eine Steigerung des Vitamin-D-Spiegels um 50 nmol/l reduziert das Risiko der Entstehung einer MS um etwa 40 %. Interessanterweise fand sich nicht nur bei Kindern und Jugendlichen, sondern bereits bei Neugeborenen ein Zusammenhang zwischen einem niedrigen Vitamin-D-Status und einem erhöhten MS-Risiko in späteren Lebensabschnitten.

Dennoch ist aktuell unklar, ob ein niedriger Vitamin-D-Spiegel im Blut nur eine erniedrigte Sonneneinstrahlung/UV-Exposition anzeigt oder ein unabhängiger Risikofaktor für MS ist. Sowohl UV-Exposition wie auch Vitamin D haben Effekte auf das Immunsystem, was ihre Rolle bei der Entstehung der MS erklären könnte.

Auch Aktiv- und Passivrauchen erhöht das Risiko für die Entstehung einer MS. Hierbei gibt es eine Dosis-/Wirkungsbeziehung, d. h. mehr zu rauchen ist bezüglich Entstehung einer MS schädlicher, als weniger zu rauchen. Der Konsum von Kautabak bringt kein erhöhtes MS-Risiko mit sich, vielmehr scheint das Gegenteil der Fall zu sein. Daher wird davon ausgegangen, dass die durch das Zigarettenrauchen ausgelöste Reizung und Entzündung in der Lunge, einer Grenzfläche zwischen Außen- und Innenwelt, ursächlich für die negativen Effekt auf die MS-Entstehung ist.

Weitere Umweltrisikofaktoren für die Entstehung einer MS wurden in epidemiologischen Studien identifiziert. Ein erhöhtes Körpergewicht (Adipositas) während der Jugendzeit ist mit einem etwa zweifachen Risiko für die Entwicklung der MS gegenüber normgewichtigen Menschen assoziiert. Dies gilt insbesondere für weibliche Teenager, das Risiko steigt hierbei mit zunehmendem Körpergewicht. In einer schwedischen Studie zeigte sich, dass häufiger Kontakt mit organischen Lösungsmitteln das MS-Risiko etwa um den Faktor 2 erhöht. Hier wird ähnlich wie für Zigarettenrauch die Auslösung von Reizungen und Entzündungen in der Lunge als Ursache angenommen. In einigen Studien fand sich auch ein Zusammenhang zwischen Luftverschmutzung, insbesondere Feinpartikel <10µm (PM10), mit einem erhöhten MS-Risiko. Schließlich fanden sich Zusammenhänge zwischen Nachtschichtarbeit (Risikoerhöhung um Faktor 1,7) sowie mit wiederholten Schädel-Hirn-Verletzungen (Risikoerhöhung um 1,3–2,3) mit der Entstehung einer MS.

Die meisten der beschriebenen Umweltrisikofaktoren haben eine deutlich verstärkte Wirkung, wenn zusätzlich genetische Risikofaktoren vorliegen. So steigt das Risiko der Entstehung einer MS bei Trägern des HLA-DRB1*15:01 Allels (siehe oben) bei Rauchern oder bei Kontakt mit organischen Lösungsmitteln auf den Faktor 14, bei vorangegangener Mononukleose auf den Faktor 7 sowie bei positiver EBV-Serologie auf den Faktor 16. Dies bedeutet, dass oft verschiedene entzündungsfördernde Mechanismen, also eine bestimmte genetische Ausstattung, eine EBV-Infektion oder Rauchen, zusammenwirken, bevor die MS ausbricht.

Auf der anderen Seite wurden auch Umweltfaktoren identifiziert, die einen schützenden Effekt haben könnten und mit einem niedrigeren Risiko der Entstehung einer MS einhergehen. So scheinen Impfungen nicht zu einem erhöhten Risiko von MS zu führen. Vielmehr wurde kürzlich in einer großen Studie gezeigt, dass geimpfte Personen ein insgesamt niedrigeres Risiko der Entwicklung einer MS haben. Dies trifft insbesondere für Personen zu, die Impfungen gegen Influenza und FSME erhalten hatten. Auch Diäten, die reich an mehrfach ungesättigten Fettsäuren sind, der Konsum von fettreichem Fisch, der Genuss von Kautabak, Alkohol, Kaffee sowie vorangegangene CMV-Infektionen können eventuell das MS-Risiko verringern. Diese Ergebnisse müssen jedoch mit Vorsicht interpretiert werden, da teils widersprüchliche Studienergebnisse vorliegen.

Welche Risikofaktoren spielen eine Rolle für den Verlauf der MS?

Einige der Risikofaktoren für die Entstehung der MS sind auch relevant für den Verlauf bei bestehender MS. Insgesamt ist hier die Datenlage aber noch schlecht, da bei der Ermittlung von Risikofaktoren aufgrund der Vielzahl von Einflussfaktoren nur schwer der Einfluss einzelner Faktoren zu bestimmen ist. Auch wenn einige genetische Faktoren wie beispielsweise HLA DRB1*15:01 mit einem frühen Beginn der MS, andere mit einer höheren Schubrate sowie wiederum andere mit einer schnelleren Behinderungszunahme assoziiert sind, konnten diese Ergebnisse bisher nicht durchgehend bestätigt werden.
Bezüglich der Umweltfaktoren Rauchen und niedrigem Vitamin-D-Status gibt es mehr Daten und insgesamt einen klaren Zusammenhang mit dem Verlauf der Erkrankung. Rauchen führt wohl zu einer stärkeren Behinderungszunahme, gemessen am EDSS, und ist assoziiert mit einer schnelleren Zunahme von Herden in der MRT-Untersuchung sowie auch einer schnelleren Zunahme der Gehirnatrophie. Eine erhöhte Exposition gegenüber Sonnenlicht (UV-Strahlung) führt zu einer geringeren Schubrate. Übereinstimmend hiermit gibt es eine saisonale Schwankung bei MS-Schüben, die höchste Schubrate besteht am Ende des Winters. Niedrige Vitamin-D-Spiegel im Blut sind assoziiert mit einem höheren Behinderungsgrad sowie vermehrten MRT-Zeichen von Krankheitsaktivität. Leider konnte in bisherigen klinischen Studien nicht bewiesen werden, dass die Einnahme von Vitamin D zu einer verringerten Schubrate oder weniger Behinderungsprogression bei MS führt.
Zu beachten ist allerdings, dass viele dieser Studien begrenzten Wert haben, da entweder nur wenige Patienten untersucht wurden, zu kurz dauerten oder Patienten eingeschlossen waren, die überhaupt keinen Vitamin-D-Mangel hatten.
Für andere Umweltfaktoren wie Ernährungsgewohnheiten, Luftverschmutzung und Adipositas existieren entweder widersprüchliche oder nicht ausreichende Studien, sodass deren Effekt auf den Verlauf der MS bisher unklar ist.
Beachtenswert ist allerdings die Rolle von kardiovaskulären Nebenerkrankungen (Komorbiditäten) auf den Verlauf der MS. Insbesondere Bluthochdruck, erhöhte Blutfette, ein Typ-II-Diabetes und die koronare Herzkrankheit nehmen mit dem Alter zu, über ein Drittel der über 60-jährigen MS-Patienten leiden an diesen Nebenerkrankungen. MS-Erkrankte mit diesen Nebenerkrankungen haben eine raschere Behinderungszunahme als MS-Erkrankte ohne diese Erkrankungen. Das Risiko für eine beidseitige Gehhilfe erhöht sich beispielsweise bei Typ-II-Diabetes um den Faktor 1,5, bei Bluthochdruck um 1,2 sowie bei erhöhtem Cholesterin um 1,25. Darüber hinaus sind sie ein Risikofaktor für eine erhöhte Sterblichkeit bei MS-Erkrankten. Dies trifft insbesondere für Typ-II-Diabetes (Risikoerhöhung um Faktor 1,4) und für kardiovaskuläre Komorbiditäten allgemein (Risikofaktor bei Männern 1,2, bei Frauen 1,54) zu.

Empfohlene Verhaltensänderungen aufgrund der Risikofaktoren

Obwohl das Risiko, an einer MS zu erkranken, bei Verwandten 1. Grades von MS-Patienten erhöht ist, werden die meisten niemals Symptome der Erkrankung entwickeln. Daher wird eine vorbeugende Testung (z.B. mit MRT) nicht empfohlen, zudem liegt derzeit – wie bereits erwähnt – auch kein genetischer Test zur Abschätzung des MS-Risikos vor. Einige der oben beschriebenen Risikofaktoren für die Entstehung oder den Verlauf der MS sind allerdings durch Verhaltensänderungen modifizierbar. Für Menschen mit erhöhtem Risiko einer MS, beispielsweise Verwandte 1. Grades zu MS-Erkrankten, sind folgende Maßnahmen empfehlenswert: Vermeidung von Aktiv- und Passivrauchen, regelmäßige Sonnenexposition, vorzugsweise täglich, unter Vermeidung von kritisch erhöhter UV-Strahlung/Sonnenbrand, Vermeidung einer Adipositas in der Kindheit oder Jugendzeit durch regelmäßige körperliche Betätigung und mediterrane Diät, bei Vitamin-D-Mangel (<25 nmol/l) Ersatz von Vitamin D.
Für MS-Patientinnen und -Patienten mit bereits bestehender Erkrankung wird ein Verzicht auf Zigarettenrauchen, die Einhaltung eines normalen Körpergewichts (BMI 20–25), ein Ersatz von Vitamin D bei niedrigem Vitamin-D-Spiegel (<25nmol/l) sowie eine Osteoporose-Prophylaxe empfohlen. Diese Maßnahmen beruhen auf der Identifikation von Umweltrisikofaktoren, nicht auf kontrollierten klinischen Studien, welche bisher noch ausstehen. Bezüglich spezifischer Ernährung fehlen ebenso überzeugende Studien, die einen günstigen Einfluss auf die Schubrate und Behinderungsstabilisierung zeigen. Daher wird oft eine

Abb. [84] Wichtige Risikofaktoren bei MS.

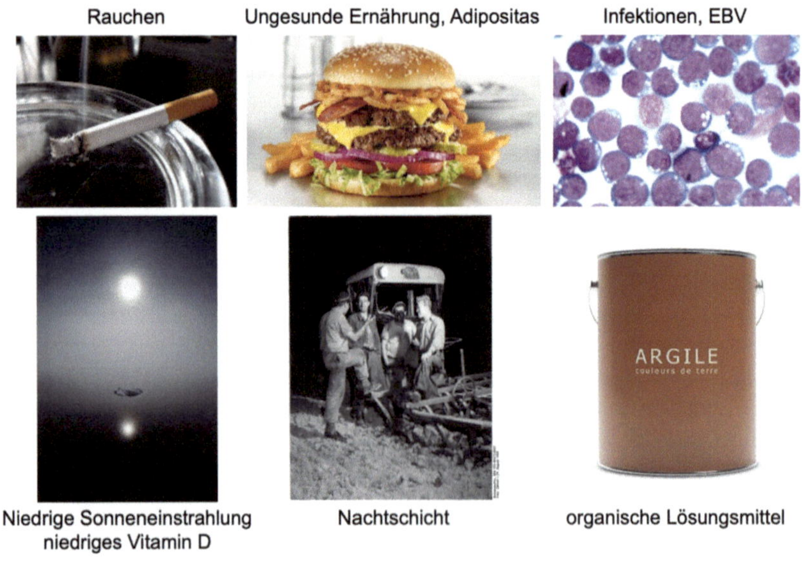
Rauchen
Ungesunde Ernährung, Adipositas
Infektionen, EBV
ARGILE
Niedrige Sonneneinstrahlung
niedriges Vitamin D
Nachtschicht
organische Lösungsmittel

mediterrane Diät empfohlen, da diese einen nachgewiesenen Effekt auf eine Abnahme des Körpergewichts hat und kardiovaskuläre Risikofaktoren positiv beeinflusst.

Weiterführende Literatur und Links

- Holstiege J, Steffen A, Goffrier B, Bätzing J. Epidemiologie der Multiplen Sklerose – eine populationsbasierte deutschlandweite Studie. 2017 https://www.versorgungsatlas.de/fileadmin/ziva_docs/86/VA-86-Multiple%20Sklerose-Bericht-V13_Cor..pdf
- Waubant E, Lucas R, Mowry E, Graves J, Olsson T, Alfredsson L, Langer-Gould A. Environmental and genetic risk factors for MS: an integrated review. Ann Clin Transl Neurol. 2019;6:1905–22. https://www.ncbi.nlm.nih.gov/pmc/articles/PMC6764632/
- https://www.dmsg.de/multiple-sklerose-infos/was-ist-ms/
- https://www.nationalmssociety.org/What-is-MS/What-Causes-MS
- https://www.mssociety.org.uk/about-ms/what-is-ms/causes-of-ms
- https://www.msif.org/about-ms/causes/

ALLES WICHTIGE AUF EINEN BLICK

- Die MS ist eine Erkrankung, an deren Entstehung auch zahlreiche erbliche Faktoren und Umwelteinflüsse beteiligt sind.
- Es sind allein über 200 erbliche Faktoren bekannt, die das Risiko, an einer MS zu erkranken, geringfügig erhöhen.
- Bei Verwandten 1. Grades ist das MS-Risiko um den Faktor 20 gegenüber der gesunden Bevölkerung erhöht und liegt bei etwa 1:30.
- Aktiv- und Passivrauchen, eine vorangegangene EBV-Infektion bzw. Mononukleose, niedrige Sonneneinstrahlung, ein niedriger Vitamin-D-Wert, Adipositas, organische Lösungsmittel, Nachtschichtarbeit und Hirntrauma erhöhen das Risiko, an einer MS zu erkranken.
- Einige dieser Risikofaktoren wie Rauchen und niedriger Vitamin-D-Status beeinflussen auch den Verlauf der Erkrankung negativ.
- Kardiovaskuläre Begleiterkrankungen wie Adipositas, Typ-II-Diabetes, erhöhte Blutfette und Bluthochdruck erhöhen das Risiko eines rascheren Voranschreitens der Behinderung und der Sterblichkeit bei MS.
- Zahlreiche der genannten Umwelt- und Risikofaktoren können durch Verhaltensänderungen verringert werden, sodass MS-Erkrankte den Verlauf ihrer Erkrankung selbst positiv beeinflussen können.

KAPITEL 25

Darm, Ernährung und Diäten (Ralf Linker und David Olmes)

Essen und Trinken gehört zu den lebenserhaltenden Tätigkeiten des Menschen. Von seltenen Lebensmittelskandalen abgesehen steht uns heute in den Industrienationen eine Auswahl und Qualität an Nahrung zur Verfügung, von der frühere Generationen nicht zu träumen gewagt hätten. Der Überfluss an Nahrungsmitteln, den wir täglich sehen, begünstigt aber auch Fehlernährung. Parallel hierzu sehen wir zunehmend auch die negativen Auswirkungen einer solchen ungesunden Ernährung. Während einerseits bestimmte Nährstoffe im Überangebot nachweislich schädlich sind (z. B. zu viel Kochsalz, Zucker, Fett, Alkohol), führt die Sorge vor einer falschen oder ungesunden Ernährung teilweise zu einer Fehlernährung, die ihrerseits durch einen Nährstoffmangel auch negative Folgen haben kann. In den letzten Jahren wurden zahlreiche neue Erkenntnisse gewonnen, die die Wechselwirkung zwischen Autoimmunerkrankungen wie der Multiplen Sklerose und Ernährungsaspekten bzw. dem Magen-Darm-Trakt aufzeigen konnten und die möglicherweise auch einen Teil der Entstehung und des Verlaufs einer MS mitbedingen dürften.

Darm, Ernährung und Darmflora

Der Darm stellt mit einer Gesamtlänge von 4 bis 6 Metern und einer inneren Oberfläche von 30 bis 40 Quadratmetern eine der größten Grenzflächen des Menschen zur Außenwelt dar – zum Vergleich beträgt die Hautoberfläche eines Erwachsenen nur etwa 2 Quadratmeter. Zum einen müssen über diese Grenze die Nährstoffe, die der Körper benötigt, transportiert werden, zum anderen stellt die Größe dieser Grenze aber auch große Herausforderungen an den Körper, um zu verhindern, dass Krankheitserreger in den Körper eindringen können, sodass eine ausgeprägte „Überwachung" dieser Grenze durch das Abwehrsystem (Immunsystem) erfolgt. Schließlich finden sich im Darm selbst (dem sog. Darmlumen) neben der zu verdauenden Speise zahllose Bakterien und Pilze, welche ebenfalls an der Verarbeitung der Nahrung teilnehmen. Diese machen in ihrer Gesamtheit die Darmflora oder das „intestinale Mikrobiom" aus. Mithin leben im Darmlumen mehr Lebewesen, als ein Mensch Körperzellen besitzt. Die Bakterien und Pilze des intestinalen Mikrobioms bauen je nach zugeführter Nahrung diese zu verschiedenen Substraten ab, welche dann ihrerseits vom Körper aufgenommen werden und dort teils spezifische Effekte haben können. Die Bakterien und Pilze des Mikrobioms lassen sich grob in drei Gruppen einteilen:

- Symbionten – diese sind für den Körper nützlich, da sie z. B. Mikronährstoffe produzieren, wovon der Körper einen Nutzen hat.
- Kommensalen – diese haben keinen eigentlichen Nutzen, verhindern aber durch eine „Platzhalterfunktion" z. B., dass Pathobionten sich übermäßig vermehren können und dem Körper schaden.

- Pathobionten – diese haben für den Körper keinen Nutzen, sondern fügen ihm Schaden zu. Ob die – stets vorhandenen – Pathobionten ihren schädlichen Einfluss ausüben können, hängt im Besonderen auch von ihrer Zahl sowie dem Verhältnis der drei Gruppen untereinander und vom Zustand des Immunsystems des Körpers ab (des sog. „Wirts"). Mithin können bei einem geschwächten oder fehlprogrammierten Immunsystem oder Ausbreitung dieser Keime vom Darm z. B. in die Leber bestimmte Kommensalen auch zu Pathobionten werden.

Die Zusammensetzung des intestinalen Mikrobioms kann durch die jeweilige Ernährung verändert werden: Dies erfolgt nicht nur über die Zufuhr von bestimmten Bakterien und Pilzen mit der Ernährung, sondern auch durch die Art und Zusammensetzung der Nahrung, da bestimmte Bakterien bei der einen oder anderen Nährstoffzufuhr besser wachsen als bei einer anderen Ernährung. Somit kann über die jeweilige Ernährung die Zusammensetzung des Mikrobioms beeinflusst werden.

Mikrobiom und Immunologie

Wie oben ausgeführt stellt der Darm eine der größten Grenzflächen des Körpers dar, die daher einer engmaschigen Überwachung durch das Abwehrsystem unterliegt. Zahlreiche Abwehrzellen sind sowohl in der Darmwand (u. a. in sog. Peyer Plaques) als auch in Lymphknoten des Darms stets zu finden. Zum einen verhindern diese Abwehrzellen, dass Pathobionten in den Körper eindringen können, zum anderen werden aber auch Abwehrzellen in ihrer Zusammensetzung und ihrem Aktivierungsgrad durch vom intestinalen Mikrobiom produzierten Substanzen beeinflusst: So konnten Studien in einem Mausmodell der MS zeigen, dass bestimmte, bei der MS relevante Abwehrzellen, sog. T-Zellen, im Darm aktiviert werden können. Gleichzeitig begünstigt zum Beispiel Kochsalz in höheren Konzentrationen die Ausbildung eines aggressiveren Typs von bestimmten Abwehrzellen. Während das Mikrobiom Nährstoffe, wie z. B. Fettsäuren, zu verschiedenen Stoffen abbaut, konnte gezeigt werden, dass bestimmte Abbauprodukte dieser Bakterien entweder das Immunsystem stimulierende (d. h. autoimmun Entzündung begünstigende) oder inhibierende (d. h. die autoimmune Entzündung bremsende) Effekte auf Abwehrzellen haben. Da diese Abbauprodukte am Ort ihrer Entstehung – d. h. im Darm – besonders hohe Konzentrationen haben, ist ihr Effekt auf die dort zahlreich befindlichen Abwehrzellen besonders hoch. Gleichzeitig verlassen die so beeinflussten Abwehrzellen zu einem späteren Zeitpunkt den Darm und finden sich dann an anderen Orten des Körpers (z. B. in Gehirn und Rückenmark) wieder. Somit beeinflussen die im Darm befindlichen Mikroorganismen den Aktivierungsgrad der Abwehrzellen und können somit deren Aggressivität bei Autoimmunerkrankungen wie der MS wahrscheinlich beeinflussen.

Beeinflussung des Mikrobioms

Die Zusammensetzung der Mikroorganismen des Darms kann, so konnte in Studien gezeigt werden, durch verschiedene Maßnahmen beeinflusst werden. Im Alltag am bekanntesten dürfte die bakterielle Fehlbesiedlung des Darms nach längerer Behandlung mit Antibiotika sein, die zu

Magen-Darm-Beschwerden führen kann. Es ist allerdings durch wesentlich mehr Maßnahmen möglich, die Darmflora zu verändern: verschiedene Arbeiten konnten zeigen, dass eine veränderte Ernährung zu einer Veränderung des Mikrobioms führt. Vereinfacht kann man sich vorstellen, dass verschiedene Mikroorganismen bei Kontakt zu verschiedenen Nahrungsmitteln unterschiedlich gut gedeihen. So führt eine „westliche" Ernährung, die durch einen hohen Anteil an tierischen Fetten, rotem Fleisch, frittierten Produkten, viel Zucker und Salz, Alkohol, faserarmer Kost und Fertigprodukten geprägt ist, zu einer Veränderung der Darmflora, die ihrerseits Entzündungsprozesse im Darm und schließlich im Körper – und somit auch im Gehirn und Rückenmark – begünstigt. Neben der Umstellung der Ernährung hin zu einer fleischarmen Kost, die reich an langkettigen Kohlenhydraten, Faser- und Ballaststoffen, Obst und Gemüse ist, gibt es auch Hinweise, dass die Zufuhr verschiedener Mikronährstoffe, wie Omega-3-Fettsäuren, Vitaminen, Beta-Carotinoiden, Spurenelementen, Prebiotika, Probiotika und weiteren Substanzen wie z. B. Curcumin, einen positiven Effekt auf die Zusammensetzung der Darmflora haben und Entzündungsprozesse anhalten oder eventuell sogar umkehren kann.

Die Erkenntnisse zu den Möglichkeiten, das Mikrobioms des Darms positiv zu beeinflussen, sind bislang noch sehr begrenzt; die Erkenntnisse basieren derzeit noch überwiegend aus wissenschaftlichen Untersuchungen, oftmals in Tiermodellen. Auch ist bisher nicht klar, ob Versuche, die Darmflora bei Patientinnen und Patienten mit einer MS zu beeinflussen, wirksam sind. Daher sei an dieser Stelle angemerkt, dass die nachfolgenden Maßnahmen, die häufiger von Personen, die an einer MS erkrankt sind, genutzt werden, derzeit noch nicht den Nachweis ihrer Wirksamkeit auf irgendein Symptom der MS oder gar den Krankheitsverlauf erbringen konnten. Daher sollten diese Verfahren – wenn sie Anwendung finden – nur mit Augenmaß und ergänzend zu nachweislich wirksamen Therapien eingesetzt werden. Im Zweifel sollte eine mögliche Behandlungsform zur Beeinflussung des Mikrobioms mit dem behandelnden Neurologen erörtert werden, damit – gerade bei speziellen Diäten – eine auf lange Sicht schädliche Mangelernährung vermieden wird. Verfahren, die das Mikrobiom beeinflussen könnten, stellen nach gegenwärtigem Wissenstand aber keinesfalls einen Ersatz für die bestehenden medikamentösen Therapien der MS dar. Auch bei Kinderwunsch oder in einer Schwangerschaft sollten die nachfolgenden Möglichkeiten nicht eingesetzt werden, da die Sicherheit für das ungeborene Kind derzeit einerseits nicht beurteilbar ist und andererseits eine Mangelernährung in der Schwangerschaft vermieden werden muss.

Propionat

Propionat gehört zu den kurzkettigen Fettsäuren, die im Abbau von faserreicher Kost im Darm gebildet werden. Propionat wird dabei von bestimmten Darmbakterien produziert, deren Wachstum durch hohe Propionat-Werte im Darm wiederum begünstigt wird, sodass hier eine wechselseitige Beziehung und Verstärkung vorliegt. Studien konnten zeigen, dass der Propionat-Stoffwechsel im Darm von Patienten mit einer MS verändert ist, die Bedeutung für die Erkrankung ist gegenwärtig aber noch ungeklärt. Gleichzeitig ist

bekannt, dass Propionat die Aktivität von bestimmten Abwehrzellen, v.a. den bei der MS besonders relevanten T-Zellen, günstig beeinflussen kann und auch in einem experimentellen Modell der MS positive Effekte zeigte. Propionat ist in verschiedenen Lebensmitteln, wie zum Beispiel bestimmten Käsesorten, Krebstieren oder Kaffee, in größerem Umfang enthalten und ist ein zugelassener Konservierungsstoff für Lebensmittel (E280-E283).
Vor diesem Hintergrund wird Propionat von einer Reihe von Patientinnen und Patienten mit einer MS als Zusatztherapie zu einer bestehenden medikamentösen Therapie eingesetzt. Als Nebenwirkungen werden zum Teil Magen-Darm-Beschwerden berichtet, wobei die Substanz generell gut verträglich ist. Ende der 1980er Jahre geäußerte Bedenken, dass Propionat eine Krebs-erregende Wirkung haben könnte, die sogar zu einem vorübergehenden Aussetzen der Verwendung als Lebensmittelzusatzstoff führten, konnten schließlich nicht belegt werden. Auch wenn der Geschmack von kurzkettigen Fettsäuren teils als unangenehm berichtet wird, handelt es sich bei Propionsäure-Salzen um geruchlose Kristalle. Da in der Therapie der MS derzeit noch keine guten Studiendaten zu Propionaten vorliegen, kann zu einer sinnvollen Dosierung zurzeit noch keine letztgültige Empfehlung gegeben werden. Meist werden 2x 500 mg pro Tag beworben, diese Dosis wird aktuell auch in Studien weiter getestet.

Vitamin D

Bei Vitamin D dürfte es sich um ein der am längsten im Zusammenhang mit der MS diskutierten Nahrungsergänzungsmittel handeln. Seit vielen Jahrzehnten ist bekannt, dass die MS vor allem in Äquatorfernen Breiten häufiger und am Äquator nur selten anzutreffen ist. Dieser Effekt scheint vor allem für den Lebensort bis zur Pubertät zu gelten. Gleichzeitig wurden bei Patienten mit MS im Vergleich zu Gesunden niedrigere Spiegel von Vitamin D gemessen. Dies legt zumindest eine Assoziation zwischen MS und Vitamin-D-Haushalt nahe. Ob dieser aber ursächlich für die Erkrankung ist, konnte bisher trotz umfangreicher Bemühungen nie schlüssig bewiesen werden. Vitamin D und seine Vorstufen können entweder mit der Nahrung zugeführt werden oder unter UV-Einwirkung in der Haut gebildet werden. Die Aktivierung der Vorstufen zum vollen Hormon findet dann in einem Wechselspiel von Leber und Niere statt. Vitamin D hat schließlich einerseits einen Effekt auf den Calcium-Haushalt, welchem eine mögliche aktivierende Wirkung auf T-Zellen nachgesagt wird, andererseits sollen aber über eine direkte Wirkung von Vitamin D auf Abwehrzellen auch günstige Effekte bestehen. Zusammenfassend kommt somit dem Vitamin D eine zweischneidige Rolle zu, da es sowohl Entzündungsprozesse begünstigen wie bremsen kann. Wahrscheinlich dürften die negativen Effekte auf das Immunsystem vor allem bei sehr hohen Vitamin-D-Spiegeln im Körper bestehen, sodass eine Behandlung mit ultrahohen Vitamin-D-Dosen, wie zum Beispiel im sogenannten „Coimbra" Protokoll, eher vermieden werden sollte. Abschließend ist anzumerken, dass auch die für die Bildung der Vitamin-D-Vorstufe in der Haut notwendige UV-Strahlung selbst das Immunsystem beeinflussende Effekte besitzt und Vitamin D eventuell nur einen sogenannten Stellvertreter für die positiven Effekten von UV-Strahlung darstellt.

Wenn Vitamin D im Rahmen der Behandlung einer MS zum Einsatz kommt, sollte angemerkt werden, dass die Effekte eher gering anzunehmen sind, sodass auch Vitamin D keinen Ersatz für etablierte Immuntherapien darstellt. Bezüglich der Dosierung von Vitamin D bei MS besteht Unklarheit: Die meist anzutreffende Empfehlung von 800 IE (20 µg) pro Tag der Deutschen Gesellschaft für Ernährung – bzw. von 600 IE (15µg) pro Tag von der US-amerikanischen FDA – gilt für die Vorbeugung der Osteoporose (krankhafter Knochenschwund). Da eine längerfristige Überdosierung von Vitamin D nicht nur mögliche ungünstige Folgen auf die MS haben kann, sondern auch eine übermäßige Calcium-Einlagerung in Gewebe bewirkt, was bis zum Verlust der Nierenfunktion mit Notwendigkeit einer Dialyse (Blutwäsche) führen kann, sollten Höchstdosen in der längerfristigen Behandlung nicht überschritten werden. Hierbei sei darauf hingewiesen, dass viele Multivitamin-Präparate und Nahrungsergänzungsmittel ebenfalls Vitamin D enthalten, sodass bei Kombination verschiedener Präparate die insgesamt eingenommene Dosis beachtet werden sollte.

Biotin

In letzter Zeit erfreut sich auch Biotin, auch als Vitamin H bezeichnet, größerer Beliebtheit zur Behandlung der MS. Die Betroffenen erhoffen sich eine positive Beeinflussung des Krankheitsverlaufs oder sogar eine Rückbildung von Beeinträchtigungen, die im Rahmen des MS-Verlaufs bereits eingetreten sind. Allerdings ist der Wirkmechanismus zu den vermuteten direkten Effekten auf das Nervensystem sehr unvollständig untersucht und bleibt zumeist hypothetisch. Eine „Biotin-Vergiftung" durch Überdosierung ist nicht bekannt, es kann aber möglicherweise auf B-Zellen entzündungsantreibend wirken und sollte daher bei aktiver MS nicht eingenommen werden.

Für Biotin liegen nur sehr wenige belastbare wissenschaftliche Untersuchungen vor, in denen entweder kein oder nur ein bestenfalls marginaler Effekt erbracht wurde. Während eine erste Studie bei 13 von 103 Patienten (entsprechend 12,6 % der Behandelten) mit chronisch-progredient verlaufender MS unter Therapie mit hoch dosiertem Biotin eine gewisse Verbesserung der Gehstrecke nach 9 Monaten Therapie zeigen konnte, die bei Personen ohne Biotin nicht nachweisbar war, verringerte sich dieser Unterschied jedoch zwischen Behandelten und Schein-Behandelten (sog. Placebo-Gruppe) in der Nachbeobachtungsphase immer weiter: Nach 24 Monaten hatten 15,4 % der mit Biotin Behandelten und 11,9 % der mit einem Scheinpräparat (Placebo) behandelten Patienten einen positiven Effekt bemerkt. 2 Folgestudien konnten keine positiven Effekte nachweisen. Eine weitere Studie ist derzeit noch nicht abgeschlossen. Entsprechend der unsicheren Datenlage wurde von der Herstellerfirma das Europa-weite Zulassungsverfahren zunächst komplett gestoppt.

Untersucht wurde in besagten Studien eine Dosis von 300 mg pro Tag. Die im Allgemeinen empfohlene Tagesdosis von Biotin liegt für Erwachsene zwischen 30 und 60 mg pro Tag, sodass die genutzten Dosierungen diesen Bereich um ein Vielfaches übertreffen. Erhältlich sind derzeit Biotin-Präparate in Stärken zu 5 mg und 10 mg (entsprechend 10 000 µg), sodass die tägliche Einnahme von 30 Kapseln erfolgen müsste, um die in

Studien genutzte Dosis einzunehmen. Des Weiteren ist bezüglich einer unkritischen Biotin-Einnahme anzumerken, dass Biotin selbst aber eine zentrale Rolle in vielen wichtigen Labortests spielt (z. B. Bestimmung von Schilddrüsenhormonwerten, Bestimmung von Herzinfarkt-Laborwerten). Bei extrem hoher Biotineinnahme – wie in o. g. Dosierungen – können diese Werte erheblich verfälscht werden: So wurden bereits Herzinfarkte bei Patienten mit Biotin-Hochdosistherapie nicht erkannt, die in der Folge durch das Verkennen des Krankheitsbildes verstarben. Da Biotin-basierte Labortests ansonsten sehr zuverlässig sind, ist auch nicht zu erwarten, dass in absehbarer Zeit Tests mit grundlegend anderem Testmechanismus in den Laboren Einzug halten werden. Da eine Hochdosis-Biotin-Therapie in der Regel über längere Zeiträume erfolgt, sollte kritisch hinterfragt werden, ob das Risiko, u. U. schwerwiegende Erkrankungen nicht (rechtzeitig) zu erkennen, mit dem fraglichen – und wenn dann nur marginalen – Nutzen einer solchen Therapie in einem sinnvollen Verhältnis steht.

Diäten

Diäten stellen einen interessanten und in der Medizin lange bekannten Ansatz zur Beeinflussung von Körperfunktionen dar. Auch für die MS wurden wiederholt Diäten vorgeschlagen. Insgesamt wurden diese jedoch entweder kaum in Studien untersucht oder die Studien konnten keinen Effekt auf die MS zeigen: Weder das „Cari Loder Regime" mit dem Antidepressivum Lofepramin sowie Phenylalanin und Vitamin B12 noch eine fettarme Ernährung, die um Omega-3-Fettsäuren ergänzt wurde, konnten in Studien überzeugen und sollten daher nicht angewendet werden.

Während gesättigten Fettsäuren (SFA) ungünstige Effekte auf Autoimmunerkrankungen zugeschrieben werden, sollen mehrfach ungesättigte Fettsäuren (PUFA, polyunsaturated fatty acid) einen günstigen Effekt besitzen. Eine Studie zu PUFA, die aus pflanzlichen Quellen (z. B. Hanföl, Leinöl) stammten, zeigte günstige Effekte, wohingegen eine Studie zu PUFA tierischen Ursprungs (z. B. Seefisch, Lachs) diese Effekte nicht bestätigen konnte, sodass derzeit keine klare Empfehlung für die Nutzung von PUFA-reicher Ernährung in der Behandlung der MS gegeben werden kann. Da allerdings in anderen Bereichen der Inneren Medizin (Herz-Kreislauf-Erkrankungen) ein günstiger Effekt von PUFA berichtet wurde, scheint eine Ernährung, die reich an mehrfach ungesättigten Fettsäuren und arm an gesättigten Fettsäuren ist, generell günstig.

Für Kochsalz (Natriumchlorid) konnte in den letzten Jahren eine zunehmend bedeutsame Rolle in der Entstehung der Entzündungen bei MS nachgewiesen werden. So zeigen sich die bei der MS relevanten Abwehrzellen bei hohen Kochsalzkonzentrationen deutlich aggressiver, zum anderen konnte auch eine vermehrte Anreicherung von Kochsalz im Gehirn mit entzündlichen Läsionen bei Patienten mit einer MS gezeigt werden. Hieraus abgeleitet ist eine kochsalzarme Ernährung bei Patienten mit einer MS zu befürworten, wenngleich der Nachweis der Wirksamkeit auf Krankheitsaktivität und -verlauf in großen Studienkohorten unter Beta-Interferon-Therapie nicht geführt werden konnte.

Zusammenfassend ergeben sich zwar wenige Belege für eine Effektivität spezieller Diäten bei einer MS. Gleichzeitig finden sich aber gehäuft Hinweise, dass sich eine generell gesunde Ernährung mit wenig Fleisch, viel Obst und Gemüse sowie Ballaststoffen, wenig Fett und dann vorzugsweise mehrfach ungesättigten Fettsäuren sowie Verzicht auf Kochsalz sich positiv auf eine MS auswirken können. Möglicherweise liegt der Grund hierfür in einer Beeinflussung des o. g. Mikrobioms und seiner Wechselwirkung mit dem Abwehrsystem im Darm. In jedem Fall sollte auf einseitige oder belastende Diät mit Risiko einer Mangel- bzw. Fehlernährung verzichtet werden.

KAPITEL 26

Palliativmedizinische Betreuung – nicht nur am Lebensende (Raymond Voltz, Birgit Basedow-Rajwich und Walter Pöllmann)

Nach jahre- oder jahrzehntelangem Verlauf einer MS-Erkrankung treten erfahrungsgemäß die immunologisch modifizierenden Therapien in den Hintergrund, und vorrangig wird eine erfolgreiche Symptomlinderung mit dem Ziel einer Verbesserung der Lebensqualität für Patienten und pflegende Bezugspersonen. Die ganzheitliche Beachtung der wechselseitigen Auswirkungen körperlicher Symptome auf die Gefühle der Patienten, ihre sozialen Beziehungen sowie ihr spirituelles Erleben sind die Kernkompetenz multiprofessioneller, palliativmedizinischer Behandlungsteams.

In der Fachliteratur wird zunehmend deutlich, dass Patienten, die an unheilbaren und fortschreitenden Erkrankungen wie der MS leiden, von den ganzheitlichen, multiprofessionellen Behandlungsprinzipien der Palliativversorgung profitieren. Um die bestmögliche Lebensqualität für Patient und Pflegepersonen zu erreichen, wird eine möglichst frühzeitige, zusätzliche, palliativmedizinische Versorgung angestrebt mit dem Ziel einer Optimierung der Lebensqualität, und das nicht nur am Lebensende, sondern bis zum Lebensende.

Die **Palliativmedizin** widmet sich nach der Definition der WHO und der Deutschen Gesellschaft für Palliativmedizin unheilbar kranken Menschen mit fortgeschrittenem Leiden unabhängig von der Diagnose.

Sie trägt dazu bei, dem Schwerkranken ein lebenswertes Leben zu ermöglichen.

Sie unterstützt auch deren Angehörige.

Dies erfordert eine möglichst ganzheitliche, individuelle Behandlung, Pflege und Begleitung zur Linderung der körperlichen Beschwerden und Unterstützung auf psychischer, spiritueller und sozialer Ebene.

Die Lebenserwartung von Menschen mit MS ist zu dem Zeitpunkt, an dem die Diagnose gestellt wird – zumeist also in jungen Jahren –, allenfalls gering eingeschränkt. Bei denjenigen aber, die nicht mehr selbstständig und aufgrund der bestehenden Symptome und Einschränkungen in hohem Maß von der Hilfe anderer abhängig, eventuell sogar bettlägerig sind, muss mit einer verkürzten Lebenserwartung gerechnet werden. Todesursachen sind dann ganz häufig die Komplikationen der MS wie Lungenentzündungen, Lungenembolie, eingeschränkte Lungen-, aber auch Nierenfunktion sowie wiederholte Harnwegsinfekte. Dies gilt sowohl für einige jüngere, besonders aber für ältere Patienten. Bei älteren kommt noch – wie bei allen anderen Menschen auch – ein gewisses Risiko hinzu, an Krebs zu erkranken oder einen Schlaganfall oder Herzinfarkt zu erleiden. Durch die MS-bedingte Immobilität kommt es zudem häufig zu Osteoporose mit u. U. zusätzlich stark einschränkenden Frakturen. Auch den Risikofaktoren Adipositas, Diabetes und Bluthochdruck kann dann nicht durch vermehrte körperliche Aktivität entgegengewirkt werden.

Im Rahmen einer fortgeschrittenen MS können die Betroffenen oft ganz erheblich unter Beschwerden wie Schmerzen, Spastik, eingeschränkter Atmung, Schluckstörungen, wiederholten Entzündungen von Lunge oder Blase oder unter einer Darmverstopfung leiden. Und wie auch bei anderen Erkrankungen muss die Frage gestellt werden, wie am besten dieses Leiden an der Erkrankung verringert und den Betroffenen eine bessere Lebensqualität gegeben werden kann. Derartige Phasen einer besonderen Notwendigkeit palliativmedizinischer Maßnahmen können bei MS ggf. mehrfach im Leben auftreten, insbesondere auch im Rahmen krisenhafter Verschlechterungen durch Infekte, psychosoziale Belastungen oder auch im Rahmen schwerer depressiver Verstimmungen, nicht nur in der Phase unmittelbar vor dem Sterben.

Das Ziel palliativmedizinischer Betreuung ist nicht mehr die Wiedergewinnung verloren gegangener Funktionen, sondern die Linderung körperlicher und emotionaler Leiden. Die verbleibende Zeit soll ohne Qualen wie Schmerzen, Spastik, Luftnot, Wundliegen oder Ähnliches verbracht werden; möglichen Komplikationen oder auch Notfallsituationen soll vorgebeugt werden. Für diese Phase des Lebens, in der eine Erkrankung nicht mehr zu heilen ist, Beschwerden aber umso mehr gelindert werden müssen, ist es hilfreich, palliativmedizinische Erfahrungen in die ambulante oder stationäre Behandlung mit einzubeziehen. Ziel der Betreuung ist dabei die bestmögliche Lebensqualität für Menschen mit nicht mehr heilbaren Erkrankungen und für ihre Angehörigen.

Bereits 1996 wurde es von der US-amerikanischen Akademie der Neurologen (American Academy of Neurology) allen Neurologen zur Aufgabe gestellt, ihren Patienten eine angemessene Palliativbetreuung zu geben. Die Aufgabe der Palliativmedizin ist es, die Linderung von Leiden und Qualen bis zum Lebensende hin zu ermöglichen. Es ist sehr verständlich, wenn Menschen, die sich als schwer durch MS betroffen empfinden, den Wunsch haben, dass diese Qual möglichst rasch enden solle. Dies kann so weit gehen, dass sie sich wünschen, getötet zu werden (sogenannte „Tötung auf Verlangen" oder Wunsch nach „ärztlich assistiertem Suizid"). Eine gute und wirksame Palliativmedizin, mit deren Hilfe Leiden erheblich verringert werden kann, hat in diesem Zusammenhang vor allem die Wirkung, diese Gedanken abzumildern oder gar nicht erst aufkommen zu lassen.

Gespräche zwischen Betroffenen und Arzt: Was muss beachtet werden?

Gespräche zwischen Patient und Arzt im Hinblick auf eine fortschreitende Erkrankung müssen von beiden offen und vertrauensvoll geführt werden. Hierbei darf der Arzt sich nicht scheuen, auch schwierige Themen anzusprechen, denn die meisten Betroffenen erwarten es von ihm. Zumeist wird auch ein einziges Gespräch nicht ausreichen. Der Arzt sollte sich in die Lage des Betroffenen – soweit es ihm möglich ist – hineinversetzen. Der Patient sollte möglichst offen seine Schmerzen, Einschränkungen, Scham, Befürchtungen und Ängste vor dem Leiden und dem eventuell drohenden Sterben schildern. So kann diese Phase des Lebens hoffentlich erträglich gestaltet werden, unter Bewahrung des Selbstbestimmungsrechts und der Würde – auch bei starker Pflegeabhängigkeit. Es sind also offene Fragen und genauso auch ehrliche Antworten erforderlich.

Gemeinsam mit Ihnen wird Ihr Arzt die Ziele der weiteren Behandlung festlegen, z. B. möglichst weitgehende Schmerzfrei-

heit, Verringerung der Spastik. Es sollte besprochen werden, welche Maßnahmen bei klinischer Verschlechterung gewünscht oder abgelehnt werden. Auch sollten Absprachen hinsichtlich einer eventuell ärztlicherseits für notwendig gehaltenen Anlage einer Ernährungssonde, Flüssigkeits- und Medikamentengaben über Infusionen oder die Versorgung mit einer Baclofenpumpe erfolgen. Die Frage, ob beim Auftreten eines lebensbedrohlichen Zustandes eine Krankenhauseinweisung, eine Wiederbelebung und eine Intensivtherapie sinnvoll sind, gehört ebenfalls zu den Themen, die besprochen werden müssen. In diese Entscheidungsfindung sollten auch die pflegenden bzw. betreuenden Angehörigen einbezogen werden. Da ein Schwerkranker oft nicht mehr in der Lage ist, eine solche Entscheidung akut zu treffen, sollte er eine Patientenverfügung, eine Betreuungsverfügung oder eine Vorsorgevollmacht mit seinen Angehörigen oder einer anderen Vertrauensperson frühzeitig besprechen und erstellen, möglichst solange noch eine selbstständige Unterschrift möglich ist.
Eine solche Patientenverfügung sollte so individuell wie möglich verfasst sein. Der Hausarzt oder der Neurologe können dabei helfen. Die weit verbreiteten Vordrucke sind bezüglich der Einbeziehung der rechtlichen Vorgaben hilfreich. Werden sie verwendet, erleichtert eine zusätzlich freie Formulierung der individuellen Werte, Ängste und Befürchtungen sowie Wünsche die individuelle Therapieanpassung. Eine Patientenverfügung kann auch mündlich abgegeben werden, sie wird dann vom Arzt in der Akte vermerkt. Insbesondere bei Patienten mit wiederkehrenden Komplikationen sowie kognitiven Einschränkungen (siehe Kapitel „Kognitive Störungen") ist eine frühzeitige Willensäußerung hinsichtlich ihres Wunsches nach Intensivtherapie und -pflege sowie Wiederbelebung wichtig. Diese schriftlichen Patientenverfügungen und Vorsorgevollmachten sollten unbedingt dem aktuellen ambulanten oder stationären Behandlungsteam vorliegen.
Es empfiehlt sich, immer eine Kopie für den behandelnden Arzt dabeizuhaben, z. B. bei den Ausweispapieren.

Was ist bei der Behandlung wichtig?

Das Behandlungsteam ist wichtig! Um die Behandlung auch im letzten Lebensabschnitt so wirksam und umfassend wie möglich zu gestalten, sollten der Hausarzt und der Neurologe eng mit Urologen, Psychiatern und Schmerztherapeuten, aber auch mit den betreuenden Pflegekräften, Physio- und Ergotherapeuten zusammenarbeiten. Zum Team können auch – wenn erforderlich – Sozialarbeiter, Psychologen, Logopäden, Seelsorger und Vertreter von Selbsthilfegruppen gehören.
Von ganz besonderer Bedeutung aber ist es, die Angehörigen soweit möglich in die Behandlung einzubeziehen. Oft tragen gerade sie nicht nur eine schwere körperliche Last, z. B. bei der Pflege daheim, sondern sind auch emotional erheblich beteiligt. Angehörige brauchen ebenfalls frühzeitig Trost und Unterstützung, z. B. durch Zusammenarbeit mit den örtlichen Hospiz- oder Palliativeinrichtungen.

Wie sollte vorgegangen werden?

Zunächst müssen alle störenden körperlichen Symptome erfasst werden, damit eine ausreichende und adäquate Behandlung möglich ist. Quälende Symptome sind in dieser Phase vor allem Spastik, Schmerzen, Sprech- und Schluckstörungen sowie Probleme bei der Blasen- und Darmentleerung. Die Behandlung dieser Symptome und Beschwerden sollte den Leitlinien folgen, die vom Ärztlichen Beirat der Deutschen Multiple Sklerose Gesellschaft (DMSG) entwickelt und veröffentlicht wurden. Zudem sollten auch emotionale und soziale Belastungen sowie quälende weltanschauliche/spirituelle Sorgen angesprochen werden. Nicht alle Symptome sind für den Arzt offensichtlich, sodass auch hier eine vertrauensvolle und offene Zusammenarbeit erforderlich ist. Zu diesen Symptomen gehören unter anderem die Depression und Gedanken an Selbstmord. Hier können Gespräche mit einem Psychologen oder dem Hausarzt, eventuell auch Besuche von Vertretern einer Selbsthilfegruppe nützlich sein, um gemeinsam Entlastungsmöglichkeiten zu entwickeln.

Zu den Symptomen, die direkte Folge der MS sind, können weitere hinzukommen, die auch bei anderen Erkrankungen in der letzten Lebensphase auftreten können, z. B. ein vermindertes Hunger- und Durstgefühl sowie Luftnot und Angst.

Besteht nur noch ein eingeschränktes Hunger- und Durstgefühl, sollten die Pflegenden dem Rechnung tragen. Ein „Zuviel" an Nahrung oder Flüssigkeit kann zu Übelkeit, eventuell sogar zu Erbrechen führen. Sind organische oder psychische, behandelbare Ursachen für Appetitlosigkeit ausgeschlossen, sollten Art und Menge der Nahrungsaufnahme sich nach dem Wunsch des Betroffenen richten. Zur Anregung des Appetits ist gelegentlich z. B. eine kleine Dosis Kortison sinnvoll. Auch über einen von außen durch die Bauchdecke in den Magen gelegten Plastikschlauch (PEG, siehe Kapitel „Schluckstörungen") kann für eine ausreichende Menge an Nahrung und Flüssigkeit gesorgt werden. Wenn ärztlicherseits indiziert, können auch ambulant durch einen Pflegedienst Flüssigkeit und bei Bedarf viele hilfreiche Medikamente der Palliativmedizin unter die Haut (subcutan = s.c.) gegeben werden, eine wenig aufwendige, aber häufig sehr wirksame Maßnahme.

In dieser Lebensphase kann gelegentlich auch Luftnot auftreten. Dies ist besonders dann sehr quälend und beängstigend, wenn ein Betroffener sich diesbezüglich nicht einmal richtig verständlich machen kann. Der Arzt oder die Pflegekräfte werden eine solche Situation erkennen und für Linderung sorgen. Allgemeinen Maßnahmen wie das Dabeisein einer ruhig bleibenden Vertrauensperson, Hochlagern des Oberkörpers, wenn möglich Öffnen von Fenstern, Nutzen eines kleinen Tischventilators, Lockerung einengender Kleidung, Entspannungs- und Atemübungen führen bereits oft schon zu einer entlastenden Linderung. Auch die Einnahme eines Opioids kann sinnvoll sein, da hierdurch die Häufigkeit der Atemzüge vermindert, gleichzeitig aber der einzelne Atemzug vergrößert wird, d. h., die Atmung wird effizienter, da eine geringere Arbeit der Atemmuskeln erforderlich ist. In medizinisch begründeten Ausnahmefällen kann – immer nur in Absprache mit dem behandelnden Arzt – die zusätzliche Gabe von Sauerstoff sinnvoll sein. Der Angst, eventuell ersticken zu müssen, kann durch frühzeitige Informationsgespräche vorgebeugt werden, da dies in der Regel nicht vorkommt. In einer Akutsituation kann durch ein beruhigendes Medikament die Angst verringert werden. Selbstverständlich sind in einer solchen Situation aber vor allem beruhigende Gespräche und die ruhige Anwesenheit von Angehörigen oder Pflegenden erforderlich und hilfreich.

Das Ziel dieser Palliativtherapie hat Cicely Saunders, die Begründerin der modernen Hospiz- und Palliativmedizin, so formuliert: „Sie sind wichtig, weil Sie eben Sie sind.
Sie sind bis zum letzten Augenblick Ihres Lebens wichtig!
Wir werden alles tun, damit Sie nicht nur in Frieden sterben, sondern auch bis zuletzt leben können."
Dem Leben nicht mehr Tage, sondern den Tagen mehr Leben geben.

Kontaktmöglichkeiten

Beratungs-Hotline für schwer an Multipler Sklerose erkrankte Menschen:
Telefon 0221 – 478 – 984 00
Deutsche Gesellschaft für Palliativmedizin (DPG): https://www.dgpalliativmedizin.de/
Deutscher Hospiz- und Palliativverband (DHPV): https://www.dhpv.de/

ALLES WICHTIGE AUF EINEN BLICK

- Im Rahmen einer fortgeschrittenen MS können prinzipiell mehrfach Phasen einer zusätzlichen palliativmedizinischen Mitbetreuung auftreten, nicht nur in der Phase unmittelbar vor dem Sterben. Eine frühzeitige, intensive und konsequente Behandlung körperlicher Symptome, aber auch psychosozialer Belastungen ist bei schwer betroffenen MS-Patienten mit dem Ziel einer Verbesserung der Lebensqualität sinnvoll.
- Die Betroffenen sollten frühzeitig Vorbereitungen dafür treffen, dass ihr eigener Wille bestimmender Inhalt der Behandlung bleibt und Symptomkontrolle in ihrem Sinne erfolgt im Sinne der vorausschauenden Versorgungsplanung (advance care planning).
- Hierzu dient das frühzeitige Verfassen einer Patientenverfügung, am besten schriftlich in Kombination mit einer Vorsorgevollmacht, die dem Behandlungsteam vorliegt.
- In einem multiprofessionellen Team aus Ärzten, Pflegenden, Therapeuten, Angehörigen und Ehrenamtlichen ist das Ziel die bestmögliche Lebensqualität für die Betroffenen unter Wahrung ihres Selbstbestimmungsrechts sowie die gleichzeitige Entlastung der Angehörigen.

ANHANG

Wichtige Adressen

Deutsche Multiple Sklerose Gesellschaft
Bundesverband e. V.
Krausenstraße 50
30171 Hannover
Telefon: 0511 96834-0
Telefax: 0511 96834-50
E-Mail: dmsg@dmsg.de
Internet: www.dmsg.de

Baden-Württemberg
AMSEL, Aktion Multiple Sklerose Erkrankter
Landesverband der DMSG
in Baden-Württemberg e.V.
Regerstraße 18
70195 Stuttgart
Telefon: 0711 69786-0
Telefax: 0711 69786-99
E-Mail: info@amsel.de

Bayern
Deutsche Multiple Sklerose Gesellschaft
Landesverband Bayern e.V.
St.-Jakobs-Platz 12
80331 München
Telefon: 089 236641-0
Telefax: 089 236641-33
E-Mail: dmsg@dmsg-bayern.de

Berlin
Deutsche Multiple Sklerose Gesellschaft
Landesverband Berlin e.V.
Aachener Straße 16
10713 Berlin
Telefon: 030 3130647
Telefax: 030 3126604
E-Mail: info@dmsg-berlin.de

Brandenburg
Deutsche Multiple Sklerose Gesellschaft
Landesverband Brandenburg e.V.
Jägerstraße 18
14467 Potsdam
Telefon: 0331 292676
Telefax: 0331 2800146
E-Mail: info@dmsg-brandenburg.de

Bremen
Deutsche Multiple Sklerose Gesellschaft
Landesverband Bremen e.V.
Brucknerstraße 13
28359 Bremen
Telefon: 0421 326619
Telefax: 0421 324092
E-Mail: dmsg-Bremen@dmsg.de

Hamburg
Deutsche Multiple Sklerose Gesellschaft
Landesverband Hamburg e.V.
Eppendorfer Weg 154–156
20253 Hamburg
Telefon: 040 4224433
Telefax: 040 4224440
E-Mail: info@dmsg-hamburg.de

Hessen
Deutsche Multiple Sklerose Gesellschaft
Landesverband Hessen e.V.
Wittelsbacherallee 86
60385 Frankfurt am Main
Telefon: 069 405898-0
Telefax: 069 405898-40
E-Mail: dmsg@dmsg-hessen.de

Mecklenburg-Vorpommern
Deutsche Multiple Sklerose Gesellschaft
Landesverband Mecklenburg-Vorpommern
e.V.
Kieler Straße 26a
19057 Schwerin
Telefon: 0385 3922022
Telefax: 0385 3941139
E-Mail: ms@dmsg-mv.de

Niedersachsen
Deutsche Multiple Sklerose Gesellschaft
Landesverband Niedersachsen e.V.
Engelbosteler Damm 104
30167 Hannover
Telefon: 0511 703338
Telefax: 0511 708981
E-Mail: info@dmsg-niedersachsen.de

Nordrhein-Westfalen
Deutsche Multiple Sklerose Gesellschaft
Landesverband Nordrhein-Westfalen e.V.
Sonnenstraße 14
40227 Düsseldorf
Telefon: 0211 93304-0
Telefax: 0211 93304-27
E-Mail: post@dmsg-nrw.de

Rheinland-Pfalz
Deutsche Multiple Sklerose Gesellschaft
Landesverband Rheinland-Pfalz e.V.
Hindenburgstraße 32
55118 Mainz
Telefon: 06131 604704
Telefax: 06131 604930
E-Mail: info@dmsg-rlp.de

Saarland
Deutsche Multiple Sklerose Gesellschaft
Landesverband Saarland e.V.
Lessingstraße 7
66121 Saarbrücken
Telefon: 0681 37910-0
Telefax: 0681 37910-16
E-Mail: info@dmsg-saar.de

Sachsen
Deutsche Multiple Sklerose Gesellschaft
Landesverband Sachsen e.V.
Fiedlerstraße 4
01307 Dresden
Telefon: 0351 6588875
Telefax: 0351 6588879
E-Mail: dmsg-Sachsen@dmsg.de

Sachsen-Anhalt
Deutsche Multiple Sklerose Gesellschaft
Landesverband Sachsen-Anhalt e.V.
Harz 22
06108 Halle
Telefon: 0345 2029831
Telefax: 0345 2029836
E-Mail: dmsg-sachsen-anhalt@dmsg.de

Schleswig-Holstein
Deutsche Multiple Sklerose Gesellschaft
Landesverband Schleswig-Holstein e.V.
Beselerallee 67
24105 Kiel
Telefon: 0431 56015-0
Telefax: 0431 56015-20
E-Mail: dmsg-schleswig-holstein@dmsg.de

Thüringen
Deutsche Multiple Sklerose Gesellschaft
Landesverband Thüringen e.V.
Moskauer Platz 15
99091 Erfurt
Telefon: 0361 7100460
Telefax: 0361 7100461
E-Mail: info@dmsg-thueringen.de

Krankheitsbezogenes Kompetenznetz
Multiple Sklerose
Geschäftsstelle: Klinikum Rechts der Isar, TU München
Einsteinstraße 1
81675 München
Telefon: 089 4140-4628
Telefax: 089 4140-4655
E-Mail: info@kkn-ms.de

RIMS - Rehabilitation in Multiple Sclerosis
www.eurims.org

emsp - European Multiple Sclerosis Platform
www.emsp.org

Stichwortverzeichnis

F

G

H

W

Y

Z

Impressum

Die Deutsche Nationalbibliothek verzeichnet diese Publikation in der Deutschen Nationalbibliografie. Detaillierte bibliografische Daten sind unter http://dnb.d-nb.de abrufbar.

ISBN 978-3-86371-275-4

St.-Martin-Str. 64, 81541 München
post@zuckschwerdtverlag.de

Umschlagabbildung: Shutterstock Inc.

Druck und Bindung:
Elanders GmbH
D-71332 Waiblingen
Printed in Germany

Dieses Buch ist auch als E-Book erhältlich.